Educação em saúde e enfermagem

Educação em saúde e enfermagem

ORGANIZADORES

Álvaro da Silva Santos

Enfermeiro Sanitarista. Professor Adjunto dos Programas de Pós-graduação em Atenção à Saúde e em Psicologia da Universidade Federal do Triângulo Mineiro (UFTM).

Vânia Del'Arco Paschoal

Professora Adjunta de Ensino do Departamento de Enfermagem em Saúde Coletiva e Orientação Profissional do Curso de Graduação em Enfermagem da Faculdade de Medicina de São José do Rio Preto (FAMERP).

Manole

Copyright © 2017 Editora Manole, por meio de contrato com os organizadores.
Este livro contempla as regras do Acordo Ortográfico da Língua Portuguesa de 1990, que entrou em vigor no Brasil em 2009.

Editora gestora: Sônia Midori Fujiyoshi
Editoras: Eliane Usui e Juliana Waku
Produção editorial: Pamela Juliana de Oliveira Silva
Capa: Ricardo Yoshiaki
Projeto gráfico: Anna Yue
Editoração eletrônica: Luargraf Serviços Gráficos
Ilustrações: Eduardo Borges

Dados Internacionais de Catalogação na Publicação (CIP)
(Câmara Brasileira do Livro, SP, Brasil)

Educação em saúde e enfermagem / organizadores Álvaro S. Santos, Vânia Del'Arco Paschoal. – Barueri, SP: Manole, 2017. – (Série Enfermagem)

Vários autores.
Bibliografia.
ISBN: 978-85-204-5074-1

1. Educação em saúde 2. Enfermagem 3. Profissionais de saúde 4. Saúde – Prática I. Santos, Álvaro S. II Paschoal, Vânia Del'Arco. III. Série.

17.03949

CDD-610.7
NLM-WA 590

Índices para catálogo sistemático:
1. Educação em saúde 610.7

Todos os direitos reservados.
Nenhuma parte deste livro poderá ser reproduzida, por nenhum processo, sem a permissão expressa dos editores. É proibida a reprodução por xerox.

Edição – 2017

Editora Manole Ltda.
Av. Ceci, 672 – Tamboré
06460-120 – Barueri – SP – Brasil
Tel.: (11) 4196-6000
www.manole.com.br
info@manole.com.br

Impresso no Brasil
Printed in Brazil

Durante o processo de edição desta obra, foram tomados todos os cuidados para assegurar a publicação de informações precisas e de práticas geralmente aceitas. Do mesmo modo, foram empregados todos os esforços para garantir a autorização das imagens aqui reproduzidas. Caso algum autor sinta-se prejudicado, favor entrar em contato com a editora.
Os autores e os editores eximem-se da responsabilidade por quaisquer erros ou omissões ou por quaisquer consequências decorrentes da aplicação das informações presentes nesta obra. É responsabilidade do profissional, com base em sua experiência e conhecimento, determinar a aplicabilidade das informações em cada situação.

Sobre os autores

Álvaro da Silva Santos

Pós-doutor em Serviço Social (Idoso e Políticas Públicas) pela Pontifícia Universidade Católica de São Paulo (PUC-SP). Doutor em Ciências Sociais (Antropologia) pela PUC-SP. Mestre em Administração em Serviços de Saúde pela Faculdade São Camilo. Especialização em Saúde Pública pela Universidade de Ribeirão Preto, e em Enfermagem Médico-Cirúrgica pela Universidade de São Paulo (USP). Professor Adjunto IV dos Programas de Pós-Graduação em Atenção à Saúde e em Psicologia da Universidade Federal do Triângulo Mineiro (UFTM). Membro da ABEN e Membro da Abrasco.

Ana Maritza Gómez Ochoa

Enfermera/Universidad Nacional de Colombia. Especialista Cardio-Respiratorio/Universidad Nacional de Colombia. Magister en Educación/Universidad de de la Salle. Doctora en Educación/Universidad Pedagogica Nacional. Profesora Asociada/Universidad Nacional de Colombia, Facultad de Enfermeria.

Andréa Mara Bernardes da Silva

Mestre em Ciências da Saúde pela Universidade Federal do Triângulo Mineiro. Doutoranda do Programa de Pós-Graduação em Enfermagem Fundamental da Escola de Enfermagem de Ribeirão Preto da Universidade de São Paulo (EERP-USP).

Anneliese Domingues Wysock

Mestre e doutora em Ciências pela Escola de Enfermagem de Ribeirão Preto da Universidade de São Paulo (EERP-USP). Enfermeira, docente do Centro de Graduação em Enfermagem da Universidade Federal do Triângulo Mineiro (UFTM).

Bethania Ferreira Goulart

Mestre em Enfermagem pela Universidade Federal de Minas Gerais. Especialização em Saúde Pública pela Faculdade de Ciências Médicas da Universidade Estadual de Campinas (Unicamp). Doutora em Ciências (Enfermagem) pelo Programa Interunidades da Escola de Enfermagem de Ribeirão Preto da Universidade de São Paulo. Professora Adjunta da Universidade Federal do Triângulo Mineiro.

Claudia Bernardi Cesarino

Graduada em Enfermagem pela Pontifícia Universidade Católica de Campinas, mestre em Enfermagem pela Escola de Enfermagem de Ribeirão Preto da Universidade de São Paulo (EERP-USP) e doutora em Ciências da Saúde pela Faculdade de Medicina de São José do Rio Preto (Famerp). Atualmente é Professora Adjunta do Curso de Graduação em Enfermagem da Famerp.

Emiliane Silva Santiago

Mestre em Ciências pela Escola de Enfermagem da Universidade de São Paulo (EEUSP). Doutora em Ciências pela Escola de Enfermagem de Ribeirão Preto da Universidade de São Paulo (EERP-USP). Professora Adjunta da Universidade Federal de Mato Grosso (UFMT). Líder do Grupo de Pesquisa em História da Enfermagem e Saúde (GPHEnfS). Membro da Academia Brasileira de História da Enfermagem (Abradenf). Membro da Associação Brasileira de Enfermagem (ABEn-MT). Acadêmica de Licenciatura em História pelo Centro Universitário Maringá (Unicesumar). Especialista em Psicologia do Desenvolvimento Infantil e do Adulto. Supervisora da Secretaria de Assistência Estudantil da Universidade Federal de Mato Grosso (SAE/CUS/UFMT).

Eunice Almeida da Silva

Mestre em Ciências Sociais pela Pontifícia Universidade Católica de São Paulo (PUC-SP). Doutora em Educação pela Universidade de São Paulo (USP). Pós-

-doutora em Educação pela Universidade Estadual de Campinas (Unicamp). Professora Doutora da disciplina Administração dos Serviços de Saúde, do curso de graduação em Obstetrícia da Escola de Artes, Ciências e Humanidades da Universidade de São Paulo (EACH-USP).

Marcella Rigobello Pinto

Bacharel e Licenciada em Enfermagem pela Escola de Enfermagem de Ribeirão Preto da Universidade de São Paulo (EERP-USP). Pós-graduanda em Terapia Intensiva Neonatal e Pediátrica pela USP-RP. Membro do Laboratório de Estudos em História da Enfermagem (LAESHE). Enfermeira de centro cirúrgico oftalmológico.

Maria do Rosário Cerávolo Laguna

Mestre em Educação pela Universidade Estadual Paulista (Unesp – *Campus* Marília). Especialista em Didática pela Faculdade Dom Bosco.

Maria Helena Salgado Bagnato

Professora Doutora da Faculdade de Educação da Universidade Estadual de Campinas (Unicamp). Coordenadora do Praesa – Laboratório de Estudos e Pesquisas em Práticas de Educação e Saúde da Unicamp.

Maria Theresa Laguna Abreu

Bacharel em Ciências Biológicas (Modalidade Médica) pelo Centro Universitário Hermínio Ometto de Araras. Mestre e doutora em Fisiologia pela Faculdade de Medicina de Ribeirão Preto da Universidade de São Paulo (FMRP-USP). Especialista em Hematologia Laboratorial e em Educação a Distância. Licenciada em Ciências Biológicas pela Universidade de Uberaba. É professora da Universidade de Uberaba (Uniube). Atuou como Diretora do Curso de Biomedicina da Uniube e atualmente coordena a Extensão da Universidade de Uberaba.

Mônica Franco Coelho

Mestre em Enfermagem Fundamental – Saúde do Adulto – pela Escola de Enfermagem de Ribeirão Preto da Universidade de São Paulo (EERP-USP). Especialização em Pesquisa Clínica/INVITARE e Instrutora em Urgência e Emergência pela American Heart and Safety Institute. Doutora em Enfermagem Fundamental – Saúde do Adulto pela EERP-USP. Professora na Universidade Paulista (Unip). Professora convidada da disciplina de Enfermagem Médico--Cirúrgica da Faculdade de Ciências Médicas da Santa Casa de São Paulo.

Rogério Renovato

Mestre em Engenharia de Produção pela Universidade Federal de Santa Catarina (UFSC). Especialização em Farmacologia pela Universidade Estadual de Maringá (UEM). Doutora em Educação pela Universidade Estadual de Campinas (Unicamp). Professor Adjunto das Disciplinas de Farmacologia e Imunologia do Curso de Enfermagem da Universidade Estadual de Mato Grosso do Sul (UEMS). Docente Permanente do Programa de Pós-graduação *Stricto Sensu* em Ensino em Saúde da UEMS – Unidade de Dourados. Líder do Grupo de Estudos e Pesquisas em Educação e Saúde – GEPES/UEMS. Pesquisador do Centro de Ensino, Pesquisa e Extensão em Educação em Saúde – CEPES/UEMS, Unidade de Dourados.

Susilene Maria Tonelli Nardi

Mestre e doutora em Ciências da Saúde (Epidemiologia) pela Faculdade de Medicina de São José do Rio Preto (Famerp). Especialização em Hanseníase e Reabilitação dos Membros Superiores pelo Instituto Lauro de Souza Lima. Especialização em Gerenciamento de Unidades Básicas de Saúde (Projeto GERUS). Pesquisador Científico IV do Instituto Adolfo Lutz de São José do Rio Preto. Membro da Sociedade Brasileira de Hansenologia. Membro da Sociedade Brasileira de Terapia da Mão.

Vânia Del'Arco Paschoal

Mestre em Ciências da Saúde pela Faculdade de Medicina de São José do Rio Preto (Famerp). Doutora em Ciências da Saúde pela Famerp. Professora Adjunta do Departamento de Enfermagem em Saúde Coletiva e Orientação Profissional do Curso de Graduação em Enfermagem da Famerp.

Sumário

Prefácio da Coordenadora da Série Enfermagem — XI

Apresentação — XIII

Capítulo 1   Educação em saúde: abordagens conceituais 1
Maria do Rosário Cerávolo Laguna, Maria Theresa Laguna Abreu

Capítulo 2   História da educação em saúde e enfermagem 25
Marcella Rigobello Pinto, Emiliane Silva Santiago, Álvaro da Silva Santos

Capítulo 3   Fundamentos pedagógicos para as práticas de educação em saúde 55
Eunice Almeida da Silva, Maria Helena Salgado Bagnato, Rogério Renovato

Capítulo 4   Educação em saúde e grupos educativos: abordagens importantes 73
Andréa Mara Bernardes da Silva, Anneliese Domingues Wysock

Capítulo 5   Educação em saúde na prática dos profissionais de saúde: do individual ao coletivo 95
Claudia Bernardi Cesarino

Capítulo 6   Técnicas e dinâmicas de grupo para a prática de educação em saúde 105
Vânia Del'Arco Paschoal, Susilene Maria Tonelli Nardi

Capítulo 7   Práticas de educação em saúde e qualidade de vida 213
Eunice Almeida da Silva, Maria Helena Salgado Bagnato, Ana Maritza Gómez Ochoa, Álvaro da Silva Santos

Capítulo 8   As pesquisas sobre as práticas de educação em saúde e enfermagem 233
Álvaro da Silva Santos, Bethania Ferreira Goulart, Mônica Franco Coelho

Índice remissivo — 337

Prefácio da Coordenadora da Série Enfermagem

Esta obra, em sua primeira edição, atende a uma visão prospectiva da Editora Manole sobre as necessidades de profissionais da área da saúde, professores, pesquisadores e alunos dos cursos de graduação e pós-graduação interessados na educação em saúde no Brasil, preocupados com a evolução deste conhecimento no contexto assistencial.

Essa iniciativa pioneira mostra a preocupação da Editora, não apenas em lançar no mercado obras já consagradas de autores estrangeiros, mas de investir numa comunidade acadêmica multiprofissional, capaz de contribuir com a melhoria da qualidade de ensino, pesquisa e assistência à saúde, no cenário brasileiro caracterizado pela educação em saúde.

Produzir e documentar conhecimentos e experiências em contextos específicos de educação em saúde, respondendo e correspondendo a programas avaliados, validados e bem-sucedidos, em âmbito multiprofissional, certamente contribuirá para o desenvolvimento de competências docentes-discentes-assistenciais nas esferas individuais, familiares e coletivas, nos diferentes espaços de atuação dos profissionais do setor.

Assim, foram convidados professores e pesquisadores de diversas áreas do conhecimento, com expressiva experiência na área do ensino e da pesquisa na área da educação em saúde no Brasil e no exterior, que trouxeram importantes contribuições para a melhoria das ações de saúde e configuração dessa prática de educação no cenário cotidiano.

A primorosa caracterização da educação em saúde, incluindo a sua evolução histórica, as diferentes abordagens conceituais, os fundamentos pedagógicos, as técnicas e dinâmicas de grupo, a questão da educação em saúde e a qualidade de vida, e as pesquisas desenvolvidas nesta área, apresentadas pelos autores brasileiros e com a participação de uma enfermeira da Universidade Nacional da Colômbia, oportuniza uma visualização importante no plano internacional.

Esta obra atende às expectativas dos profissionais e alunos de graduação e pós-graduação, além de proporcionar condições favoráveis para o desenvolvimento de processos assistenciais e estratégias inovadoras de educação em saúde, adequadas e adaptadas aos cenários locais e regionais.

A meta é facilitar o acesso a todo o conteúdo dos programas de educação em saúde, incorporando práticas pedagógicas compatíveis com os recursos e equipamentos de saúde e de educação disponíveis nas regiões onde se situam as escolas e faculdades voltadas para a formação de profissionais da área, de modo a fortalecer e subsidiar as ações programadas de educação em saúde.

A experiência profissional dos autores, associada à iniciativa da Editora Manole, por meio desta obra específica direcionada para os profissionais que atuam na educação em saúde, certamente produzirá um grande salto qualitativo no cenário da saúde.

O conteúdo dos capítulos, em sua essência, abrangência e atualização, propicia aos leitores, profissionais ou alunos, uma oportunidade de identificar os componentes cognitivos principais das atividades educativas na área da saúde e as práticas relacionadas aos processos de pesquisa nessa área.

Resultado do trabalho de renomados profissionais da área da saúde do cenário brasileiro e latino-americano, esta obra com certeza contribuirá para o desenvolvimento de ações educativas mais próximas das necessidades de saúde da população.

A todos os parceiros desta grande realização o nosso MUITO OBRIGADO!

Profa. Dra. Tamara Iwanow Cianciarullo
Coordenadora da Série
Professora Titular e Diretora da
Escola de Enfermagem da USP (1992-1995)
Professor Titular da Escola de Enfermagem da
Universidade Federal de Santa Catarina (1997-2002)
Professora Emérita da Escola de Enfermagem da USP (2016)

Apresentação

Considerando o cômputo de atividades e intervenções no setor de saúde, dada a complexidade de necessidades dos indivíduos, famílias e comunidades, a prática de educação em saúde propõe agregar-se a essas ações com vistas à melhoria da qualidade de vida e saúde dos que estão sujeitos ao cuidado.

No século passado, o fazer sanitarista, para responder às demandas sanitárias, ofereceu ações de educação em saúde que se davam em uma tônica mais preventiva, com base no conhecimento higienista e que se amplia depois sobre um saber e intervenção guiados pelas doenças.

O sentido era controlador, reducionista, culpabilizante e inquisidor do envolvido nos agravos, como se apenas deste e de seu descuido dependessem o adoecimento, e esse seria o único evento que desqualificaria a vida deles, excluída a determinação social do processo saúde/doença. Até aquele momento, o foco era a orientação/prescrição baseada em palestras e orientações unidirecionais – do profissional de saúde para o cliente, do qual o único papel era seguir as orientações dadas e, se não alcançasse o esperado, dele apenas era a "culpa", sem dizer que tais ações eram pontuais, rápidas, com base no conhecimento do trabalhador em saúde, com planejamento questionável e sem avaliação de impacto.

A experiência histórica mostrou, então, que as práticas desse porte geravam pouco ou nenhum efeito, uma vez que o mais interessado (o usuário) não era envolvido. O resultado alcançado também não era revisitado e, portanto, as atividades iam de nada para lugar nenhum, contexto no qual os profissionais de saúde em um primeiro momento começaram a questionar por que o "usuário não seguia suas orientações/prescrições" para, em outro momento, se começar a pensar sobre a importância de ações unidirecionais colocarem em cena o mais interessado em todas as fases, do planejamento à avaliação.

Desse contexto, várias estratégias começam a aparecer em todas as possíveis fases da criação de um grupo de educação em saúde, seja na família, seja em coletividades. Pode-se citar: planejamento, no qual o usuário era convidado a colocar sua expectativa, com mais flexibilidade na participação; técnicas mais dialógicas e reflexivas na condução de um grupo, a fim de dar mais voz ao cliente; inclusão de avaliação da ação como um todo e do impacto na vida do envolvido em específico (ação pouco desenvolvida ainda nos dias de hoje); estudo de necessidades locais e melhor capacitação dos profissionais para as ações de educação em saúde, entre tantas mudanças.

Esse movimento incipiente de possíveis mudanças estava muito mais no campo das ideias do que no das práticas. Tanto porque o profissional de saúde continuava com formação incompleta, quanto o usuário via a educação em saúde como uma atividade de pouca importância na sua vida, já que culturalmente foi preparado para medicalizar a saúde e ser um agente passivo, mais do que protagonista de sua vida e saúde. Tudo isso acontece de forma tão natural que, por vezes, desestimulava o profissional de saúde pela baixa participação, de um lado, e o cliente por não ver sentido nas práticas de educação em saúde, de outro, já que ele era pouco consultado e as orientações, na maioria das vezes, estavam longe de sua realidade.

Alguns movimentos mais recentes, baseados nas áreas sociais como um todo e na da saúde, também influenciam as práticas educativas em saúde, de forma que em todas as fases dessa ação a própria formação (mesmo que de forma tímida) passa a ser revisada.

A promoção da saúde, de um lado – que está além da doença e que busca qualidade de vida, bem-estar, felicidade, humanização –, e, de outro lado, a democratização da saúde em vários aspectos pelos movimentos recentes, pelos quais as mudanças nas práticas educativas em saúde começam a aparecer (grupos sem tempo para acabar, ou seja, mais abertos em seu planejamento e com inserção do usuário; ações para além de orientações, que possam incluir também passeios, dramatização, visitas, levantamento de interesses do grupo/indivíduo, inclusão de tecnologia nas práticas educativas em saúde e tantas outras) dão diferente tônus a essa prática.

A proposta de maior participação da comunidade, dentro de sua realidade e contexto, traz outro movimento para as práticas educativas em saúde, que, por conta de possíveis dificuldades de mensuração e da vontade exagerada do profissional de saúde em "intervir nos comportamentos das pessoas" (como se fosse algo fácil, simples e quase mágico), não tem tido a adesão esperada, não passando apenas de vontades ora acadêmicas, ora de comunidades carentes, mas ao mesmo tempo com certa evolução política e estrutural, podendo ser interpretada até como "movimentos políticos de esquerda" por aqueles que tendem a ter uma visão mais negativa das práticas educativas em saúde na comunidade.

Esse breve, despretensioso e até pouco cronológico histórico das práticas educativas em saúde vislumbra mostrar, entre outras coisas, que desenvolver ações de educação em saúde não é algo fácil e simples como pode parecer, e mais do que receitas, o que se tem nos livros deve ser visto como pistas e não como prescrições. A criação de um grupo de educação em saúde acontece na realidade que está dada no campo e com os atores envolvidos, fato que pede que tal realidade seja estudada, compreendida e daí construída e reconstruída, a todo momento, de acordo com as necessidades que o tempo e o local vão pedindo, o que exige do profissional de saúde certo senso para desenvolver as práticas educativas em saúde, como em qualquer outra ação no setor de saúde, em especial daquelas de vigilância da saúde, por exemplo.

A despeito da contemporaneidade, parece que muita coisa não mudou. Tem-se uma capacidade instalada de unidades de Atenção Primária à Saúde, que é respeitável em número, o que deveria garantir a cobertura (com isso, na maioria das unidades, também se tem importante número de profissionais), mas as práticas educativas em saúde em geral ainda seguem o padrão tradicional: se dão sem um planejamento adequado e participativo; suas ações são baseadas em orientações unidirecionais; fazem pouco uso de tecnologia e de técnicas mais interativas e que favoreçam a participação do usuário; têm pouca flexibilidade na condução dos grupos (tempo e horários que mais satisfazem o interesse e a disponibilidade do profissional de saúde do que o mais interessado, o usuário, para citar um item); pouca ou nenhuma avaliação de impacto das práticas educativas em saúde na vida e na situação clínica do cliente; despreparo do profissional de saúde para ações educativas em saúde; não demonstram humanização, enquanto intervenção em saúde; desarticulação e pouca valorização por parte do usuário para buscar na prática educativa em saúde possibilidades de uma vida melhor; e tantas outras mazelas que a tornam, em tese, uma atividade cara, de baixo impacto, pouco estimulante e, por vezes, até desnecessária, em várias realidades.

O leitor pode achar que essas colocações são muito pesadas para um texto de apresentação, mas compreender a realidade de forma aberta é talvez o melhor caminho para se mudarem as práticas profissionais. Essa é uma das ideias deste livro: tentar desnudar a realidade e compreendê-la para poder transformá-la, buscar caminhos diferentes e mais democráticos/humanizantes/impactantes nas ações de educação em saúde, algo que não parece fácil, que não está dado, mas que vai se construindo e reconstruindo a todo instante.

Cabe chamar a atenção de que se defende aqui que as práticas educativas em saúde são importantes ferramentas de apoio à qualidade de vida, aos estilos de vida, ao cuidado em saúde, havendo ou não doença.

É possível que o *primeiro* caminho para uma prática educativa em saúde de sucesso seja a compreensão da realidade feita entre usuário(s) e profissional(is) de saúde; depois, uma *segunda* questão seja a negociação a partir dessa compreensão do que seja possível fazer e do quanto cada um deles será responsável nessa relação, ou seja, até onde vai o limite do profissional de saúde e o quanto o usuário deve se empoderar para dar um destino *consciente* à sua vida tendo diabete, hipertensão, cardiopatia, sendo idoso, mulher, criança, tendo lesões de pele, fazendo uso de ostomias (e tantas outras situações comuns da criação de grupos de educação em saúde); ou ainda que não tenha agravos, mas seja filho de alguém que o tenha ou mesmo tenha tendência a desenvolver um agravo no futuro; ou sendo cuidador; ou, ainda, não tendo nenhuma doença, mas querendo se ativar de conhecimento, de habilidades de cuidado, porque é um direito seu como cidadão. De todo modo, parece que cada situação dessa pode exigir a condução de ações de educação em saúde (seja em grupo, seja individual) de modo diferente.

Na prática, é nítida a maior tendência à criação de grupos voltados para aqueles que já estejam doentes. Considerar os filhos daqueles com doenças, com carga genética e hereditária, e os cuidadores parece algo distante da capacidade reflexiva, e, mais do que isso, da prática dos profissionais de saúde. Ainda é impraticável, inimaginável, considerar abordar aqueles que querem o conhecimento apenas pela cidadania.

Seguindo nesse caminho, uma *terceira via* é renovar/atualizar as práticas de educação em saúde de forma grupal ou individual (a depender da necessidade), baseando-se em novas tecnologias ou na mudança de contexto do usuário, ou mesmo na atualização de um saber, já que, como a realidade social é dinâmica, tanto o conhecimento muda e se atualiza como o usuário também pode mudar de contexto e, por isso, necessitar de outro trajeto diferente da rotina, do protocolo.

Parece, então, que aqui se aponta algo de muita complexidade (o que de fato é), pois as pessoas têm suas práticas e comportamentos determinados pelas experiências de vida. Mas, por vezes, os profissionais de saúde, quando estão numa ação de educação em saúde, se despem tanto de sua condição de humano que pode parecer assustador.

Uma pessoa com hipertensão arterial, quando vai a um grupo de educação em saúde, recebe como uma das primeiras orientações: "Retire o sal e a gordura dos seus alimentos, faça exercício físico, controle o estresse". Em nenhum momento se questiona a veracidade e a importância da incorporação desses novos fazeres na vida de uma pessoa com hipertensão arterial.

Logo vem uma pergunta: será que qualquer pessoa com esse agravo já não sabe que deve seguir tais recomendações? É possível que sim. Bem, se ela já sabe, ouve novamente e não muda seus hábitos, por isso é descuidada, desleixada e, portanto, isso é problema dela? A partir daí, acaba a responsabilidade do profissional de saúde, como se já tivesse feito sua obrigação? Não parece muito pouco a se fazer para quem passou anos numa faculdade, no caso do enfermeiro ou outros profissionais de saúde?

Outras questões aparecem. Qual é o significado do sal numa alimentação, tendo ou não hipertensão? É bem possível que a resposta seja dar sabor, agradar o paladar ou algo similar. Uma pessoa com 50 anos gastou todo esse tempo para assimilar o significado do sal para si. Ao descobrir que tem hipertensão arterial, esse conceito não muda de repente. Mesmo assim, em uma orientação de alguns minutos, pretende-se que o paciente "desassimile" algo que levou 50 anos para aprender. Pior que isso: o profissional de saúde não aprende na faculdade como se substitui o sal por algo que dê sabor, mas também não busca esse conhecimento para saber, dentro das alternativas compatíveis com a realidade do cliente, algo que possa substituí-lo.

A realidade já é bem conhecida. O profissional de saúde se desmotiva porque o cliente não segue sua orientação. Assim, o culpabiliza e, quando não suspende o grupo, prefere aumentar a medicação, em vez de buscar alternativas ao uso do sal, por exemplo. Com isso, o cliente não acredita no profissional de saúde, pois não vê adequação da orientação à sua realidade. O grupo então não tem sentido de ser e existir. Tais práticas precisam ser repensadas e as trajetórias alternativas precisam ser buscadas. Essa é uma das propostas deste livro: apontar pistas.

É preciso compreender que situações de emergência se tratam no pronto-socorro, não em grupo de educação em saúde, ou seja, pode ser necessário gastar (investir talvez seja o termo mais adequado) muito tempo para que o cliente assimile novos fazeres e transformem-nos em parte de seu cotidiano.

Intervir com esse cliente é primeiro fazer com que ele compreenda o significado do sal para a sua nova condição e que o que ele aprendeu na sua vida (sobre o sabor que o sal traz) não vale mais para a sua realidade, mas que existem caminhos alternativos a serem buscados no seu contexto cultural, com vistas a substituir algo que era importante na sua realidade – nesse caso, o sal. É necessário desconstruir verdades para reconstruir outras.

Pode ser por isso que muitos profissionais de saúde gostam mais de outros setores na área de saúde (ou melhor, na área de tratamento de doenças), nos quais as experiências clínicas são imediatas. Por exemplo, uma pessoa com febre que toma um antitérmico endovenoso sente a temperatura baixar, na maioria das vezes, quase de imediato. Quer experiência clínica mais impactante e satisfatória do que essa?

Pessoas que gostam desse tipo de trabalho quase matemático e de ação-reação imediata talvez não tenham perfil para trabalhar com ações de educação em saúde, porque entre receber a informação, processá-la e ressignificá-la, até a incorporação real de uma nova prática, pode demorar um tempo, e na citada experiência clínica há uma diferença temporal muito grande.

Sem dizer que o tempo das pessoas podem ser diferentes, o nível educacional, a importância da sua saúde em relação a outros fatos da vida, a subjetividade do processo saúde/doença, as representações sociais dessa ou daquela doença, a inexistência de sinais e sintomas de alguns agravos (relação feita culturalmente em se considerar ou não doente) e tantas outras questões que influenciam na disponibilidade em mudar certos fazeres e práticas do cotidiano são aspectos que precisam ser considerados.

O profissional de saúde precisa ter ciência desses aspectos, no sentido de apontá-los no grupo para as negociações (e não imposições!); outrossim, o tempo de cada um precisa ser esperado, respeitado. Isso não quer dizer se desmotivar, largar para lá, achar que já fez sua parte, mas sim que se deve buscar um fazer em conjunto com o cliente, em constante movimento de empoderamento, além da busca de parceiros (família, cuidadores) no cuidado dele, e ainda na troca de experiências no grupo, entre tantas possibilidades.

Uma *quarta via* parece estar ligada à estratégia e ao modo como se dão os grupos de educação em saúde ou mesmo às ações de educação em saúde de forma individual. Quando um usuário busca um grupo educativo, deveria fazê-lo por querer se cuidar melhor, e não ser obrigado porque, se não for, não leva o medicamento (prática muito comum). O usuário não busca diploma, e sim modos possíveis e alternativos dentro de sua realidade para se cuidar e viver melhor.

Outro aspecto importante é que, se a questão não é aula (por parte do usuário), no modo formal, é importante levar em conta o que já se sabe e trabalhar a partir daí e das expectativas que são importantes para o cliente. Essas afirmações não autorizam o leitor a achar que o conhecimento acadêmico acumulado na vida e na história do profissional de saúde não seja importante e necessário, mas que deve ser mediado e correlacionado com o conhecimento preexistente por parte do usuário.

Em outra instância nessa via, é importante usar técnicas reflexivas, interativas e até lúdicas que permitam a real compreensão dos fenômenos importantes no cuidado à saúde, em qualquer condição, com agravo ou não. Tais fenômenos e seus valores devem ser mediados pelo trabalhador de saúde em conjunto com o cliente.

O tempo de duração de um grupo para que se alcance sucesso no autocuidado deve ser planejado, mas flexível. Não precisamos gastar mais 50 anos para entender a importância do sal e de sua redução/retirada da dieta, mas isso não se fará numa única orientação, até porque não é só isso que uma pessoa com hipertensão vai ter que readequar no seu cotidiano. Além do mais a vida continua, e coisas novas vão se incorporando à medida que seus valores vão sendo de fato percebidos e valorizados.

O uso de novas técnicas, as mais participativas possíveis, deve conjugar-se com a variedade de técnicas já existentes. Outras coisas podem ser feitas em um grupo, e não só a troca de informações. Visitar um amigo com complicação de hipertensão arterial (embora pareça ser algo forte) pode ser, em determinadas situações, muito instrutivo e criar cautela naquele indivíduo que, apesar da informação e assimilação da importância de uma nova prática, não esteja aceitando, mesmo que inconscientemente, por falta de dor, de sinais e sintomas, a necessidade de se cuidar melhor.

O mesmo usuário com hipertensão arterial pode ter necessidade de outras esferas para além do grupo, como de se alfabetizar, de ter apoio social, de se beneficiar de ações de proteção social, de conhecer outros recursos sociais que possam aliviar a sua carga de cuidado. O grupo de educação em saúde pode favorecer a satisfação dessas necessidades para além de cuidar apenas de sua doença.

Parece muito fácil dizer que, dada a realidade atual, a maioria das pessoas tem hábitos de sedentarismo. Achar alternativas para mudar essa realidade é difícil, sobretudo quando se pensa que só se faz atividade física nas academias e com gasto de dinheiro, além de ser algo que sempre se relaciona com tortura e obrigação. A atividade física necessária a uma pessoa com diabete e/ou hipertensão pode se relacionar com lazer e, portanto, com prazer! Os profissionais de saúde precisam compreender isso.

O grupo educativo pode oferecer também tais atividades, que são uma importante parte prática dentro de um grupo de educação em saúde. Fazer atividades manuais também pode ser uma boa opção, que ocupa e pode render algo para o grupo, ora em termos financeiros, ora como conhecimento, entre outros.

Uma *quinta via* é avaliar periodicamente o que se está fazendo e se está havendo impacto. Desde a montagem até a implementação do grupo, deve-se avaliar o número de participantes, os conteúdos, as técnicas, as estratégias, o tempo, o impacto e tantos outros que podem ser passíveis de avaliação em uma ação de educação em saúde.

A avaliação de impacto das práticas educativas em saúde na vida do usuário é pouco falada, pouco estudada. Perguntar o que está mudando e se há dificuldades ou não é extremamente importante. Mensurar dados clínicos após a inserção em uma ação de educação em saúde, também. Visitar o cenário de vida do cliente para compreender as potencialidades e dificuldades de absorver novos modos de vida é outra possibilidade. Instigar se o que se está fazendo com o cliente está sendo compreendido é outro aspecto. Há muito mais para se avaliar em termos de impacto, dependendo do grupo com o qual se está trabalhando e aonde se espera chegar.

Cabe destacar que as práticas de educação em saúde são colaborativas em enorme gama de intervenções em saúde. O profissional de saúde pode pensar que essa é a única possibilidade de transformação consciente e cidadã da vida das pessoas.

É importante que as práticas educativas em saúde sejam motriz de transformações para além do cuidado a doenças. Após a inserção do cliente em um grupo educativo, se houver estímulo para melhorar sua formação e capacitação para conseguir melhor emprego, o aprendizado de algo novo para a vida, a melhora nas suas relações familiares, conseguir aprender algo que possa melhorar sua renda (dentre tantos outros exemplos), as práticas educativas em saúde estarão saindo do reduzido mundo do cuidado da doença (também importante), e buscando a cidadania, a qualidade de vida, o bem-estar. Essas são, possivelmente, algumas das expectativas de contribuição deste livro.

Assim, não apresentamos algo que é fácil, simples ou que se possa tratar de forma desinteressada, mas algo complexo, que pode contribuir para melhoria de vida da população, dos grupos sujeitos às ações de educação em saúde, ainda que isso possa parecer ambicioso e audacioso. Talvez o seja!

Os organizadores

1

Educação em saúde: abordagens conceituais

Maria do Rosário Cerávolo Laguna
Maria Theresa Laguna Abreu

PONTOS A APRENDER

1. Abordagens conceituais ligadas à educação em saúde.
2. Diferenças entre informação, conhecimento e mudança de comportamento.
3. A relação entre qualidade de vida e saúde.

PALAVRAS-CHAVE

Educação em saúde, informação em saúde, educação permanente, qualidade de vida e saúde.

ESTRUTURA DOS TÓPICOS

Introdução. Saúde e doença. A informação, o conhecimento e a mudança de comportamento. Conhecimento. Qualidade de vida e saúde. Educação em saúde: diferentes abordagens e dimensões. Educação permanente em saúde. Considerações finais. Referências.

INTRODUÇÃO

É inegável a importância do relacionamento entre a educação e a saúde. No Brasil, já em 1920, Monteiro Lobato, crítico das questões sociais e das políticas de governo na área da saúde, foi pioneiro ao criar o personagem Jeca Tatu, ignorante, pobre, sem hábitos de higiene e doente, que, incluído em um dos seus livros, influenciou a política e a campanha sanitarista da época.

A Constituição de 1988,[1] estabelecendo a garantia ao acesso e permanência à escola e aos serviços de saúde para toda a população como direito de cidadania, ações de proteção, cura e recuperação, com ênfase na promoção da saúde, por meio da atenção básica, veio fortalecer a importância da relação entre essas duas áreas.

Como consequência da aplicação da lei, um novo paradigma surge, refletindo nas ações e na formação permanente dos que atuam na saúde, como também na formação dos futuros profissionais da área. Incorporam-se na formação do profissional temas como humanização, trabalho interdisciplinar, desenvolvimento de habilidades e atitudes visando à promoção e recuperação da saúde, responsabilidade e compromisso com o sujeito, e ética profissional, resultando em novas exigências à educação e à saúde.

São muitas as formas de articulação entre essas áreas. As mais tradicionais são: a inclusão de conteúdo, temas ou disciplinas sobre saúde e qualidade de vida nos currículos escolares; material informativo distribuído nas escolas, processos e recursos didáticos utilizados na formação dos profissionais da área de saúde; o atendimento de enfermagem, médico, odontológico, laboratorial, psicológico e outros visando à qualidade de vida dos estudantes e à melhoria em seu rendimento escolar. Atualmente se destacam as políticas integradas entre essas áreas e que envolvem gestores escolares, professores, médicos, enfermeiros, dentistas, psicólogos, terapeutas ocupacionais, entre outros.

Neste capítulo serão introduzidos conceitos que fundamentam intervenções ou mediações educacionais, ou seja, ações que envolvem a relação profissional de saúde-usuário, para atividades grupais ou individuais que ocorrem nas escolas, nas unidades básicas de saúde ou em outros espaços na comunidade.

SAÚDE E DOENÇA

"Saúde é o estado do mais completo bem-estar físico, mental e social, não apenas a ausência da doença", segundo a Organização Mundial da Saúde (OMS) em sua carta de princípios de 7 de abril de 1948, enfatizando o direito à saúde e a obrigação do Estado na sua promoção e proteção.[2]

A amplitude do conceito da OMS induziu a críticas, algumas de natureza técnica, por colocar a saúde como algo irreal, inatingível, não podendo ser utilizada como objetivo pelos serviços de saúde, e outras de natureza política, por permitir abusos por parte do Estado, que interviria na vida dos cidadãos sob o pretexto de promover a saúde. Esse conceito apresentou fragilidades, uma vez que há falta de relação entre as dimensões que compõem o modelo de saúde, deixando de lado a abordagem de aspectos sociais e ambientais.

A definição de saúde compartilhada nos serviços de saúde tem contemplado somente o modelo biomédico, que classifica os seres humanos como saudáveis ou doentes, como se tal conceituação fosse objetiva, com base apenas no grau de eficiência das funções biológicas.[2] Entretanto, apesar do avanço e sofisticação da área biomédica, observa-se a dificuldade de se obterem respostas conclusivas ou satisfatórias para muitos problemas subjetivos que envolvem o agravo à saúde.

Esse paradigma biomédico, com enfoque nos processos biológicos, continua, portanto, sendo predominante nos tempos de hoje, apesar de o contexto sociocultural ter influência na transmissão e nas manifestações da doença.[3] Uma pessoa pode estar com seus órgãos funcionando adequadamente, mas não estar bem psicossocialmente, o que acaba por descrever a falta de saúde. Quando se fala em saúde, não se fala em falta de doença.

A partir desse conceito, a doença acaba por ser considerada como qualquer disfunção relacionada aos processos biopsicossociais, que dificultam ou impossibilitam o ser humano de realizar satisfatoriamente uma atividade. Há maneiras diferentes de vivenciar a doença. Muitas vezes, o paciente apresenta melhora clínica com resposta biológica favorável, o que permite o retorno a suas tarefas diárias e ao convívio social; entretanto, esse paciente não está necessariamente em seu estado de saúde pleno.

O paciente e seus familiares compartilham percepções diferentes em relação aos profissionais de saúde, e muitas vezes não há consenso sobre o término da doença. A biomedicina pode julgar que o problema foi resolvido, mas o paciente ou outros participantes do episódio podem afirmar o oposto. Nesse sentido, o episódio de doença como construção sociocultural torna-se subjetivo entre os envolvidos no processo, mas os apectos subjetivos também são importantes.[3]

Na análise e discussão do conceito de saúde, portanto, é necessário considerar suas quatro dimensões explicativas: a política, a econômica, a técnica e a simbólica.[4] A dimensão política apresenta as relações que se estabelecem entre as políticas de saúde e a conformação histórica do modelo de atenção à saúde, que envolve a possibilidade de desenvolver a consciência sanitária e a organização social. A dimensão econômica reflete a relação entre a oferta e a demanda, ou seja, a relação entre as necessidades em saúde e a capacidade em respondê-las. A dimensão técnica está relacionada com a utilização, o atendimento e as dificuldades do usuário para concretizar o pretendido e a oferta dos serviços de saúde, seu planejamento, sua organização, o fluxo, a qualidade e a resolubilidade do serviço produzido. Já a dimensão simbólica reflete as representações sociais das pessoas acerca do processo saúde/doença e a forma como o sistema se organiza para atender às necessidades dos usuários. A população, de forma geral, não sabe que a origem de grande parte dos seus problemas de saúde encontra-se nas condições socioeconômicas e culturais de vida, nas quais o setor de saúde pouco pode interferir, a não ser para mostrar que eles existem.

A Constituição Federal de 1988,[1] no art. 196, estabelece: "A saúde é direito de todos e dever do Estado, garantida mediante políticas sociais e econômicas que visem à redução do risco de doença e de outros agravos e ao acesso universal e igualitário às ações e serviços para a promoção, proteção e recuperação", deixando de tratar efetivamente do conceito de saúde.

Esse é o princípio que norteia o Sistema Único de Saúde (SUS), que se propõe atuar para a melhoria do atendimento às disfunções do paciente, fornecendo respeito e dignidade aos brasileiros como seres humanos.[2] A desigualdade encontrada na situação de saúde entre países desenvolvidos e subdesenvolvidos resultou em responsabilidade governamental na provisão da saúde e na importância da participação de pessoas e comunidades no planejamento dos cuidados à saúde.

Em decorrência desse novo enfoque, em maio de 2001, visando classificar a funcionalidade e a incapacidade relacionadas às condições de saúde, a Assembleia Mundial da Saúde[5] aprovou a Classificação Internacional de Funcionalidade, Incapacidade e Saúde (CIF). Por meio da CIF identifica-se o que uma pessoa "pode ou não pode fazer na sua vida diária", tendo em vista as funções dos órgãos ou sistemas e estruturas do corpo, assim como as limitações de atividades e da participação social no meio ambiente onde ela vive. A CIF é baseada, portanto, numa abordagem biopsicossocial que incorpora os componentes de saúde nos níveis corporais e sociais mantendo sempre relação com os fatores ambientais.

Considerando que a prevenção de agravos foi historicamente valorada e que acabou, por vezes, se confundindo com ações de promoção da saúde, vê-se que a atenção à saúde e o fazer saúde são de grande complexidade.

Rouquayrol e Almeida Filho (2003)[6] analisam a prevenção em três níveis:

1. Prevenção primária – a promoção da saúde se concretiza através de moradia, áreas de lazer e alimentação adequadas e educação em todos os níveis, com a proteção específica por meio de imunização, saúde ocupacional, higiene pessoal e do lar, proteção contra acidentes, aconselhamento genético e controle de vetores.
2. Prevenção secundária – com diagnóstico precoce resultante de pesquisa para descoberta de casos na comunidade, exames periódicos, isolamento para evitar disseminação de doenças e tratamento para evitar a progressão da doença, com limitação da incapacidade para evitar sequelas e futuras complicações.
3. Prevenção terciária – inclui a reabilitação, impedindo a incapacidade, ações de fisioterapia, terapia ocupacional e o emprego para o reabilitado.

De acordo com as diretrizes do SUS, a prevenção de agravos e a promoção da saúde deverão ser pautadas em planejamento e ações que visem à qualidade da atenção à saúde, produzindo integralidade, acessibilidade, intersetorialidade, humanização do cuidado, satisfação do usuário, equidade, participação comunitária e controle social, sendo que o uso de medicações é considerado somente um dos passos para a cura quando esta for possível.

De acordo com a Carta de Ottawa, a promoção da saúde "é o processo de capacitação da comunidade para atuar na melhoria da qualidade de vida e saúde, incluindo maior participação desta no controle desse processo".[7] Um grupo de educação em saúde nesse contexto pode ser considerado ligado em parte à promoção da saúde quando criar possibilidades de conhecimento, aceitação e compreensão da realidade de uma pessoa com doença ou não (já que, diferentemente da prevenção de agravos, o foco da promoção da saúde não é a doença), com vistas às transformações conscientes de sua realidade, para uma vida com melhor qualidade e com estilos mais saudáveis. Nesse sentido pode-se entender o "controle desse processo" como alguém que consiga ser protagonista de sua vida por meio do amadurecimento que uma ação educativa possa atingir e que não siga as mudanças simplesmente porque alguém mandou.

Gutierrez, citado por Buss,[8] define promoção da saúde como o "conjunto de atividades, processos e recursos de ordem institucional, governamental ou da cidadania orientado a propiciar o melhoramento de condições de bem-estar e acesso a bens e serviços sociais que favoreçam o desenvolvimento de conhecimentos, atitudes e comportamentos favoráveis ao cuidado à saúde e o desenvolvimento de estratégias que permitam à população maior controle sobre sua saúde e suas condições de vida, seja individual ou coletivo". Desse conceito pode-se abstrair que ações de educação em saúde podem estar ligadas à promoção da saúde no que tange à informação qualificada, que ao interferir em conhecimentos, atitudes e comportamentos possam favorecer maior controle da saúde e condições de vida, inclusive no nível coletivo.

Por outro lado, é preciso reconhecer que apenas a informação não garante a esperada transformação. Muitas coisas a antecedem, entre elas a experiência de vida dada pela cultura, as representações, as metas, as crenças, dentre tantos outros aspectos, o que imprime certos limites às práticas educativas em saúde. Além disso, tais práticas transitam tanto no âmbito da prevenção de agravos como no de promoção da saúde. É preciso reconhecer, entretanto, que promover saúde é de uma amplitude tal que seria errado imaginar que ela ocorra apenas em grupos de educação em saúde. Os profissionais – sobretudo os de atenção primária –, geralmente rotulam as ações de educação em saúde como de promoção da saúde, dando a ideia de que é a única coisa que se pode fazer para promover saúde, sem considerar a dimensão que ela tem, como gerar ou aumentar renda, melhorar as condições de trabalho, melhorar o acesso e o nível de instrução e escolaridade, melhorar o meio ambiente, reduzir todos os níveis de violência e empoderamento, melhorar e qualificar o acesso das habitações e transporte, dentre tantas outras possibilidades de promoção da saúde, pouco visíveis e por isso de baixa influência e atuação dos atores em saúde, que na maioria das vezes não enxergam nenhuma inserção prática nos itens citados.

A INFORMAÇÃO, O CONHECIMENTO E A MUDANÇA DE COMPORTAMENTO

A época atual foi designada pós-modernismo,[9] denominação que resultou das mudanças ocorridas a partir de 1950 nas ciências, nas artes e nas sociedades avançadas. Surgiu com a arquitetura e a computação, e hoje influencia a moda, o cinema, a música, as tecnologias e o cotidiano das pessoas.

Nessa sociedade pós-moderna, globalizada, convive-se diariamente com informações originadas por diferentes mídias: televisão, rádio, jornal, revistas e a multimídia interativa, computadores, *tablets* e plataformas que possibilitam acesso a esses recursos, outros processos disponíveis, novas tecnologias de informação e comunicação (TIC).

As informações são absorvidas pelas pessoas a partir dos dados, que podem ser tabelas e quadros estatísticos, imagens, resultados de pesquisa, outras informações e fontes. Esses símbolos e códigos podem ou não ter significado para quem tem acesso a eles.

O alfabeto japonês (Figura 1), as línguas estrangeiras e os registros musicais são exemplos de dados ou de códigos sem sentido, que podem resultar na construção do conhecimento pelo processo de aprendizagem. Quando se relata um fato, é feita uma comunicação ou é escrito um trabalho, são decodificados dados transformados em informação e posterior conhecimento.

Setzer[10] caracteriza as informações como mensagens recebidas sob forma de dados. Essa mensagem recebida na forma de dados só vai se transformar em informação se o receptor for capaz de entender o seu conteúdo dando-lhe um significado. A mensagem não compreendida é somente um simples agrupamento de dados (por exemplo: escrita ou fala em língua desconhecida ou linguagem culta muito acima do nível de compreensão do paciente).

As informações só passam a ter significado pela mediação das aprendizagens anteriores, que resultaram na construção dos conhecimentos e na possibilidade de compreensão. Essa compreensão vai dar significado às imagens, ideias e informações que são veiculadas na televisão, no rádio, nas revistas, nos livros e na internet (Figura 2).

O conhecimento adquirido nos processos de aprendizagem possibilita que as informações sejam compreendidas, podendo, em situações de conflitos cognitivos, ser processadas, analisadas, comparadas e originar um novo

あ	a	い	i	う	u	え	e	お	o
か	ka	き	ki	く	ku	け	ke	こ	ko
さ	sa	し	shi	す	su	せ	se	そ	so
た	ta	ち	chi	つ	tsu	て	te	と	to
な	na	に	ni	ぬ	nu	ね	ne	の	no
は	ha	ひ	hi	ふ	fu	へ	he	ほ	ho
ま	ma	み	mi	む	mu	め	me	も	mo
や	ya			ゆ	yu			よ	yo
ら	ra	り	ri	る	ru	れ	re	ろ	ro
わ	wa							を	(w)o
ん	n								

Figura 1. Alfabeto japonês.

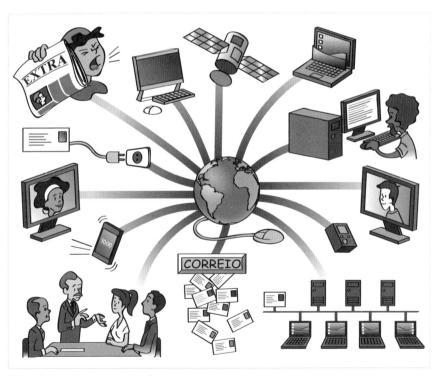

Figura 2. Tecnologia e comunicação.

conhecimento que, se verificado por meio de metodologia científica, caracteriza-se como conhecimento científico.

As ideias de informação e conhecimento estão interligadas porque é por meio da interação, troca, difusão e processamento de informações que se constrói conhecimento, que, ao ser interpretado, dá significado às informações. A informação, apesar de, por si só, não resultar em mudança de comportamento, é necessária para iniciar o processo e, quando processada, apreendida e aprendida de forma significativa, resulta em conhecimento, objetivo da educação e de qualquer programa de formação, mas a informação sozinha não garante transformação da realidade.

Para Piaget,[13] o conhecimento resulta em todos os níveis da interação entre o sujeito e os objetos. Isso significa que, quando a criança nasce, suas estruturas cognitivas não estão prontas e vão sendo construídas nesse processo de interação com o meio físico e social, e o mundo é conhecido, compreendido e interpretado a partir das estruturas de cada um.

Para desvelar o conhecimento, no entanto, não é suficiente deixar-se invadir pelo fluxo de informações, como ocorre hoje no acesso à internet. É necessário desenvolver uma capacidade para busca e leitura crítica das novas fontes de informação. Essas fontes desorganizadas requerem do internauta o desenvolvimento de novas competências cognitivas para leitura e compreensão da realidade.

Os *folders* de campanhas ou de comunicações para os usuários são de qualidade se resultam em alterações nas práticas das pessoas. Pode-se considerar que as informações contidas em um cartaz com alguém lavando as mãos serão consideradas como conhecimento somente para os profissionais de saúde introduzirem essa prática em seu trabalho cotidiano.

O desafio que se coloca aos educadores e/ou formadores é desenvolver um processo no ensino que resulte em aprendizagem, em que por meio de processos mentais haja a aquisição do conhecimento com significado. As capacitações sobre a amamentação, por exemplo, devem ser estruturadas considerando o nível intelectual e os conhecimentos prévios da pessoa, podendo ser consideradas positivas se alterarem as práticas, por exemplo, do pediatra que resiste em recomendar uma alimentação alternativa nos primeiros dias do bebê ou da enfermeira que sabe orientar a mãe na postura de amamentação. Por sua vez, um grupo de aleitamento materno deve ser estruturado considerando a capacidade intelectiva e de compreensão das mães participantes, sendo considerado de impacto na vida delas se puder agregar aos seus conhecimentos (ou incluir outros) novas práticas que ampliem a amamentação em tempo e qualidade, ou seja, que além de amamentar por mais tempo não tenha problemas no seio, por exemplo, e entenda a importância da amamentação, entre outros.

Pode parecer estranho ou até absurdo, mas há processos de ensino e de aprendizagem cujos dados e informações não são processados e transformados em conhecimento por quem participa. O tratamento que é dado às pessoas em determinados espaços de atendimento em saúde demonstra que a humanização proposta pelo SUS não é realmente conhecida por muitos daqueles que afirmam conhecê-la.

Considerando, portanto, que a mera transmissão de informações não modifica o comportamento, as instruções repassadas às pessoas devem possibilitar entendimento, reflexão e mudanças significativas na estrutura cognitiva e modo de viver das pessoas. A situação da epidemia de dengue ratifica essa ideia.

O conceito de educação bancária apresentado por Paulo Freire é ilustrado como um educador-orientador "despejando" informações na cabeça do aluno (Figura 3), acreditando que dessa forma ele estaria aprendendo.

As novas tecnologias de informação têm possibilidades incomensuráveis de acumular dados, mas não têm a proposta de desenvolver as funções mentais superiores das pessoas (análise, reflexão, comparação, síntese e outras operações) e muito menos de intervir na sua formação ética, moral e humanística, em um processo de ensino que resulte em mudanças significativas em cada um.

Essas considerações levam a novas exigências em relação aos que atuam na área da saúde, que devem avançar para além das simples informações. O hábito de não fumar em ambientes fechados por opção (e não porque a lei proíbe) demonstra que a pessoa não somente está preocupada com a sua própria saúde, mas também com a dos que frequentam o mesmo ambiente.

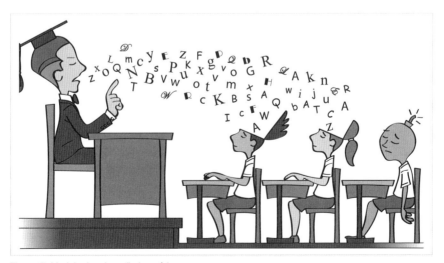

Figura 3. Modelo de educação bancária.

Ao desenvolver o processo de orientação, o profissional da área de saúde tem optado por diferentes modelos pedagógicos que caracterizam sua forma de atuação junto ao paciente ou usuário da unidade básica de saúde (UBS) ou em outro espaço. Como sua atuação, ou seja, sua interação é a de um educador, espera-se que esteja utilizando o que se chama de modelo didático pedagógico.

Diversas são as classificações desses modelos didáticos pedagógicos. Destacam-se três,[9] considerando que são os mais utilizados pelos formadores ou educadores. Cada um deles está fundamentado em concepções de educação, homem, cultura, escola, sociedade e visão de realidade do educador.

O primeiro é o modelo empirista, o mais utilizado ainda hoje. Considera o ser humano como uma *tabula rasa*, ou seja, como se não tivesse nenhum conhecimento prévio sobre a realidade, havendo a crença de que os conhecimentos resultam somente dos estímulos externos. Esse é o modelo tradicional de relação pela qual o educador ou orientador considera-se portador de todo o saber e o aluno como totalmente ignorante. Esse formador acredita que a aprendizagem resulta da simples transferência do conhecimento para as pessoas que devem ouvir em silêncio, prestar atenção, repetir tantas vezes quantas forem necessárias, e memorizar o conteúdo.

Esse educador prepara suas falas e, sem se preocupar com os saberes, experiência e crenças que os usuários têm interiorizados, repete diversas vezes as informações, mas não cria espaços para reflexão e discussão sobre os temas propostos. As pessoas mais simples podem até pensar que o conteúdo exposto é patrimônio dos especialistas, o que dificulta o processo de aquisição de conhecimento.

O modelo se opõe à educação emancipadora e libertadora,[16] pela qual em uma relação de diálogo ambos aprendem, o paciente-usuário e o profissional que está atuando. É emancipadora porque forma as pessoas e é libertadora porque desenvolve o protagonismo do indivíduo, que compreende seus direitos e deveres, e é convocado a participar, conforme afirmado por Paulo Freire.

O segundo, o modelo apriorista, é discutido pelos pedagogos, na análise das concepções pedagógicas, porém não é muito utilizado, devido à dificuldade de concretização do proposto no cotidiano de trabalho dos educadores. O profissional de saúde que também é educador seria o facilitador, as pessoas iriam aprendendo de acordo com a sua maturidade[9] e o orientador interferiria o mínimo possível. Esse modelo surgiu em reação à postura tradicional dos educadores e resultou na escola nova, posteriormente criticada e caracterizada como espontaneísta, cujos objetivos e conteúdo de trabalho não estão definidos *a priori*.

Por ser não diretivo, esse modelo *laissez-faire* acaba legitimando algumas formas de agir, pelas quais os que apresentam mais dificuldade ficam marginalizados, com menor oportunidade de aquisição do conhecimento. Essa postura de não intervenção pode resultar em cursos não produtivos em que as pessoas não têm possibilidades de crescimento ou aprendizagem profissional.

O terceiro modelo se diferencia dos outros, pois a ideia que o fundamenta é que o conhecimento se dá por um processo de interação do indivíduo com o meio físico e social de forma construtiva. Guardadas as diferenças que existem no ensino formal (que busca diploma e formação profissional), em relação às práticas de educação em saúde, é possível que esse seja o modelo mais adequado.

A construção do conhecimento, portanto, decorre da interação do indivíduo com o meio, porque o conhecimento está relacionado com algo existente no mundo real.[13] O conhecimento não está no sujeito/organismo, tampouco no objeto/meio, mas é decorrente das contínuas interações entre os dois. O conhecimento resulta, portanto, de uma experiência ou uma atividade de apreensão de algo exterior à pessoa. Essa interação pode se dar com o mundo real ou com suas representações. Quando se orienta um paciente ou um profissional utilizando um boneco ou textos escritos, se está utilizando representações.

Na relação com o mundo real ou com as representações dele são fundamentais a interação e o processamento das informações. Isso ocorre por meio das operações mentais (análise, reflexão, síntese), resultando na aquisição do conhecimento e em mudanças no comportamento do indivíduo, o que torna esse processo de aprendizagem significativo para o usuário ou cliente, ou mesmo para quem está aprendendo a cuidar dele.

Cursos, seminários ou atividades similares terão sentido se atingirem mudanças de comportamento significativas. No modelo interacionista, o profissional de saúde não pode ser visto como o proprietário do saber, que transmite seus conhecimentos desconsiderando o desejo e o saber do outro. Para colocar em prática essa proposta, espera-se que os professores ou profissionais de saúde conheçam as novas tecnologias, reflitam sobre o que ensinar, busquem as mudanças científicas que ocorrem em sua área e estejam preocupados não somente com o conteúdo, mas também com o "aprender a conhecer", "aprender a fazer", "aprender a conviver" e "aprender a ser".[18]

Assim, a educação em saúde não deve ser um processo de persuasão com o objetivo de mudança de comportamento, mas uma estratégia pedagógica que se baseia na interação com troca de conhecimentos entre profissionais de saúde e indivíduos com vistas ao aumento das potencialidades do indivíduo e da coletividade, resultando em mudanças sociais, transformações.[19]

É possível que o "fazer mais cidadão" em um grupo educativo seja direcionar as pessoas a compreenderem melhor sua realidade (biológica, cultural, social, econômica, entre outras) que achar que a ação educativa leve à mudança. De forma consciente pode favorecer a compreensão da realidade, com transformações que, ao serem "conscientes", podem ser mais sustentáveis, e não impostas, como se dá nas práticas educativas em saúde, em geral para indivíduos já enfermos.

CONHECIMENTO

Há diversos níveis de conhecimento e diferentes classificações. O conhecimento intelectual, característico do ser humano, resulta das operações mentais superiores e não somente da percepção da comunicação do corpo com o ambiente. A percepção inicia o processo de conhecimento, e as experiências sensoriais (tato, visão, olfato, audição e paladar) resultam em uma forma de conhecimento denominado sensorial.[20] Essa forma de conhecimento é também característica dos animais. O ser humano avança em relação aos animais porque é capaz de planejar e rever suas ações, reorientando-as, refletindo sobre elas, elaborando símbolos para representar suas ideias e acontecimentos.

O conhecimento popular, que se caracteriza pelo senso comum, é a forma de conhecimento que fornece as ferramentas para o enfrentamento e a solução dos problemas do cotidiano. São significativas as contribuições do senso comum ou do conhecimento popular, especialmente na área da saúde. A sabedoria popular é constituída por provérbios, pensamentos, poemas, receitas de alimentos ou de chás que são repassadas de uma geração para outra. Ela é utilizada na orientação de práticas e para a solução de problemas do cotidiano. É constituída de saberes que não se buscam com um diploma, mas pelo aprendizado consciente, pela construção contínua.

Geralmente, essa sabedoria é baseada em crendices passadas de uma geração para outra. No Brasil, esse saber popular, como prática, tem vários traços culturais. Essa sabedoria inclui conhecimentos de diferentes povos indígenas, e de portugueses, alemães, italianos, africanos, que caracterizam a miscigenação do povo brasileiro.

No processo de construção do conhecimento há uma interação entre a formação dos conceitos espontâneos oriundos do conhecimento popular e os conceitos científicos.[21] O desenvolvimento dos conceitos científicos é possível quando os conceitos espontâneos atingem determinado nível. Os conceitos científicos (conhecimento científico) formados influenciarão o nível de conceitos espontâneos (conhecimento popular) já adquiridos.

No indivíduo, tanto os conceitos espontâneos como os científicos não estão fechados em compartimentos estanques. Estão em um processo de interação que deve ter por consequência as generalizações de estrutura superior, características dos conceitos científicos e que provocam obrigatoriamente modificações na estrutura dos conceitos espontâneos e vice-versa. Essa é a relação que vem sendo discutida e valorizada na área da saúde.

O Ministério da Saúde vem incentivando, por meio do SUS, a criação de mecanismos e espaços para a gestão participativa, propondo a descentralização com o objetivo de aproximar a saúde, tal como é vivida e sentida pela população, da organização dos serviços e da atuação dos profissionais. O propósito é avançar em relação às incompreensões, preconceitos e opiniões contrárias entre profissionais de saúde e usuários, e entre os técnicos e a população, com uma nova forma de pensar e agir, reconhecendo que apesar de fragmentado e pouco elaborado o saber popular, se valorizado, permite superar o fosso cultural existente entre os serviços de saúde e o saber científico, de um lado, e o adoecimento e a cura no mundo popular, de outro.[22]

O conhecimento científico difere do conhecimento espontâneo, do senso comum e da sabedoria popular, pois se caracteriza em sua origem pela experimentação e verificação, e resulta de um processo metodológico científico. Esse conhecimento tem as seguintes características:[23] é objetivo, resulta de um processo analítico dos fatos e transcende a eles, é observável através de verificação metódica, busca leis e as aplica, pode fazer predições.

O conhecimento científico requer testes experimentais e avaliação de resultado que se iniciam quando os conhecimentos disponíveis originários das crenças, do senso comum, das religiões e até das teorias filosóficas e científicas são insuficientes para explicar os problemas que surgem. No conhecimento científico, as hipóteses têm sua veracidade ou falsidade conhecida pela experimentação, e não somente pela razão, como no conhecimento filosófico.[22]

A ciência, construída com o conhecimento científico, se caracteriza por um conjunto de hipóteses ou pressupostos verificáveis. É constituída por um sistema de conceitos e ideias comprovadas que formam as teorias. O fato de os conceitos e as ideias passarem por um processo de verificação não significa que o conhecimento científico seja absoluto, definitivo ou final. As ciências estão em constante mudança, a partir de novas questões apresentadas, novas pesquisas, novas comprovações que as vão reformulando.

Outra forma de conhecimento é o filosófico, que resulta do raciocínio e da reflexão humana sobre os fenômenos da natureza e da sociedade. Busca explicações sobre a origem da vida e o destino da humanidade.[22] O conhecimento denominado teológico busca explicações semelhantes ao filosófico, caracterizando-se por ser revelado pelas diferentes crenças religiosas. Está vinculado à formação moral e às crenças dos indivíduos, ou seja, à fé.

As ações de educação em saúde trabalham, principalmente, com o conhecimento científico, mas não podem abrir mão do conhecimento popular, que se apresenta como complementar. Os conceitos populares só devem ser descartados e não aconselhados quando podem causar efeitos danosos ao usuário/paciente. Por sua vez, a crença nos conceitos populares pode ser maior, dificultando a absorção e/ou a aceitação do conhecimento científico. Por isso, conhecer bem o grupo em que se trabalha e valorizar suas expectativas, anseios e conhecimentos preexistentes podem ser estratégias para aceitar modos novos de viver a vida, para o usuário, a partir do conhecimento científico.

Por sua vez, o charlatanismo e o curandeirismo não podem ser confundidos com o conhecimento popular, que se identifica com o conhecimento empírico, característico do senso comum e que serve de base também para a construção do saber científico.

O curandeirismo e o charlatanismo são classificados como crimes no Código Penal Brasileiro, inclusive com previsão de pena com reclusão, de acordo com a gravidade e as vantagens financeiras. Ocorrem quando alguém com fundamentos pseudocientíficos atua na comunidade.[24] O charlatanismo é caracterizado pelo exercício ilegal da medicina ou de outras áreas da saúde, e o curandeirismo, pela produção e venda de substâncias pretensamente medicinais, curativas, sem comprovação científica.

O charlatão aplica práticas não comprovadas cientificamente, explorando a credulidade pública, resultando em vantagens próprias, financeiras ou não. É uma prática antiga.

As atividades de educação em saúde não podem, em momento algum, se aproximar do charlatanismo e do curandeirismo, que são diferentes dos conceitos populares.

QUALIDADE DE VIDA E SAÚDE

A expressão "qualidade de vida" relacionada à área da saúde é muito frequente na literatura. Entretanto, não se deve considerar que qualidade de vida e saúde sejam expressões semelhantes.[26] Muitos dos instrumentos que avaliam a percepção do estado de saúde não avaliam a qualidade de vida do ser humano.

Uma definição clássica de qualidade de vida foi publicada em 1974 e diz que é a "extensão em que prazer e satisfação têm sido alcançados". Entretanto, a Organização Mundial da Saúde (OMS) define a qualidade de vida como "a percepção do indivíduo sobre a sua posição na vida, no contexto da cultura e dos sistemas de valores nos quais ele vive, e em relação a seus objetivos, expectativas, padrões e preocupações".[18]

A busca pela qualidade de vida e saúde deve ser a tônica em um grupo de educação em saúde, qualquer que seja o público com quem se esteja trabalhando (adulto, mulher, idoso, criança e outros). Dada a complexidade e amplitude da expressão e da prática para a qualidade de vida e da saúde, palestras que apenas discutam a doença e o seu cuidado podem não alcançar tal propósito, sendo preciso ir além.

A promoção da saúde e a prevenção de agravos estão intimamente ligadas quando se fala de qualidade de vida. Na prática, identificar as características relacionadas a determinado agravo e propor, em conjunto com a equipe multidisciplinar, o desenvolvimento de melhorias para aumentar a sobrevida de um paciente doente, satisfazendo suas necessidades e o adaptando à nova condição, pode indicar melhoria da sua qualidade de vida por meio dos serviços de saúde. Essa relação entre saúde e qualidade de vida é fundamental e tem sido reconhecida por organizações internacionais para estabelecer e analisar o nível de desenvolvimento e de qualidade de vida de um país ou região.

A Organização das Nações Unidas (ONU) estabeleceu o Índice de Desenvolvimento Humano (IDH). Os critérios utilizados para calcular o IDH relacionados com a qualidade de vida das pessoas são: a) escolaridade: média de anos de estudo da população adulta e expectativa de vida escolar ou tempo que uma criança ficará matriculada; b) renda nacional bruta (RNB); c) nível de saúde (expectativa de vida da população; condições de saúde e serviços de saneamento ambiental).[27]

Os indicadores sintéticos, o IDH e outros índices foram elaborados para permitir comparar e monitorar o desenvolvimento humano em diferentes países. Esses indicadores consideram a importância do bem-estar e do crescimento das pessoas de modo que possam ter vida longa e saudável, conhecimento e disponibilidade de recursos para uma vida decente, e classificam os países de acordo com o atendimento dessas necessidades humanas.[27]

O reconhecimento da saúde para o desenvolvimento dos povos fica ratificado nos objetivos e metas do milênio, estabelecidos pela ONU, sintetizados na Figura 4, e colocados como prioridade pela maioria dos países, inclusive o Brasil. Esses objetivos e metas pretendem avançar no atendimento às necessidades humanas e na melhoria da qualidade de vida da população.

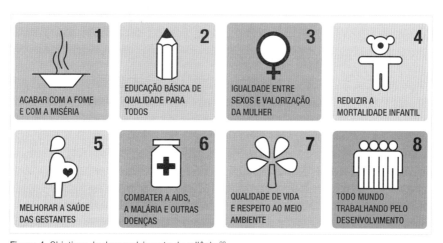

Figura 4. Objetivos de desenvolvimento do milênio.[28]

Observa-se que todos esses objetivos estão diretamente relacionados com políticas de saúde e com ações de educação em saúde: reduzir a mortalidade, melhorar a saúde das gestantes e combater a aids, a malária e outras doenças. No entanto, todos os objetivos, por serem relacionados com a qualidade de vida, podem ser considerados nas práticas de educação em saúde e em políticas integradas entre educação, saúde e assistência social.

EDUCAÇÃO EM SAÚDE: DIFERENTES ABORDAGENS E DIMENSÕES

Na literatura encontram-se diferentes definições de educação, apontando objetivos que na prática se complementam, ou seja: influência das gerações adultas sobre as mais jovens; processo responsável pelo desenvolvimento humano, pela formação da personalidade; instrução das pessoas; transmissão às gerações mais recentes dos modos de ser, estar e agir de determinada cultura, necessários à convivência e ao ajustamento ao seu grupo ou sociedade; difusão do saber acumulado pelas gerações e transformadora dos saberes em determinada cultura, entre outras muitas conceituações.

A Constituição brasileira de 1988[1] veio propor mudanças na realidade educacional estabelecendo a educação como direito de todos, dever do Estado e da família, tendo seu desenvolvimento com a colaboração da sociedade, como finalidade o pleno desenvolvimento da pessoa, seu preparo para o exercício da cidadania e sua qualificação para o trabalho.

Na prática, infelizmente, há distanciamento entre os documentos legais e a vida social. Há a prevalência até os nossos dias de uma educação autoritária em uma sociedade desigual. Promulgada há quase 30 anos, a Constituição Federal convoca os brasileiros e brasileiras, com urgência, para as mudanças necessárias com vistas à garantia de direito para todos de uma educação de qualidade social, que forme cidadãos éticos e competentes, para que se possa concretizar uma sociedade com oportunidades ampliadas, mais humana, justa e fraterna.

O processo educativo se desenvolve na família, na escola, nas igrejas, nos movimentos sociais, nos clubes, no trabalho, nas instituições ou na rua. Povos nativos analisados por antropólogos[30] ensinavam seus valores às gerações mais novas por meio de um ritual de passagem. Aqueles que sabiam eram imitados, o que se aprendia eram atividades do cotidiano, preparando os mais novos para assumirem as funções sociais de seu grupo. O processo educativo, portanto, está presente nas relações sociais e é responsável pela transmissão da cultura e transformação das sociedades humanas.

Quando esse processo é desenvolvido pelos profissionais da área de saúde, o que ocorre é semelhante. A educação se constrói nas relações sociais entre os membros de determinada comunidade e a educação em saúde focada nessas relações, visando à formação crítica das pessoas, na possibilidade de mudanças individuais, no ambiente onde vivem e se comunicam para, assim, criar condições de assumirem sua própria vida e contribuírem para o desenvolvimento da comunidade.[31] Isso significa dizer que, nos projetos concretos de educação em saúde, devem prevalecer os que tratam o público-alvo como objeto de transformação.

Toda ação educativa tem como fundamento as concepções de mundo, de ser humano, de sociedade e da própria educação. As concepções e ações educativas predominantes nos diferentes espaços e instituições podem levar o indivíduo à sua realização como pessoa ou ser fonte de opressão.[32] Assim, a educação que permeia a construção social de um povo, como afirma Paulo Freire, tanto pode favorecer a sua autonomia como a sua submissão, tanto pode ser libertadora como pode ser opressora.[32]

Para a educação em qualquer área se tornar prática de liberdade e ser emancipadora são necessárias mudanças profundas nas concepções, nos objetivos e nas práticas pedagógicas. Os objetivos da educação em saúde apontam para essa linha quando propõem a atuação no espaço entre a esperança do indivíduo e os projetos governamentais, e consideram a pessoa como ser vivente, com alma, com ideias, com sentimentos e desejos, propondo ainda a aproximação da sabedoria do homem comum das políticas e ações de governo.

A educação pode ser classificada como informal quando ocorre fora das escolas, no dia a dia, na informalidade, no cotidiano do cidadão. Quando ocorre em instituições de forma intencional e com objetivos determinados caracteriza-se como educação formal. As atividades da área de saúde na educação formal caracterizam a educação para a saúde.

A título de ilustração, o Ministério da Saúde, na proposta dos Programas de Saúde na Escola (PSE),[33] considera a escola um espaço privilegiado para o desenvolvimento crítico e político das pessoas, contribuindo na construção de valores, crenças, conceitos e maneiras de conhecer o mundo, interferindo diretamente na produção social da saúde. Nesse espaço, encontram-se diferentes sujeitos, com histórias e papéis sociais distintos – professores, alunos, merendeiras, porteiros, pais, mães, avós, avôs, voluntários e outros, que produzem modos de refletir e agir sobre si e sobre o mundo, e devem ser compreendidos pelas equipes de saúde da família em suas ações de cuidado.

Outra forma de educação em saúde é a educação sanitária.[34] Esta visa atingir a aquisição de hábitos que possam minimizar, prevenir e, consequentemente, eliminar riscos à saúde. A educação sanitária pressupõe a formação de uma consciência do valor da saúde como valor ético e social, que recomenda alguns comportamentos e desencoraja outros. Propõe o planejamento prévio de ações educativas que respondam aos problemas de saúde e a divulgação dessas ações na comunidade, por meio de medidas que promovam a democratização da informação, com o objetivo de reduzir riscos e proteger a saúde em grupos vulneráveis e até mesmo na população em geral.

A educação sanitária, que foi questionada sobre o seu objetivo e suas práticas, tem como exemplo a polícia sanitária liderada por Osvaldo Cruz, que empregou recursos como a vacinação compulsória e a vigilância sobre atitudes e a moralidade dos pobres com a finalidade de controlar a disseminação de doenças.[35]

Essas ações de tratar a saúde, hoje consideradas não democráticas e não empoderadoras, originaram-se e foram marcadas por uma prática e um discurso coercitivos e normativos,[3,11] ou seja, considerava-se que não são as situações de desigualdade que têm de mudar, mas os sujeitos. Imagina-se sempre que na ponta esteja alguém que não consegue agir como sujeito de sua ação. Seu campo de atuação (da educação sanitária) foi profundamente repensado, pois verificaram-se nelas ações impositivas características do discurso higienista, surgindo a compreensão sobre o processo saúde-doença, que, saindo da concepção restrita do biologicismo, passa a ser concebido como resultante da inter-relação causal entre fatores sociais, econômicos e culturais.

As diretrizes nacionais definem a educação em saúde como ação planejada, com o objetivo de garantir condições para a produção de mudanças de comportamento almejadas em relação à saúde da população.[36] Subentende-se aqui que a educação em saúde, tal como definida pelas diretrizes, tem como intenção nítida reforçar padrões de saúde concebidos pelo governo para a população. Trata-se de uma herança do método cartesiano, que domina as práticas de saúde e educação desde o advento da modernidade e que se adapta mais, e ainda, à educação sanitária.

Essas práticas educativas reduzidas às informações sobre os riscos de adoecimento e sobre a responsabilidade de adotar um novo estilo de vida mais saudável desconsideram que, no processo educativo, se lidam com histórias de vida, com um conjunto de crenças e valores, com a própria subjetividade do sujeito que requer soluções sustentadas socioculturalmente. Como consequência, as soluções, muitas vezes provenientes de outros países, são incorporadas pelos sujeitos que passam a defender os interesses dominantes, como mais medicalização, convênios de saúde, construindo uma nova realidade que necessita ser questionada e reavaliada.

Nesse cenário surge como proposta a educação popular em saúde. Esta se baseia didaticamente no saber da comunidade, no conhecimento do sujeito em um processo dialógico de reflexão, de criatividade, onde ambos, profissional da saúde e usuário ou paciente, aprendem.[7] Ela utiliza procedimentos e técnicas que estimulam a participação, a busca do conhecimento, de novos valores e mudanças nos indivíduos e na sociedade. Portanto, a educação popular tem um fundamento político, é baseada em uma teoria de construção do conhecimento, metodologia que inclui conteúdos, práticas pedagógicas diferenciadas e um processo de avaliação em sintonia com a sua proposta.

Por ter objetivos definidos e ações planejadas, não se classifica como um processo informal de educação. Tem sido aplicada em assentamentos rurais, instituições socioeducativas, aldeias indígenas, educação de jovens e adultos, projetos desenvolvidos para a classe trabalhadora, pequenos produtores rurais, em comunidades de baixa renda e em outros grupos de ensino e aprendizagem.

A educação popular em saúde não pode ser confundida com o predomínio da cultura popular. Com ela não se pretende que pessoas que se consideram portadoras de mais saberes que as outras imponham sua cultura. O que se propõe é a troca de vivências e intercâmbio de culturas, ou seja, trocas de modos diferentes de pensar, agir e sentir na relação dialógica, defendida por Paulo Freire. As pessoas vão mudar quando desejarem e tiverem condições objetivas e subjetivas de optar por outro jeito de viver. É considerada conservadora a ideia de manter um modo popular de viver, privando as pessoas e grupos do contato e das relações com outros indivíduos, que poderiam ser enriquecidos com a diversidade biológica e cultural.[37]

Desse modo, a educação popular em saúde é antes de tudo um movimento e não uma técnica. Em outras palavras, ações de educação fundamentadas podem ser desenvolvidas na educação popular em saúde, que orienta para uma prática mais democrática nas atividades educativas. Surge com a finalidade de garantir os direitos de todos, de transmitir e de construir o conhecimento de forma crítica. Seu objetivo é estimular a participação para a transformação social, o desenvolvimento de habilidades, competências e atitudes exigidas pelos grupos sociais para uma atuação competente.

EDUCAÇÃO PERMANENTE EM SAÚDE

A formação da identidade profissional e a sua profissionalização resultam, em qualquer área de trabalho, da formação inicial, da graduação e da formação permanente. A graduação, ou seja, a educação para a saúde, tem papel muito importante na construção dos conhecimentos, atitudes e convicções dos futuros profissionais necessários à sua identificação com a profissão,[38] no entanto a educação permanente é fundamental para o aperfeiçoamento e o contato com as novas pesquisas e contribuições da ciência para o trabalho cotidiano.

A formação permanente, que deve ser sistemática e contínua, está cada dia sendo mais exigida em face da dinâmica da realidade de cada profissão. Estudos recentes, no entanto, demonstram que há profissionais que não compreendem e desconhecem a sua importância e significado, colocando-a em segundo ou terceiro plano, no seu cotidiano de trabalho.[39]

Vive-se em uma nova sociedade de aprendizagem, que inclui as novas tecnologias de informação exigindo o ensino e a aprendizagem de novas competências para a gestão do conhecimento, apontando para a necessidade de se fomentar nos profissionais a capacidade de gestão do conhecimento, que está para além da aquisição de conhecimentos fragmentados[40] e pontuais.

As atividades de formação permanente constituem a oportunidade de desenvolvimento e/ou aperfeiçoamento de competências interpessoais, afetivas e sociais exigidas para todo profissional, especialmente os da saúde, porém a nova cultura aponta para a necessidade da gestão do conhecimento com competência para a aquisição de informação, para a interpretação, análise, compreensão e comunicação da informação, um processo dinâmico que acompanha o profissional em toda a sua trajetória de vida.

Além dessas novas competências apresentadas, o novo paradigma da educação permanente para a área de saúde, aqui entendido como um processo que acompanha o profissional durante toda a sua trajetória de trabalho, propõe oferecer aos profissionais da área da saúde: ensino envolvendo o trabalho prático, que tenha significado, ou seja, com enfoque nos problemas de saúde e não nas especialidades; que não se reduza à atualização técnica e científica; com a metodologia centrada na solução de problemas e que resulte não somente na apropriação de conhecimentos, mas em mudanças nas práticas sociais.[41,42]

Diante dessa realidade na formação permanente exige-se uma reorientação nos programas de educação continuada. Essas mudanças incluirão revisão nos objetivos, releitura das teorias que fundamentam a aquisição de conhecimento, novas práticas pedagógicas e processos de avaliação. Os profissionais que organizam e desenvolvem os cursos e seminários deverão estar atentos à organização e direção das situações de aprendizagem, acompanhando o desenvolvimento de cada uma, envolvendo os alunos nas atividades didáticas e estimulando o trabalho em equipe.

Cabe então destacar que educação para a saúde é a formação básica, como na graduação. Já a educação continuada abrange conteúdos e práticas pontuais para determinados contextos. Por sua vez, a educação permanente em saúde se preocupa com uma formação constante e significativa para além de atualizações e ensino de novos procedimentos. Assim, a educação em saúde, que pode ter três vertentes (educação sanitária, educação em saúde propriamente dita e educação popular em saúde), deveria visar ao manejo consciente, problematizador de contextos de vida e saúde, com vistas à constante ressignificação da vida, para uma busca consciente de perspectivas mais significativas para quem esteja envolvido com atividades educativas em saúde, tendo ou não doenças.

Frisar esses conceitos é importante, já que a maioria dos profissionais de saúde tende a entender todos como sendo iguais.

Em outras palavras, a educação para a saúde, a educação continuada e a educação permanente lidam com os profissionais de saúde. Já a educação sanitária, a educação em saúde e a educação popular em saúde lidam com o usuário/cliente/paciente, seja de forma individual ou coletiva.

CONSIDERAÇÕES FINAIS

A proposta de tratar de vários conceitos direta ou indiretamente ligados à educação em saúde apresenta maior compreensão dos caminhos que seguirá este livro.

O conceito e a prática de educação em saúde que aqui se defende dizem respeito a ações individuais, e em geral grupais, realizadas com pessoas em situação de vulnerabilidade ou mesmo na presença de agravos instalados, no sentido de maior compreensão e reflexão sobre a sua condição, na proposta de se buscarem alternativas conjuntas do usuário com o profissional de saúde (em especial na atenção primária à saúde, mas não só), com vistas à requalificação da vida. Fala-se aqui de uma prática que não seja impositiva, mas que dentro da realidade e de questões significativas para o mais interessado – cliente, usuário, paciente – possa propor alternativas para se cuidar melhor, para se empoderar, para se equipar de saberes novos e necessários à sua realidade. Isso não é simplesmente desconsiderar os conhecimentos, experiências e os significados que já carrega o usuário, mas uma construção conjunta entre as realidades e experiências do usuário e o conhecimento científico trazido pelo profissional de saúde, ou seja, saberes e conhecimentos (usuário e profissional de saúde) se complementam, na busca de uma vida melhor, adaptada e aceitável à realidade do cliente.

Defendida tal ideia sobre educação em saúde, sabe-se que isso tem a ver com qualidade de vida, com empoderamento, com formação permanente e portanto atualizada de profissionais de saúde conectados com a compreensão da realidade dos usuários e, ao mesmo tempo, humanizados e com tecnologias suficientes e compatíveis com a realidade dos envolvidos.

Educação em saúde não pode ser confundida com formação acadêmica – mesmo que em saúde – nem com um olhar antigo da educação sanitária, já criticada historicamente. Ainda, cabe destacar que as ações de educação em saúde podem transitar pela formalidade ou informalidade, pois é necessária a formalidade na construção do grupo, desde a sua ideia até a avaliação, mas no momento da ação com o usuário os aspectos informais podem ser necessários.

É preciso destacar que um usuário que esteja em um grupo de educação em saúde não busca diploma, portanto não pode ser coagido a uma prática. Nem por isso pode ser uma ação jogada, sem planejamento. O cliente precisa ver diante de sua realidade possibilidades de cuidado na busca de melhor qualidade de vida, com propostas de promoção da saúde e prevenção de agravos, ou mesmo de atenção às complicações de um agravo existente.

Acresce-se, ainda, que é necessário usar uma variedade de técnicas didáticas, lúdicas, envolventes, que facilitem a reflexão e a busca de mudanças ao mesmo tempo significativas e conscientes. Essas perspectivas, que estão além de aulas expositivas, não devem ser desconectadas dos interesses e realidades dos usuários, os mais interessados.

Por sua vez, cabe apontar que as ações de educação em saúde são uma alternativa (entre tantas) das práticas de saúde, e não a única. Assim, elas se agregam a um grupo de práticas na busca da qualidade de vida e saúde do usuário. É necessário frisar isso, no sentido de não se esperar que as ações de educação em saúde possam por si só resolver as necessidades do cliente. Por sua vez, sem menosprezá-la, sabe-se há tempos o quanto essas práticas podem influenciar na vida dos envolvidos, na busca de estilos de vida mais adequados e saudáveis.

REFERÊNCIAS

1. Brasil. Constituição da República Federativa do Brasil. 5 out. 1988.
2. Scliar M. História do conceito de saúde. Physis. 2007;17(1):29-41.
3. Becker SG, Rosa LM, Manfrini GC, et al. Dialogando sobre o processo saúde/doença com a antropologia: entrevista com Esther Jean Langdon. Rev Bras Enferm. 2009;62(2):323-6.
4. Assis MMA, Villa TCS, Nascimento MAA. Acesso aos serviços de saúde: uma possibilidade a ser construída na prática. Ciênc Saúde Coletiva. 2003;8(3):815-23.
5. The World Health Report 2001. Mental health: New understanding, New Hope. Direcção-Geral da Saúde, 2002. Lisboa: OMS; abr. 2002.
6. Rouquayrol MZ, Almeida Filho N. Epidemiologia e saúde. 6.ed. Rio de Janeiro: Medsi; 2003.
7. Ministério da Saúde (BR). As cartas de promoção da saúde. Brasília, 2002.
8. Buss PM. Uma introdução ao conceito de promoção da saúde. In: Czeresnia D, Freitas CM. Promoção da saúde: conceitos, reflexões, tendências. Rio de Janeiro, Fiocruz; 2003, cap. 1.
9. Santos JF. O que é pós-moderno. 22. ed. São Paulo: Brasiliense; 2004.
10. <http://www.brasilescola.com/japao/o-alfabeto-japones.htm>. Acesso em: 7 dez. 2012.
11. Setzer VW. Dado, informação, conhecimento e competência. Folha Educação. 2004; 27:6-7.
12. <http://www.tecnologiaecomunicacao.blogspot.com>. Acesso em: 14 dez. 2012.
13. Becker F. Educação e construção do conhecimento. Porto Alegre: Artmed; 2001.
14. <http://www.infoescola.com/pedagogia/metodo-de-educacao-piagetiano/>. Acesso em: 10 dez. 2012.
15. <http://historiaemprojetos.blogspot.com.br/2008/08/paulo-freire-e-flor-dente-de-leo.html>. Acesso em: 10 dez. 2012.
16. Freire PR. Pedagogia do oprimido. 17. ed. Rio de Janeiro: Paz e Terra; 1987.

17. Paulo Freire. Disponível em: <http://lusoleituras.wordpress.com/tag/educacao/page/2/>. Acesso em: 10 dez. 2012.
18. Piaget J. Epistemologia genética. São Paulo: Martins Fontes; 1990.
19. Delors J. Educação: tesouro a descobrir. 2. ed. São Paulo: Unesco/MEC/Cortez Editora; 1999.
20. Cardim MG, Rangel DLO, Lobo MB, Pereira AL. Educação em saúde: teoria e prática de alunos de graduação em enfermagem. Rev Pesq Cuid Fundam. 2005; 1(2):57-64.
21. Ruiz JA. Metodologia científica: guia para eficiência nos estudos. 4. ed. São Paulo: Atlas; 1996.
22. Vergnaud G. Lev Vygostski: pedagogo e pensador do nosso tempo. Porto Alegre: Geempa; 2004.
23. Vasconcelos EM. Educação popular, um jeito especial de conduzir o processo educativo no setor saúde. [S.l:s.n.], 2003:1-4. Disponível em: <www.redepopsaude.com.br>. Acesso em: 10 set. 2015.
24. Galliano AG. O método científico: teoria e prática. Rio de Janeiro: Harbra; 1979.
25. Longhi AP. Deutsch: der Scharlatan (o charlatão). Disponível em: h<http://pt.wikipedia.org/wiki/Ficheiro:Pietro_Longhi_015.jpg>. Acesso em: 20 nov. 2012.
26. Brasil. Código Penal Brasileiro. Decreto Lei n. 3.689, 3 out. 1941.
27. Seidl EMF, Zannon CMLC. Qualidade de vida e saúde: aspectos conceituais e metodológicos. Cad Saúde Públ. 2004; 20(2):580-8.
28. Objetivos do milênio. Disponível em: <http://www.odmbrasil.gov.br/os-objetivos-de-desenvolvimento-do-milenio>. Acesso em: 28 set. 2015.
29. Só a educação produz cidadania. Disponível em: <http://digosemmedo.blogspot.com.br/2011/08/so-educacao-produz-cidadania.html>. Acesso em: 10 dez. 2012.
30. Santagada S. Indicadores sociais: uma primeira abordagem social e histórica. Pensamento Plural. 2007; 1:113-42.
31. Brandão CR. O que é educação. 41. ed. São Paulo: Brasiliense; 2007.
32. Conferência Nacional de Saúde On-line. Educação em saúde: histórico, conceitos e propostas. Disponível em: <http://www.datasus.gov.br/cns>. Acesso em: 29 maio 2012.
33. Freire P. A educação como prática de liberdade. 31. ed. Rio de Janeiro: Paz em Terra; 2008.
34. Ministério da Saúde (BR). Secretaria de Atenção à Saúde. Departamento de Atenção Básica. Saúde na escola. Brasília: Ministério da Saúde, 2009. 96 p. il. Série B. Textos Básicos de Saúde. Cadernos de Atenção Básica n. 24.
35. Gondim GMM, Monken M, Rojas RI, Barcellos C, Peiter P, Navarro M, et al. O território da saúde: a organização do sistema de saúde e a territorialização. Textos de Vigilância Sanitária. Agência Nacional de Vigilância Sanitária. p. 1-22. Disponível em: <http://www.escoladesaude.pr.gov.br/arquivos/File/TEXTOS_CURSO_VIGILANCIA/20.pdf>. Acesso em: 20 out. 2015.
36. Alves VS. Um modelo de educação em saúde para o Programa Saúde da Família: pela integralidade da atenção e reorientação do modelo assistencial. Interface, Comunic Saúde Educ. 2005; 9(16):39-52.
37. Gazzinelli MF, Gazzinelli A, Reis DC, Penna CMM. Educação em saúde: conhecimentos, representações sociais e experiências da doença. Cad Saúde Públ. 2005; 21(1):200-6.
38. Stotz EN. Enfoques sobre educação e saúde. In: Valla VV, Stotz, EN (orgs.). Participação popular, educação e saúde: teoria e prática. Rio de Janeiro: Relume-Dumará; 1993. p. 11-22.
39. Libâneo JC. A identidade profissional dos professores. In: Libâneo JA. Organização e gestão da escola: teoria e prática. 5. ed. Goiânia: Alternativa; 2004.
40. Laguna-Abreu MTC, Laguna MRC. Formação permanente de profissionais da saúde – limites e possibilidades da educação a distância. Revista Brasileira de Aprendizagem Aberta e a Distância. 2010; 9:1-18.
41. Pozo JI. Aprendizes e mestres: a nova cultura da aprendizagem. Porto Alegre: Artmed; 2002.
42. Mancia JR, Cabral LC, Koerich MS. Formação permanente no contexto da enfermagem e na saúde. Rev Bras Enferm. 2004; 57(7):605-10.

História da educação em saúde e enfermagem

Marcella Rigobello Pinto
Emiliane Silva Santiago
Álvaro da Silva Santos

PONTOS A APRENDER

1. História da educação em saúde.
2. A educação sanitária com a inserção das enfermeiras visitadoras e a formação dos educadores em saúde pública.
3. Diferenças entre educação sanitária, educação em saúde e educação popular em saúde.

PALAVRAS-CHAVE

História, enfermagem, educação sanitária, educadores, educação em saúde, educação popular.

ESTRUTURA DOS TÓPICOS

Introdução. Conceitos de história, educação e saúde. O advento da educação sanitária e as enfermeiras visitadoras. A transição entre a educação sanitária e a formação de educadores em saúde pública. Educação em saúde. Educação popular em saúde. Considerações finais. Referências.

INTRODUÇÃO

Este capítulo tem por objetivo proporcionar uma breve viagem pela educação em saúde sob o prisma histórico.

O primeiro contato com as questões de saúde geralmente ocorre em âmbito familiar, por intermédio dos pais ou de outros familiares, por meio de ensinamentos passados por gerações sobre noções de higiene e saúde. Com o passar dos anos, esses ensinamentos vão se associar àqueles adquiridos na escola, momento em que a socialização infantil proporciona novos saberes e novas oportunidades de transmitir essas informações de saúde, inclusive dessas crianças aos pais.

No início do século passado, por inúmeros fatores, dentre eles o crescimento populacional, hábitos de higiene errôneos e falta de infraestrutura sanitária, o Brasil sofreu uma epidemia de doenças infecciosas que causaram a perda de inúmeros cidadãos, com fortes impactos no desenvolvimento social. Uma das medidas profiláticas adotadas pelo governo para combater essa situação foi a criação do cargo de visitador sanitário, que objetivou oferecer ações de educação sanitária por meio de visitas domiciliares e orientações sobre higiene.

Atualmente, o cargo de visitador propriamente dito não existe, mas o trabalho de educação em saúde continua a ser realizado, primeiramente em casa, depois na escola; pela equipe de saúde, de forma grupal ou individual, em projetos ou mesmo em campanhas de grande alcance; no momento de um procedimento, como uma vacinação; numa consulta de enfermagem, médica ou de outros profissionais; nas visitas domiciliares pelos agentes comunitários de saúde, orientados em geral pela equipe de enfermagem, entre outras oportunidades.

CONCEITOS DE HISTÓRIA, EDUCAÇÃO E SAÚDE

Diferentemente do que acontece nos livros de história baseados na história positivista, com cronologias marcadas e datas inequívocas, a história e a vida não são exatamente assim. A história é viva. Ela é constituída de fatos, os quais em sua maioria são protagonizados por pessoas em diversas regiões e a todo momento. Não existe a famosa linearidade ou a "linha do tempo" – muitas coisas acontecem ao mesmo tempo, no mesmo lugar ou em lugares diferentes. A vida pulsa e a história pulsa com ela.

Sendo assim, este capítulo, que tem o intuito de historicizar a educação em saúde, por vezes tentará trazer alguma cronologia para que o leitor possa se situar, mas não estranhe se perceber, por exemplo, que Geraldo Paula Sousa tem datas iguais para assumir o Serviço Sanitário e o Instituto de Higiene de São Paulo, pois na verdade por um período foi exatamente isso o que aconteceu, o médico sanitarista, mais conhecido como Paula Souza, atuou em ambos os locais concomitantemente.

É preciso enfatizar que a história pode ser marcada por uma sucessão de movimentos ou não, como será visto neste capítulo, tendo em vista que não houve exatamente uma linearidade na mudança de concepções de educação em saúde. Como se perceberá, com a diminuição da força da educação sanitária, que ainda está presente na saúde pública, houve o surgimento da educação em saúde, movimento ligado mais à saúde coletiva, mas também há a sobreposição da educação popular em saúde. Podemos, então, ter os três movimentos, ou dar maior ênfase neste ou naquele, a depender do local e da proposta do profissional que a conduz.

Abordam-se aqui a saúde pública e a saúde coletiva como dimensões do sistema de saúde, e não como sinônimo de Atenção Primária à Saúde (APS), que diz respeito a um dos níveis de atenção à saúde, e mais ainda a almejada porta de entrada do sistema.

Iniciada nos Estados Unidos, a educação sanitária associada à saúde pública foi, e ainda é, forte instrumento de ações de prevenção das doenças. Teve o seu auge nas décadas de 1920 e 1930, mas atualmente ainda é reconhecida na transmissão de informações, muitas vezes realizada de forma massiva, sazonal e pontual, como no caso de campanhas, por exemplo: campanhas de vacinação, campanha Outubro Rosa para a prevenção do câncer de colo de útero e de mama; campanha de combate contra a dengue nos períodos das chuvas; campanha contra o HIV, que ocorre em fevereiro, pelo advento do carnaval. A educação sanitária tem a clara característica de ser verticalizada. É sempre alguém que detém o conhecimento e repassa a informação de maneira filtrada, simplificada e pontual.

De forma similar, a educação em saúde possui uma concepção verticalizada, em que os profissionais de saúde são detentores do saber e devem "ensinar", a uma população sem conhecimento, novos hábitos de vida. Teve o seu auge entre 1950 e 1980, mas ainda se vê atuando fortemente nas práticas dos profissionais. Ela está presente no caso das consultas médicas ou de enfermagem em que são "sugeridos" ao usuário do serviço determinados alimentos que, muitas vezes, não fazem parte de sua realidade. São as famosas "aulinhas" e palestras interativas, que se iniciam com perguntas simples ao "público" e logo depois ocorre uma verborragia de conceitos e doutrinas.

Protagonizado pelo educador Paulo Freire na década de 1960, o "movimento de educação popular" tem influenciado as práticas educativas em saúde, com a democratização dos processos de ensino-aprendizagem, incorporando a participação e o saber popular, promovendo conhecimentos em saúde de maneira horizontalizada. Principalmente durante as últimas quatro décadas, vem incorporando ao campo da saúde a reflexão, a produção de conhecimentos e a militância em diversas organizações.

O ADVENTO DA EDUCAÇÃO SANITÁRIA E AS ENFERMEIRAS VISITADORAS

Com a realidade socioeconômica da Primeira República, muitas cidades brasileiras estavam sofrendo com o processo migratório, interno e de países europeus, na urbanização e industrialização, pois as habitações de má qualidade eram inerentes à época. Havia crescimento desordenado de residências, péssima ventilação nas casas, inexistência de serviços de abastecimento de água e remoção do lixo, desemprego, ambiente insalubre em fábricas e exploração do trabalho de mulheres e crianças.[1]

A higiene individual deixava muito a desejar. Os banhos aconteciam em tinas, vasos de madeira, pedra ou metal nas casas mais ricas. Para a população urbana mais pobre, havia casas de banho que eram públicas. Com a falta de saneamento e o aumento gradativo de sua população urbana, graves epidemias recorrentes, como os surtos de varíola, aconteciam em todo o Brasil.[2,3]

As questões de higiene passam a se tornar uma questão de saúde pública quando as altas taxas de morbidade e mortalidade da população ameaçam paralisar o desenvolvimento das forças materiais de produção.[4]

Conforme o poder de contágio e a imunidade orgânica dos indivíduos, as epidemias faziam com que algumas atividades ficassem estacionadas, prejudicando os rendimentos e o crescimento local e regional, consequentemente causando desorganização econômica e social.[5] Mudanças nas estruturas sociais, econômicas e políticas aconteceram no Brasil, no final do século XIX e início do século XX: a abolição da escravatura, a saída dos trabalhadores e suas famílias do campo para cidades carentes de infraestrutura, o desenvolvimento do comércio e da indústria, a chegada dos imigrantes europeus.[6]

Diante da situação de calamidade pública em que estava a saúde da população em geral nessa época, a higiene (tanto individual quanto coletiva) tornou-se um imperativo de ordem social. Para os sanitaristas da época, nada mais eficaz que a propaganda e a educação higiênica como ação profilática contra uma doença transmissível.[7] Assim, os higienistas acreditavam que boa parte dos males que assolavam a infância poderia ser vencida pela boa instrução dos pais e educadores no trato com as crianças. No entanto, a explicação naturalizada para os problemas sociais não levava em consideração o fato de que, antes de levar as mãos à torneira para serem lavadas, era preciso fazer chegar a água na torneira.[4]

Nesse contexto, tendo como principal vertente a chamada "higienização" figurada por Oswaldo Cruz no governo de Rodrigues Alves, o início do século XX foi marcado pelas diversas revoltas populares devido ao caráter militar imputado às campanhas de vacinação e revacinação.[8]

O Departamento Nacional de Saúde Pública, criado em 1919, preconizava a ampliação do atendimento dos serviços sanitários federais em âmbitos urbano e rural. A higiene industrial e maternoinfantil era admitida como uma questão social.[9,10]

Ainda nesse período deu-se início às primeiras discussões sanitárias em torno de soluções efetivas para a questão da saúde, apregoando a indispensabilidade da chamada educação sanitária.

Em meio às diversas doenças acarretadas pelas más condições de higiene, um dos maiores problemas sanitários do país era a tuberculose.[2] Medidas propostas por Carlos Chagas compunham uma série de ações em prol da erradicação da doença, tais como notificação de casos, isolamento dos doentes, desinfecções, desenvolvimento de educação antituberculosa e a criação de órgãos especializados.

Dentre os órgãos especializados criados para esse fim, destaca-se a Inspetoria de Profilaxia da Tuberculose, estabelecida no regulamento do Departamento Nacional de Saúde Pública (DNSP), aprovado por meio do Decreto n. 14.354/1920. Essa inspetoria tinha por finalidade a profilaxia da tuberculose no Rio de Janeiro, sendo encarregada de propagar e aplicar todas as medidas eficazes para lutar contra essa doença e promover a cura dos doentes acometidos. Os estados e municípios que planejassem o mesmo serviço precisariam se adequar às conformidades do governo federal.[2]

Os doentes improdutivos eram abordados pelas autoridades sanitárias, que promoviam o isolamento hospitalar ou domiciliar e impunham medidas relacionadas ao isolamento e desinfecção, aplicadas pelos guardas sanitários com o objetivo principal de evitar a disseminação da doença para pessoas sadias.[2]

Para os doentes produtivos criou-se uma seção educativa no serviço sanitário por intermédio da ação de monitoras de higiene e enfermeiras visitadoras. A educação sanitária objetivava fornecer orientações sobre higiene, alimentação e trabalho, que tinham como propósito a manutenção da força de trabalho.[2]

Nessa época, Amaury de Medeiros, jovem sanitarista, reconhecido como grande administrador na área da saúde pública, foi indicado para a diretoria do Departamento de Profilaxia contra a Tuberculose da Cruz Vermelha Brasileira e líder da Cruzada Nacional contra a Tuberculose, órgãos instituídos com vistas a organizar as estratégias de ação na Campanha Nacional contra a Tuberculose.[2]

Amaury de Medeiros via na enfermeira visitadora um elemento primordial no combate a doenças como a tuberculose. Para ele, a educação sanitária deveria ser a base das práticas de saúde, e as enfermeiras visitadoras, por sua vez, seriam as educadoras domiciliares. Por meio delas, as famílias seriam estimuladas a mudanças de hábitos necessários para uma vida saudável, adquirindo uma consciência sanitária efetiva.[11]

Dessa forma, como diretor do Departamento de Profilaxia contra a Tuberculose, Amaury de Medeiros criou o primeiro Curso de Enfermeiras Visitadoras da Cruz Vermelha Brasileira, em julho de 1920, tendo como princípio a importância do aperfeiçoamento técnico do pessoal inserido em seu meio de trabalho.[2]

Em meio às grandes necessidades sociais que incitavam parâmetros de qualidade cada vez maiores pelo país, e considerando as medidas adotadas nacional e internacionalmente, outros estados brasileiros deram início à educação e profissionalização da visita domiciliar.

Em 1925, foi criado o curso de educação sanitária no Instituto de Higiene de São Paulo, atual Faculdade de Saúde Pública da Universidade de São Paulo.[12]

Em 1939, por iniciativa e colaboração de professores catedráticos da Escola Paulista de Medicina e do Instituto das Franciscanas Missionárias de Maria, teve início o primeiro curso de enfermagem para enfermeiras diplomadas no Estado de São Paulo, na Escola de Enfermeiras do Hospital São Paulo, criado pela congregação da Escola Paulista de Medicina, em 3 de outubro de 1938, tendo como sua primeira diretora a madre Marie Domineuc, enfermeira diplomada pelo instituto.[13]

Como primeira escola de nível superior de São Paulo, a Escola de Enfermeiras do Hospital São Paulo possuía um currículo inovador para a década de 1930, destacando-se por sua carga horária, que era acima de cinco mil horas, com duração de dois anos e quatro meses, e carga horária de estágio de 3.016 horas, muito superior às de hoje.[14]

Apenas em 1942 foram criados o Serviço de Enfermagem do Instituto de Higiene e a Escola de Enfermagem da Universidade de São Paulo. Entretanto, a constante necessidade de profissionais qualificados no estado de São Paulo, antes da década de 1940, fez com que as autoridades sanitárias dessem preferência à formação de educadoras ou "visitadoras" sanitárias, já que o número reduzido de profissionais enfermeiras em saúde pública impedia a atuação delas nos serviços em todo o país.[12] Em outras palavras, a criação do curso de educador sanitário se deu pela falta de enfermeiras de saúde pública, na época.

Ainda na década de 1920, a Fundação Rockfeller possuía grande influência na formação de profissionais, tanto pelo financiamento do Instituto de Higiene de São Paulo, como pelo envolvimento de lideranças políticas do estado no desenvolvimento de estratégias e ações para o avanço da mesma, com participação ativa na formulação de políticas de saúde, influenciando intensamente o ensino médico e a formação em enfermagem, segundo os padrões norte-americanos.[15]

Diante do grande interesse na expansão de iniciativas de formação de profissionais em saúde pública alicerçadas em mudanças políticas nacionais e internacionais contemporâneas, a partir de 1930 tem-se a profissionalização em saúde pública como parte constituinte do projeto político e pedagógico do novo governo de Getúlio Vargas.[15,16]

Baseado nisso, parte-se da premissa de que a história da saúde pública em São Paulo, de 1920 a 1948, foi a história de um processo permanente de institucionalização das ações sanitárias que se expressou como uma dada política pública, constituída pelas ações governamentais, a partir das formulações entendidas como modelos tecnoassistenciais, dos vários movimentos neste setor na época.[17]

Com adequações específicas às realidades da sociedade brasileira e às disposições do Ministério da Educação e Saúde Pública, em 1937 o governo autorizou mudanças na estrutura administrativa e institucional da saúde, concebendo e alicerçando uma nova política de saúde com amplitude nacional, no sentido de promover um campo educacional para a melhoria da saúde da população.[15,18]

Tais medidas possibilitaram a criação de uma série de cursos de especialização e aperfeiçoamento em diversos estados do país, com o intuito de formar técnicos, nas mais distintas áreas da saúde pública, como visitadoras sanitárias, enfermeiras, médicos, engenheiros e guardas sanitários.[15,19]

Em 1939, sob o iminente cenário de guerra e os problemas dela decorrentes, a temática sobre saúde pública passou a ter maior destaque em debates internacionais. A criação de uma organização sanitária nacional, o Serviço Nacional de Educação Sanitária (SNES), tinha como principal atribuição planejar e administrar um programa de educação sanitária de abrangência nacional, atribuindo aos diversos profissionais, técnicos e auxiliares de saúde a responsabilidade das tarefas educativas, junto a grupos específicos e à comunidade em geral.[15,16,20]

Esse foi um importante marco das resoluções e recomendações pautadas nesses debates. Com sua efetivação mediante ampla coordenação dos serviços sanitários federais, estaduais e municipais estabeleceu-se um padrão sanitário fundamental a ser aplicado em todas as nações das Américas.[20]

Para maior aplicabilidade dessas medidas foram instituídos diversos programas de bolsas de estudo por intermédio da Oficina Sanitária Pan-Americana (atual Organização Pan-Americana da Saúde – Opas). Os intercâmbios advindos de tais bolsas tiveram grande intensificação nos anos seguintes, ampliando o interesse de agências financiadoras, em especial a Fundação Rockfeller, que permitiu a influência direta do governo e seus parceiros sobre a formação dos profissionais que viriam a chefiar as atividades de saúde pública do país.[14,15,18,21,22]

Desde a década de 1940, algumas instituições privadas americanas intensificaram o seu interesse pelos problemas dos países subdesenvolvidos, dentre elas a Interamerican Affairs Association, de Nelson Rockfeller.[22]

O Office (Office of the Coordinator of Interamerican Affairs), criado e coordenado por Nelson Rockfeller em 1940, advindo da "política da boa vizinhança" da década de 1930, tinha por objetivo desenvolver as relações de comércio e cultura entre as distintas repúblicas americanas. Essas relações tinham por finalidade impulsionar movimentos de solidariedade e cooperação entre as Américas, no interesse maior em defesa do hemisfério.[22,23]

Em parceria com o Instituto de Assuntos Interamericanos (IAIA), vinculado à Fundação Rockefeller, em 1942 foi criado o Serviço Especial de Saúde Pública (Sesp) a partir das recomendações do 3º Encontro de Ministros das Relações Exteriores das Repúblicas Americanas, como agência de acordos bilaterais entre Brasil e Estados Unidos.[23,24]

Em meio aos importantes movimentos políticos mundiais da época e aos distintos jogos de interesse entre Brasil e Estados Unidos, tendo por prioridade o norte do país, deu-se início às atividades de saneamento do vale amazônico.[23,25] Assim, no âmbito do Sesp e sob forte influência norte-americana, a institucionalização da saúde pública no Brasil se desenvolveu, principalmente, com base no modelo de educação adotado pela Escola de Higiene e Saúde Pública John Hopkins, com vistas ao treinamento e formação de profissionais de saúde para atuação em áreas de grande exploração de matéria-prima.[15,23,26] Em 1949, houve o primeiro curso de visitadoras sanitárias do Sesp em Ilhéus, Bahia.

A crescente exploração de matéria-prima, principalmente a extração da borracha para produção de insumos de guerra, tornou as políticas do Sesp, no norte do Brasil, um modelo de crescimento em saúde pública e do controle de doenças infectocontagiosas, como a malária. Mais do que médicos, enfermeiros e administradores, essas regiões tinham como principal força de trabalho sanitário os funcionários recrutados localmente, o que deu início ao treinamento dos guardas e das primeiras visitadoras sanitárias formadas para atuar na educação sanitária dessas populações.[23,27-29]

Paralelo a isso, a Fundação Rockefeller selecionou, nos Estados Unidos, enfermeiras com anos de experiência e *expertise* no treinamento de futuros líderes de enfermagem de outros países, em especial da América Latina, como Chile, Argentina e Brasil.[30]

Mary Elizabeth Tennant foi a enfermeira encarregada dos programas de enfermagem da Divisão Internacional de Saúde (International Health Division, IHD), órgão responsável pelo desenvolvimento dessa área, vinculado à Fundação Rockefeller. Ela viajou, percorrendo o mundo por mais de 20 anos, analisando e colaborando com os programas de saúde pública desses países.[30,31]

Enviada aos países da América Latina pela Fundação Rockefeller, Mary Elizabeth Tennant teve como função avaliar a situação da enfermagem no Brasil e traçar um plano para a profissão. Em seu relatório, Tennant sugeriu que o Ministério da Educação e Saúde Pública brasileiro supervisionasse as escolas de enfermagem a serem criadas por todo o país e que o Sesp fosse responsável pela organização das quatro primeiras escolas, no Rio de Janeiro, Salvador, São Paulo e Belém. Assim, deu-se início ao Programa de Enfermagem do Sesp dirigido por enfermeiras norte-americanas até 1951, quando as brasileiras passaram a assumir a direção dessas escolas de enfermagem, após um longo preparo e intercâmbios de pós-graduação.[23,31]

Essas escolas oportunizaram a formação de enfermeiras profissionais, com bolsas de graduação e pós-graduação para enfermeiras brasileiras nos Estados Unidos, além de cursos de curta duração para enfermeiras práticas e enfermeiras visitadoras sanitárias.[29]

Alguns anos após a efetiva criação do Ministério da Saúde (em 1953, separando-se da pasta da educação) e a desvinculação do Sesp dos programas políticos norte-americanos, criou-se a Escola Nacional de Saúde Pública Sérgio Arouca (Ensp), em 1954, como unidade técnico-científica da Fundação Oswaldo Cruz (Fiocruz), órgão vinculado ao agora Ministério da Saúde, e destinada a estabelecer quadros didáticos para todo o país, dando-se peso ainda mais significativo à formação de nível superior, para atuação nas práticas sanitárias de saúde pública.[15,19,32]

Nesse percurso histórico da saúde pública no Brasil e no movimento de profissionalização do trabalho sanitário, é possível visualizar a importância do treinamento adequado das mulheres envolvidas no processo de formação, fossem elas recrutadas em meio à população ou profissionais já formadas, o que ampliou os campos de prática profissional para as mulheres da época.

> Fundamentadas na higiene, as ações dos centros de saúde abrangiam medidas profiláticas de controle das doenças infecciosas, a educação sanitária e o treinamento de profissionais de saúde pública. A formação de novas categorias – educadoras e enfermeiras – seguiu um modelo de profissionalização baseado na "feminização" da atenção ao paciente e às famílias.[12]

Associado ao trabalho de Mary Elizabeth Tennant, e por sua sugestão, em 1921 um grupo inicial enviado pela Fundação Rockfeller, composto por seis instrutoras norte-americanas lideradas pela enfermeira Ethel Parsons, chegou ao Brasil com o intuito de melhorar os serviços de enfermagem, capacitar enfermeiras visitadoras e identificar as razões pelas quais as escolas de enfermagem da capital federal não conseguiam adotar os padrões mínimos existentes nos países anglo-saxões.[2,33]

Ethel Parsons exerceu o cargo de superintendente geral do Serviço de Enfermeiras do DNSP, centralizando o comando da enfermagem no sentido de tomar as primeiras iniciativas para a criação de uma escola de enfermagem, bem como liderar o Curso de Enfermeiras Visitadoras do DNSP.[34-36]

Desde então, tem-se buscado papel de maior destaque da profissão no âmbito da saúde pública e no preparo de enfermeiras para atuação em domicílio e serviços sociais. Contudo, não foi uma trajetória fácil ou valorosa em seus primórdios, necessitando de grande empenho e dedicação de mulheres que precisaram estudar e se dedicar quase exclusivamente para que a imagem da enfermagem deixasse de ser marcada por estereótipos ligados à promiscuidade, ao cuidado materno, ao sacerdócio, à submissão à medicina e, assim, passasse a ser respeitada como uma profissão de grande importância para a saúde de todo o país.[33,37]

Os cursos de enfermeiras visitadoras e os investimentos na formação e na especialização de enfermeiras desde a Primeira República possibilitaram a expansão do trabalho feminino e ampliaram as perspectivas da enfermagem no campo da saúde pública, firmando a inserção feminina no mundo do trabalho,[2] especialmente em saúde. A enfermagem brasileira passa a viver uma nova era com a organização do serviço de enfermeiras sob a responsabilidade das enfermeiras da Fundação Rockfeller e a criação da Escola de Enfermeiras (EEnf) do DNSP nos moldes das escolas norte-americanas.[38]

Após três anos, a EEnf foi renomeada como Escola de Enfermagem Anna Nery e, a seguir, em 1931, ano da regulamentação do exercício e ensino da enfermagem no país, passa a ser Escola de Enfermagem da Universidade Federal do Rio de Janeiro. Somente em 1937, essa escola pioneira da enfermagem brasileira foi incorporada à Universidade do Brasil, que em 1946 foi reconhecida como estabelecimento de ensino superior.

Utilizando o "sistema Nightingale" de ensino, a EEnf teve em seus primeiros anos de constituição a direção de enfermeiras norte-americanas, sendo sua primeira diretora a enfermeira norte-americana Clara Louise Kieninger e como primeira instrutora de alunas Annita Lander, que ocuparam os cargos até 1925.[39]

A partir desse período, assume como diretora Geneviève Dennhardt e, como instrutora, a enfermeira brasileira Edith Magalhães Fraenkel, figura que alcançou grande destaque na história do ensino de enfermagem brasileiro.[39]

Nascida no Rio de Janeiro, Edith Fraenkel iniciou sua formação profissional como visitadora sanitária, formada pela Escola Prática de Enfermeiras da Cruz Vermelha em 1918. Ao chegar ao Brasil em 1921, Ethel Parsons conheceu Edith Fraenkel, na época chefe do serviço de enfermagem do Departamento de Profilaxia da Tuberculose, e nela vislumbrou a possibilidade de alcançar o objetivo de melhor qualificar os profissionais de enfermagem do Brasil.[35] Incentivada por ela a fazer um curso superior de enfermagem com bolsa de estudos pela Fundação Rockfeller, Edith então vai, em 1922, para os Estados Unidos fazer o curso na Escola de Enfermagem do Hospital Geral da Filadélfia. Diplomada como enfermeira em outubro de 1925, retorna ao Brasil como a primeira brasileira a fazer o curso de enfermagem de três anos completos. Logo é designada a substituir uma das instrutoras americanas na EEnf-DNSP, tornando-se a primeira docente brasileira a exercer o magistério de enfermagem.[35]

Em 1939, devido a modificações nos ministérios, Edith passa a ser superintendente do serviço de enfermagem do Ministério da Educação e Saúde Pública (Mesp). Foi nesse contexto que, anos mais tarde, recebeu o convite para assumir a direção da escola de enfermagem que seria criada em São Paulo, anexa à Faculdade de Medicina da Universidade de São Paulo, graças a um convênio entre a Fundação Rockfeller e o governo do Estado.[35]

A criação de escolas de enfermagem na capital paulista fazia-se necessária em razão da crescente demanda de assistência decorrente do desenvolvimento das escolas de medicina paulistas, a Faculdade de Medicina da Universidade de São Paulo e a Escola Paulista de Medicina, que ocasionaram expansão do atendimento hospitalar em seus dois grandes hospitais de ensino, respectivamente, o Hospital das Clínicas e o Hospital São Paulo.

É nesse contexto que, em 1939, tem início o curso superior de enfermagem da Escola de Enfermeiras do Hospital São Paulo, atual Escola Paulista de Enfermagem da Universidade Federal de São Paulo.

Pelo processo de colaboração instituído entre a Congregação da Escola Paulista de Medicina, hoje Universidade Federal de São Paulo, e a Cúria Metropolitana de São Paulo, firmou-se um acordo para o estabelecimento de parceria com a Congregação das Franciscanas Missionárias de Maria, de origem francesa, para organização e instalação da escola de enfermagem.[13]

Com a vinda, em março de 1939, de oito enfermeiras francesas diplomadas, pertencentes à ordem das Franciscanas Missionárias de Maria, deu-se início ao primeiro curso superior em enfermagem no Estado de São Paulo, a Escola de Enfermeiras do Hospital São Paulo (EEHSP), com forte caráter assistencialista, voltado predominantemente para a área hospitalar, tendo em sua grade curricular somente pequena carga horária voltada para as ações preventivas em saúde.[13] Anexa ao Hospital São Paulo e à Escola Paulista de Medicina, a EEHSP teve como sua primeira diretora madre Marie Domineuc. Os cursos eram enfermagem, enfermagem obstétrica e auxiliar técnico de laboratório.[13]

Madre Marie Domineuc chegou ao Brasil em 1935, com 24 anos de idade. Formada pela École des Infirmières de L'Assistance Publique, realizou em 1933 o curso de visitadora de higiene social e enfermagem em puericultura. Assumindo o cargo de diretora de enfermagem do Hospital São Paulo e da recém-criada EEHSP entre os anos de 1937 e 1947, teve papel fundamental sobre os rumos do ensino da enfermagem brasileira.

A presença de religiosas enfermeiras como responsáveis pela formação em enfermagem não significou empecilho para a organização profissional. Madre Domineuc foi considerada grande defensora das causas trabalhistas da enfermagem junto ao Ministério do Trabalho brasileiro, inclusive como defensora, junto a esse órgão, da necessidade de sindicalização dos profissionais de enfermagem.[13]

Nesse sentido, vale destacar as questões referentes às diferenças relacionadas entre o ensino e a organização profissional estabelecida nas escolas de enfermagem leigas, como a Ana Nery, e religiosas, como a EEHSP. A orientação católica era comum em outras escolas de enfermagem brasileiras entre as décadas de 1940 e 1950. Esse período, conhecido como segunda fase da enfermagem no país, foi caracterizado por expansão da rede hospitalar, aumento da industrialização e da urbanização, e incremento da rede previdenciária e dos gastos em assistência médica. Teve como ponto marcante o surgimento de hospitais públicos vinculados ao ensino, como o Hospital das Clínicas de São Paulo (HC) e o Hospital São Paulo (HSP).

Em novembro de 1943, as diretoras de escolas de enfermagem brasileiras estiveram reunidas em dois importantes eventos relacionados à formação profissional, no Rio de Janeiro. Nesses encontros foram discutidas questões comuns e polêmicas para a formação de enfermeiras, sendo que um dos pontos de discordância dizia respeito à duração da carga horária do chamado "período preliminar" ou básico. De acordo com Madre Domineuc, esse período de formação básica deveria ser de um ano. Do outro lado, como sua principal opositora, Edith Fraenkel defendia para o mesmo período seis meses de formação. Em um segundo encontro, a divisão entre as escolas de formação leiga e de formação religiosa em enfermagem ficou muito mais evidenciada, colocando em lados opostos duas importantes figuras da Escola de Enfermagem Ana Nery: Laís Neto dos Reys e Edith de Magalhães Fraenkel.

Laís Moura Netto dos Reys foi uma das quatro enfermeiras diplomadas na primeira turma da Escola de Enfermeiras do DNSP, em 1925, posteriormente enviadas para um curso de aperfeiçoamento nos Estados Unidos. Então diretora da Escola Anna Nery, ela defendia a posição de implantar o "padrão Anna Nery" nos reconhecimentos dos cursos de enfermagem no país, posição comungada com Madre Domineuc. Defendia, ainda, a necessidade de fiscalização federal dessas escolas, uma vez que isso só tinha sido alcançado por três escolas de cunho religioso.

Já Edith Fraenkel, nessa época diretora da Escola de Enfermagem da Universidade de São Paulo, acreditava que a inspeção das escolas tinha caráter irregular, uma vez que o parâmetro de avaliação utilizado era referente somente a uma escola, a Anna Nery.[13]

Outros desacordos acerca do currículo, como a obrigatoriedade dos estágios de saúde pública nos cursos de enfermagem, continuaram a fazer parte da tônica dos demais encontros de diretoras de enfermagem realizados nesse período.

As divergências e convergências entre esses grupos, principalmente em relação às questões de formação leiga e religiosa, acabaram sendo equilibradas pela atuação de outras expoentes da enfermagem brasileira, como Haydée Guanais Dourado, uma das fundadoras da Associação Brasileira de Enfermeiras Diplomadas (Abed), atual Associação Brasileira de Enfermagem (ABEn).

Haydée Guanais, assim, teria sido a responsável por congregar os grupos da Universidade de São Paulo, da Fundação Rockfeller e das "irmãs" da Escola de Enfermeiras do HSP, fortalecendo a ideia de unidade na defesa dos direitos da categoria profissional de enfermagem.

A TRANSIÇÃO ENTRE A EDUCAÇÃO SANITÁRIA E A FORMAÇÃO DE EDUCADORAS EM SAÚDE PÚBLICA

A formação de educadoras ou "visitadoras" sanitárias, com duração de um ano e seis meses, iniciou-se em 1925, no Instituto de Higiene de São Paulo (atual Faculdade de Saúde Pública da Universidade de São Paulo), com o intuito de minimizar os efeitos na saúde pública da falta de enfermeiras diplomadas,[12] tendo em vista que só em 31 de outubro de 1942 foi fundada oficialmente a Escola de Enfermagem da Universidade de São Paulo.[40] Essas educadoras abrangiam medidas profiláticas de controle das doenças infecciosas, educação sanitária e treinamento de profissionais de saúde pública, sempre fundamentadas nas questões de higiene, e com ações em centros de saúde.[12] O curso de educação sanitária se instituiu como importante possibilidade de reorientação profissional de professores, principalmente para mulheres que desejavam entrar no campo da saúde.[41]

O Instituto de Higiene foi fundado em 1918 por Geraldo Horácio de Paula Souza, seu diretor no período compreendido entre 1918-1945, momento de lançamento de bases de alguns métodos de identificação das condições em que as doenças, especialmente as epidêmicas, poderiam proliferar no ambiente das cidades.[42]

Os médicos e engenheiros sanitários trabalharam para fornecer um espaço salubre aos moradores das cidades e do campo, porém, mesmo com o advento das vacinas e soros, não havia a garantia da aquisição de modos de higiene saudáveis pela população, sendo determinante que a atuação de médicos sanitaristas estivesse voltada para a educação sanitária, com normas para viver com higiene e saúde. Desenvolvida nos Estados Unidos e disseminada mundialmente pela Fundação Rockfeller, essa corrente sanitária chegou ao Brasil pelas mãos do médico Geraldo de Paula Souza, que se doutorou em higiene e saúde pública pela John Hopkins University de Baltimore. Sendo a "falta" de educação sanitária um dos principais problemas brasileiros, tema de debates desde 1910, Geraldo de Paula Souza assumiu a gestão à frente do Serviço Sanitário em 1922, em substituição a Emílio Ribas, que teve em sua gestão a marcante fase campanhista/policial de utilização da engenharia e da polícia na campanha sanitária verticalmente administrada. Inúmeras foram as suas sugestões de resolução para os problemas enfrentados, como, por exemplo, no abastecimento hídrico da cidade de São Paulo – foi sugerida a criação de uma nova adutora em Ribeirão Claro e a captação e cloração das águas do rio Tietê durante a estiagem até o término da construção de novas adutoras; contudo, com as muitas críticas recebidas às reformas propostas no Código Sanitário de 1925, Geraldo de Paula Souza, em 1927, deixa o Serviço Sanitário para dedicar-se ao Instituto de Higiene e a instituições internacionais de saúde.[43]

A crescente e descontrolada urbanização entre o final do século XIX e as décadas iniciais do século XX, além de um conjunto de problemas de dimensões até então desconhecidas, associado com pobreza, aumento do custo de vida, má distribuição de renda, baixos salários e altas taxas de desemprego, trouxe como consequência, além das más condições de saúde e higiene, fome, pobreza, péssimas condições de moradia, epidemias e os elevados índices de morbidade e mortalidade infantil.[41]

Eram necessárias estratégias drásticas para redefinir os usos dos espaços urbanos, criar novos equipamentos para São Paulo, redefinir e estabelecer novos códigos de convivência, e instituir novas condutas a ordenar e disciplinar seus habitantes, saneando a cidade.[41]

Esses fatores predispuseram o surgimento das grandes epidemias, como a febre amarela, a malária, a tuberculose e a ancilostomíase;[12] diante desses desafios, o combate a tantas doenças, a orientação sobre novas formas de viver e práticas de cuidado do corpo, como a prevenção, apresentaram-se, a partir da década de 1920, como estratégia de enfrentamento na cidade. A política de saúde pública perdeu um pouco de seu caráter repreendedor e militarista, ganhando contornos pedagógicos, com a educação sanitária, mesmo mantendo as práticas de inspeção sanitária,[42] mas nem por isso deixando de ser impositiva.

Eis o momento oportuno para efetivas ações das educadoras sanitárias, que abrangiam medidas profiláticas de controle das doenças infecciosas, pois orientavam a saúde de crianças, a educação sanitária, o treinamento de profissionais de saúde pública, além de observar qualquer sinal de anormalidade pediátrica, sempre fundamentadas nas questões de higiene, com ações em centros de saúde, e, aos poucos, no final de 1920, ganham notoriedade pelo trabalho prestado.[12] Foi defendido que as ações de educação sanitária seriam voltadas para crianças, mães e adolescentes, e executadas por meio de persuasão dos indivíduos para os hábitos corretos de higiene.[41]

A partir da "reforma Paula Souza" – estratégia para a política de saúde pública implantada pelo sanitarista Geraldo de Paula Souza, à época diretor do Instituto de Higiene e do Serviço Sanitário de São Paulo –, foi efetivado pelo Decreto n. 3.876, de 11 de julho de 1925, no Estado de São Paulo, o modelo americano dos *healthcenters* (centros de saúde), e segundo o qual ocorreram as intervenções sanitárias em postos de higiene, difundida pela Fundação Rockfeller. Para dar suporte foi criado o curso de educação sanitária, destinado a transformar professoras primárias em agentes comunitárias, para divulgar conceitos de higiene para a população, obtendo em seu primeiro ano cerca de 22 mil inscritas.[12]

Igualmente, o curso de educação sanitária enfrentou resistência desde sua criação, considerado por alguns parlamentares como "fantasia teórica". Dentre as críticas às educadoras sanitárias apontou-se que essas profissionais seriam incapazes de cumprir com a atividade de educação em higiene, pois sua formação seria insuficiente, uma vez que não eram médicos sanitaristas.[41] Fica evidente uma disputa de poder pautada também no sexismo, tendo em vista que a maioria dos educadores sanitários era do sexo feminino, ao contrário dos médicos, área majoritariamente masculina até 2009, momento no qual começam a entrar no mercado de trabalho mais médicas que médicos.[44]

Em 1927, a recém-egressa Maria Antonieta de Castro tornou-se educadora sanitária, chefe da Inspetoria de Educação Sanitária e Centros de Saúde (Iescs), órgão vinculado à Diretoria Geral do Serviço Sanitário. Durante a sua gestão foram implementadas e direcionadas as atividades das educadoras sanitárias nos três centros de saúde da cidade e nas escolas primárias. Destacam-se entre os seus feitos: a implantação da cozinha dietética, o serviço domiciliário, a "escola de saúde" (orientações sobre desnutrição); exposições de puericultura e educação sanitária; campanhas educativas, concursos de robustez infantil, "escola de mãezinhas" (orientações sobre puericultura para estudantes), curso popular de puericultura e informativos impressos. Essas ações, entre outras, justificaram a manutenção dessa direção, mesmo após as reformas de 1930, dentre as quais a vinculação do Iescs à administração sanitária, depois à educação. Maria Antonieta fundou e foi a primeira presidente da Associação de Educação Sanitária, em 1930. Personagem importante, esteve em viagens pelos estados brasileiros e outros países, como Argentina, Uruguai, Europa e Estados Unidos, para divulgar o trabalho desenvolvido pela Inspetoria de Educação Sanitária e os centros de saúde, além de realizar aperfeiçoamento profissional.[41]

Com o objetivo de excluir da infância atitudes viciosas, a escola primária tinha que induzir seus estudantes a terem hábitos salutares, criando um sistema fundamental de hábitos higiênicos, com o intuito de prevenir doenças.[45]

Segundo levantamento realizado por Rocha[45] nos históricos escolares dos estudantes do curso de educadoras sanitárias, no período de 1925-1930, das 130 matrículas, 82,3% eram mulheres e 17,7% eram homens, sendo que 112 estudantes exerciam o magistério, ou seja, 86,1% dos matriculados.

Realizando visitas domiciliares, fornecendo conselhos de "puericultura", palestras e exposições, elaborando cartazes de propaganda, conferências, as outrora professoras primárias, então educadoras sanitárias, atuavam junto aos centros de saúde, em postos, dispensários e hospitais, em serviço especial de sífilis e doenças venéreas, em comunidades carentes, escolas e fábricas.[12] Essas educadoras desempenharam importante papel na divulgação das noções de higiene, o que se acreditou à época que seria a resolubilidade para os problemas de saúde advindos da caótica urbanização, uma vez que em sua maioria eram "causados pela falta de educação sanitária".

Mesmo nas remotas regiões do Estado onde foi notada situação sanitária precária e determinada a necessidade de proporcionar a oportunidade de se receber educação sanitária, esta pareceu seguir "dentro de métodos pedagógicos modernos, isto é, ativos, onde a motivação do educando é centralizada no 'aprender fazendo'".[46] As temáticas desenvolvidas giravam em torno de "vacinação", "higiene dentária", "semana da criança", "semana da alimentação", incluindo diferentes cursos ministrados. Foram oferecidas duas modalidades de "cursos de educação alimentar e saúde", um para as mães e outro para as normalistas. Segundo Lucchesi,[46] na primeira edição do curso para normalistas, foram 124 inscritas e, na seguinte, mais 108. Dentre as disciplinas tinha-se "saneamento rural" pelo entendimento de que as normalistas não contavam com teoria ou experiência suficiente sobre o assunto em sua formação; e houve grande ênfase para as questões das verminoses, em especial para a esquistossomose, que apresentava grande número de casos.[46]

Após o curso de educação sanitária, essas educadoras foram encarregadas dos serviços de assistência social, principalmente no cuidado com neonatos, tendo em vista a alta taxa de mortalidade infantil da época.[12] Acreditava-se que parte significativa desses óbitos se devesse à falta de informações sobre os cuidados de higiene necessários para com as crianças. Nesse aspecto, as educadoras sanitárias seriam imprescindíveis para a diminuição da mortalidade infantil.

Tendo a criança como público prioritário, por intermédio delas as educadoras sanitárias buscavam atingir os modos de vida familiares, ensinando um padrão de vida e higiene que acreditavam ser civilizado, com cuidados de higiene pessoal e de vestuário, do lar, de alimentos e das próprias crianças.[41]

Para trabalharem esses aspectos e outros, o regulamento do curso de educadoras sanitárias previa um momento de estudo no Centro de Saúde Modelo do Instituto de Higiene, e o estágio junto à Inspetoria de Educação Sanitária e Centros de Saúde. Para se matricularem no curso era exigida da candidata idade entre 18 a 30 anos, aptidão para o cargo comprovada por exame médico, aprovação em avaliações de cultura geral, noções de anatomia e de fisiologia humanas, além de apresentar documento comprobatório de ser professora efetiva em grupo escolar, com mais de seis meses de magistério, diplomada em Escola Normal do Estado.[12]

O curso de Educação Sanitária era constituído pelas disciplinas de noções de parasitologia e entomologia; bacteriologia; higiene pessoal, infantil, mental, urbana, rural e das habitações, social e do trabalho; nutrição e dietética; educação; ética; estatística vital e epidemiologia; administração sanitária; princípios e processos de enfermagem em saúde pública.[12] O tempo de curso era de um ano e meio, em aulas teóricas sobre a organização do serviço e práticas de vacinação, atendimento à família e visitas domiciliares; além disso, os seis meses finais eram os estágios nos serviços sanitários do Estado, tendo a sua primeira turma formada em 1927.[47]

Inicialmente a cargo de Zilda A. de Carvalho, que se formou em 1937, a disciplina de educação sanitária foi assumida em 1945 por Lúcia Jardim, formada em 1936 no curso de educadoras sanitárias e que acabava de regressar do Canadá. Ambas, juntamente com Maria R. S. Pinheiro e Glete de Alcântara, ficaram conhecidas como "as damas de Toronto",[48] por serem jovens educadoras sanitárias selecionadas para se graduarem na Escola de Enfermagem de Toronto, como bolsistas da Fundação Rockfeller. As duas tinham o compromisso de regressar ao Brasil e tornarem-se docentes da futura Escola de Enfermagem da Universidade de São Paulo, fundada em 31 de outubro de 1942.[40]

Veem-se aqui algumas relações entre a formação em educação sanitária e enfermagem. Com a formação em magistério, as educadoras sanitárias tinham o seu serviço pautado mais na educação preventiva que na medicalização, tendo construído forte identidade e reconhecimento, e não é de admirar que "as damas de Toronto"[48] fossem justamente escolhidas entre as egressas do curso de educadoras sanitárias. Cabe lembrar que a mesma Fundação Rockfeller, que apoiou esse curso com diversas bolsas de estágio nos Estados Unidos e no Canadá, adquiriu livros científicos e financiou a montagem de laboratório, ainda como parte do convênio com o governo do estado de São Paulo, o que subsidiou a criação da Escola de Enfermagem anexa à Faculdade de Medicina da Universidade de São Paulo.[35]

Com a criação da Escola de Enfermagem, em 1942, houve algumas disputas de poder por causa de questões de hierarquia profissional e competência técnica, que, com o passar dos anos, firmou a liderança à enfermeira diplomada.[12] As educadoras sanitárias, outrora normalistas, em sua maioria descendiam da classe média paulistana, diferentemente das enfermeiras, que tiveram um processo mais democrático de seleção, ou seja, pode-se inferir que, mesmo tendo condições sociais mais favoráveis, as educadoras sanitárias se viram obrigadas à subalternidade em relação às enfermeiras, uma vez que estas tinham formação mais ampla e sólida. Um paralelo pode ser aqui traçado com o agente comunitário de saúde, que, atuando nas Unidades de Estratégia de Saúde da Família, têm função bem similar à das educadoras sanitárias, porém sem formação específica.[49]

No período compreendido entre 1870 e 1910, tomou forma um discurso médico de caráter higienista nos meios científicos, que apresentava como metas o saneamento dos espaços públicos e a ordenação da vida familiar, por meio das visitas às casas, relatadas em minucioso questionário pelas educadoras sanitárias. As metas do discurso higienista tiveram limitado alcance nas imposições feitas às famílias, sendo que em 1920 iniciou-se um processo de transição desse discurso de "higienismo policial", autoritário, para ações com ênfase na saúde como um processo pedagógico. A educação sanitária, apoiada pelo novo discurso do educador sanitário, possibilitou a assistência médica e a valorização da formação em saúde pública.[12]

Entre as décadas de 1920 e 1950, houve intensas atividades das educadoras sanitárias em campanhas de alimentação, contra doenças como peste bubônica, raiva, tuberculose, gripe asiática e febre amarela; cursos de puericultura; concursos de robustez infantil; semana de educação sanitária e semana antialcoólica; exposições de educação sanitária e puericultura; demonstrações de cultura física; além da publicação de trabalhos de difusão das noções de higiene, livros infantis, filmes educativos e o uso do rádio.[41]

O curso de educação sanitária foi extinto em 1962. Por não se tratar de profissão de nível superior, por isso não constante da promulgação do Estatuto do Funcionalismo Público, mesmo com a exigência de ter o nível secundário para o ingresso, não conseguiu ser reconhecido como graduação pelo Conselho Nacional de Educação.[41]

Em 1967, a Fundação Rockfeller por meio do Sesp (Serviço Especial de Saúde Pública) ofereceu uma série de bolsas para que enfermeiras estudassem saúde pública nos Estados Unidos.[12] A partir de acordo de cooperação entre o governo brasileiro e o norte-americano, o Sesp[50] criara, em 1944, sua Divisão de Educação Sanitária, sendo coordenada por um dos idealizadores do programa de educação em saúde, o antropólogo Charles Wagley.[51] Essa agência apoiava o Instituto de Higiene e, por consequência, o curso de educadoras sanitárias, que apresentava estratégias educativas em saúde autoritárias, tecnicistas e biologicistas, sem permitir a autonomia do indivíduo, tratado como passivo e incapaz do autocuidado e da prevenção de doenças ou promoção da saúde.[52]

Entre os anos 1970 e 1980 organizou-se no Brasil uma luta em defesa da saúde como direito de cidadania e como parte ativa das lutas contra a ditadura militar. A saúde passou a ser compreendida como um conceito ampliado, um conjunto de condições saudáveis (modo de viver e trabalhar), seus fatores condicionantes (ou determinantes) e contra a dicotomia saúde pública, vinculada no setor de saúde a ações de promoção e prevenção, e ações curativistas da assistência médica, vinculadas ao setor de previdência social, tudo isso antes da Constituição de 1988. Dessas demandas surgiu o Movimento Sanitário, que serviu de base de formulação e projeção da Reforma Sanitária Brasileira, que levou ao Sistema Único de Saúde (SUS).[53]

EDUCAÇÃO EM SAÚDE

O curso de Educação Sanitária durou até 1961, tendo diplomado 466 educadoras sanitárias. Em 1967, a Faculdade de Saúde Pública criou o primeiro curso de educação em saúde pública e o curso de pós-graduação em saúde pública,[54] momento que marca outra história nas práticas de educação em saúde. A partir daí, a formação de educador em saúde pública deixa de ser de nível técnico para ser de pós-graduação. É exigida do candidato a formação universitária em qualquer área (e não só na saúde). A *Revista de Saúde Pública*, da Faculdade de Saúde Pública da Universidade de São Paulo, em 1983 publicou chamada para o curso de educação em saúde pública para graduados. O curso apresentava como objetivo a capacitação de profissionais de nível superior para atuação especificamente no campo da educação em saúde pública, em instituições públicas ou privadas do sistema de ensino, de saúde e afins. A preferência era para candidatos portadores de diploma de curso superior em pedagogia, ciências sociais, psicologia ou comunicação, ofertando 50 vagas. O curso integral, com duração de 10 meses, de março a dezembro, realizava a seleção por meio de currículo e exigia experiência de trabalho em educação, saúde ou saúde pública.[55]

Tais profissionais eram absorvidos pelos serviços estaduais de saúde na figura dos centros de saúde (CS) e, a partir de meados dos anos 1980, quando eclodiu a reforma sanitária, pelos serviços municipais de saúde (com o advento da municipalização dos CS e APS como um todo), que passaram a contratar tais profissionais – em média, um por CS ou UBS, com carga horária de quatro horas de trabalho. Por vezes, unidades mais centrais podiam ter até dois educadores em saúde pública.

De meados dos anos 1960 até meados dos anos 2000, verifica-se o rompimento da educação sanitária para agora haver outro movimento que, na verdade, até tenta ser mais democrático, mas traz os ranços da estrutura anterior, com perspectivas mais contemporâneas ao mesmo tempo. É a origem do grande número de grupos de educação em saúde nas unidades de APS, nos mais variados ciclos de vida e grupos vulneráveis, antes responsabilidade técnica do educador de saúde pública, que não era necessariamente o profissional que conduzia o grupo, até porque se poderiam encontrar pessoas com formação muito distante do setor saúde.

Ao mesmo tempo em que um novo formato de ações de educação em saúde (AES) ocorria também se tinham movimentos sociais importantes (criação e depois rompimento da ditadura, reforma sanitária, 8ª Conferência Nacional de Saúde, Nova Carta Constitucional, entre outros), que influenciaram as ações de saúde como um todo, entre elas as AES. Ocorre também uma transição epidemiológica, com fortes mudanças na morbimortalidade, passando de doenças transmissíveis e parasitárias para maior foco nas doenças e agravos não transmissíveis (Dants), em geral crônicos, além de importante aumento da expectativa de vida.

As AES seguem nas UBS municipais ou municipalizadas, adequando-se a essas novas realidades, mesmo que em processo de transição, ou seja, priorizando ainda a área materno-infantil, mas começando a trabalhar o envelhecimento e as Dants.

Se, por um lado, estava acontecendo uma ampliação no acesso e uma revisão na condução das AES, elas ainda eram prescritivas, baseadas na doença, num modelo medicocentrado e biologicista, por mais que algumas experiências tentassem ser diferentes e mais libertárias.

Após a Primeira Conferência Internacional sobre Promoção da Saúde, realizada em Ottawa, Canadá, em 1986, as políticas públicas em saúde de vários países, incluindo o Brasil, incorporaram diversos movimentos voltados para a promoção da saúde, o que possibilitou uma abertura de espaço junto ao modelo tecnicista do cuidado empregado até então.

Essa conferência resultou na criação do documento denominado Carta de Ottawa, cujos princípios firmavam a promoção da saúde como fator intrínseco à melhoria da qualidade de vida da população. Ela trouxe fortalecimento das políticas comunitárias com a participação ativa de todos. Com isso, a comunidade passou a ter voz ativa nas decisões de prioridades, implementação de estratégias, assim como na criação de novas políticas voltadas para melhores condições de saúde.[56]

Com o fim do curso de Educação em Saúde Pública, no início dos anos 2000, termina a disputa na área da educação em saúde, que passa a ser delegada a qualquer profissional de saúde, sendo tomada mais frequentemente como responsabilidade do enfermeiro.

O pesquisador em história da enfermagem Fernando Porto[57] resgatou um exemplo dessa educação em saúde ainda em seus primórdios. Em sua pesquisa histórico-documental, Porto apresenta um artigo de 1950, da enfermeira Feiga Langfeld, intitulado "Educação sanitária num ambulatório de obstetrícia", que versa sobre a importância da educação preventiva ambulatorial de obstetrícia, com o curso para gestantes, que intuiu a desmitificação da difícil linguagem médica e dos cuidados gravídico-puerperais. Ele era realizado várias vezes durante a semana, em virtude da alta rotatividade de usuárias, além de ser adaptado ao nível socioeconômico e de instrução do grupo, sempre se utilizando de materiais adequados para a aula de 50 minutos, além do *feedback*.[57] Pela descrição feita no referido artigo, pode-se inferir que pouco havia mudado nas técnicas de educação em saúde.

A educação em saúde é multidimensional, constituída pela filosofia, cultura, política, religiosidade e sociologia, além das questões técnico-científicas e aspectos práticos e teóricos do indivíduo, do grupo, da comunidade e da sociedade. É crucial tanto para a promoção da saúde e prevenção de doenças como para o processo de reabilitação ou adaptação às mesmas.

A educação em saúde é compreendida de forma restrita, com caráter preventivista pela mudança de comportamento de uma população vista como receptora de informações e "adepta" de hábitos de vida de risco para a saúde. Segundo Rosso,[58] "como se a saúde fosse um estado que se pudesse atingir depois de educado, independente da realidade social, econômica e cultural em que se vive".[57] Seu estudo apontou, ainda, a insatisfação das enfermeiras com os resultados das práticas cotidianas em educação em saúde. Com toda essa complexidade, não poderia ser apenas resumida na transmissão de informações, mas deveria ser um conjunto de práticas pedagógicas emancipatórias.

O conhecimento técnico para tal desafio a enfermagem tinha e tem – o que lhe falta na formação, por vezes, é o conhecimento pedagógico. Veem-se muitos casos de "aulinhas" que geralmente expõem o usuário a contar diante de um grupo de pessoas suas particularidades. Essas "palestras" já foram, e em alguns lugares ainda são, requisito para fazer exames (como as palestras para coleta de Papanicolaou, realizadas antes da coleta do exame preventivo), também realizadas para conseguir insumos e medicamentos (caso dos preservativos, seringa de insulina, insulina e outros) e no caso do hiperdia, em que, para se conseguir o medicamento ou a troca da receita, é necessário participar do grupo. A educação em saúde, nesses formatos, é reconhecida como não sendo capaz de ressignificar a vida, com vistas a se fazer a transformação social e da vida de cada um, pois se limita ao processo saúde-doença.

O que falta à enfermagem, e a outras áreas que atuam nas AES, para essa importante tarefa é uma formação que vá além das poucas horas das disciplinas da graduação dedicadas à educação em saúde e torná-la uma atividade especializada, ou seja, propor formação *stricto sensu*, assim, esse profissional tem a função única de dedicar-se a atividades de educação em saúde, sem vínculo com as demais demandas da unidade, pois hoje é perceptível que, atarefada e sobrecarregada, a enfermeira ou enfermeiro delega aos técnicos de enfermagem os grupos e as "aulinhas", sendo estas ainda mais menosprezadas pelo pouco saber (e credibilidade) que esses profissionais inspiram na população. Vê-se que, pela falta de tempo e disponibilidade, as consultas de enfermagem são substituídas, sem muito sucesso, nesse momento de educação em saúde.

Considerando tanto os limites apontados na história, de um lado – com todas as suas heranças –, e a tecnologia de outro, além da esperada e atual cobrança do usuário do serviço de saúde, que se tem hoje, é razoável assumir que as AES devam ocorrer baseadas na realidade do ator interessado, o usuário, e com a maior inserção e participação dele, com vistas a ressignificar sua vida, no tempo e no espaço, para possíveis mudanças conscientes, em que tanto a doença como a instrução, o lazer, o emprego e outras questões tenham o mesmo peso, dentro de uma perspectiva de promoção da saúde e de requalificação da vida.

EDUCAÇÃO POPULAR EM SAÚDE

A educação popular em saúde como movimento social sofreu, em sua trajetória até os dias atuais, diversos conflitos e dificuldades. Destaca-se o Movimento Popular de Saúde (Mops), do Ministério da Saúde, pelo qual era possível acompanhar as lutas, em pleno regime militar, para a organização dos Encontros Nacionais em Medicina Comunitária.[59]

Considerado exemplo de criatividade para todo o país, a Região Nordeste tem se mostrado cada vez mais disposta a aderir às novas propostas de práticas inclusivas no reconhecimento da saúde como responsabilidade de todos.[59] De cunho emancipatório, as organizações populares desenvolveram, fora das escolas, a chamada educação popular, que, diferenciada em princípios e metodologias, reverberou de forma tão positiva junto à sociedade, que deixou de ser associada única e exclusivamente às instituições educacionais.[60]

> Falar em educação popular é falar do conflito que move a ação humana em um campo de disputas de forças e poder. É falar da forma como o capitalismo neoliberal vem atuando de forma perversa, causando dor e sofrimento humanos.

É uma possibilidade de retomarmos o debate proposto por Paulo Freire acerca da conscientização, da compreensão da realidade e de nossa ação no mundo. É falar de uma práxis educativa cujo ponto de partida é a realidade social.[60]

Na década de 1940, em plena Segunda Guerra Mundial, a educação popular era conhecida como uma forma de aproximar populações periféricas do ensino de base ministrado nas escolas das grandes cidades.[61] Em anos de caminhadas e lutas para a emancipação da pedagogia e respeito às crenças e conhecimentos populares, com o princípio da participação popular, em que a reciprocidade tornou-se instrumento capaz de possibilitar uma sociedade mais justa, o conceito de educação popular passou a abranger novas áreas, abrindo caminhos para a saúde.

Ainda no contexto histórico das práticas de educação em saúde, em novembro de 1986 foi realizada a Primeira Conferência Internacional sobre Promoção da Saúde, na cidade de Ottawa, reunião que possibilitou a elaboração da chamada Carta de Ottawa. O documento foi elaborado como um *feedback* às constantes queixas da população mundial sobre os padrões de saúde vigentes.[62]

> Promoção da saúde é o nome dado ao processo de capacitação da comunidade para atuar na melhoria de sua qualidade de vida e saúde, incluindo uma maior participação no controle deste processo. Para atingir um estado de completo bem-estar físico, mental e social os indivíduos e grupos devem saber identificar aspirações, satisfazer necessidades e modificar favoravelmente o meio ambiente. A saúde deve ser vista como um recurso para a vida, e não como objetivo de viver. Nesse sentido, a saúde é um conceito positivo, que enfatiza os recursos sociais e pessoais, bem como as capacidades físicas. Assim, a promoção da saúde não é responsabilidade exclusiva do setor saúde, e vai para além de um estilo de vida saudável, na direção de um bem-estar global.[62]

A partir de uma "roda de conversa" com Paulo Freire, no bairro Vila Alpina, na cidade de São Paulo, em janeiro de 1982, Paulo Meksenas, membro da Pastoral da Juventude daquela comunidade, elaborou um pequeno livro intitulado *Como trabalhar com o povo*, que dava particular atenção às ações e práticas da educação popular e aos desafios da vida em sociedade.[63] A ênfase na postura frente às realidades encontradas deixou claro que as ações para tentar mudar a sociedade eram infundadas e que, para a satisfação de todos, o respeito às diferenças deveria vir com igualdade de oportunidades. A partir de então, na área da saúde, a problematização da realidade vivenciada vem contribuindo para a efetivação dos segmentos educativos e de planejamento das melhores práticas de saúde a serem adotadas, com o reconhecimento do saber popular para a criação de vínculos entre agentes de saúde e a comunidade.[64]

Historicamente, o movimento social nomeado "educação popular em saúde" começou a articular-se pela ação direta de profissionais da área da saúde, pesquisadores e líderes políticos no I Encontro Nacional de Educação Popular em Saúde, que se realizou em 1991 em São Paulo. Esse movimento possibilitou a aproximação da população com os profissionais de saúde e ensejou o empoderamento desses sujeitos, oferecendo-lhes os meios para serem atores participantes da sua saúde e a de sua comunidade.[59]

Na verdade, a Primeira Conferência Internacional sobre Promoção da Saúde trouxe, entre outras, a reflexão sobre as práticas de promoção da saúde e as ligadas à educação em saúde, culminando no movimento social Educação Popular em Saúde (EPS), organizado na Articulação Nacional de Educação Popular em Saúde. O I Encontro Nacional de Educação Popular em Saúde focalizava a relação direta e informal de lideranças de movimentos sociais e profissionais da saúde.[59] Conhecida, a partir de 1998, como Rede de Educação Popular e Saúde, passa a representar um espaço de reflexão, trocas e formulações de alternativas para o funcionamento dos serviços de saúde e articulações políticas.[65]

Mais recentemente, com base no trabalho de Paulo Freire, por meio do livro de Meksenas, o docente e pesquisador brasileiro da educação popular em saúde Eymard Vasconcelos, quando em um congresso de saúde coletiva da Associação Brasileira de Pós-graduação em Saúde Coletiva, em 2000, apresentou um movimento de disseminação e revitalização da educação popular em saúde, enfatizando as experiências cotidianas como forma de favorecer o pensar e o fazer saúde.[59,63]

Partindo do conceito de educação popular em saúde, para o Ministério da Saúde,[63] tem-se que tal movimento é inerente a todas as práticas desenvolvidas no âmbito do Sistema Único de Saúde, promovendo a articulação entre os distintos níveis e sujeitos envolvidos nessa organização, sendo ainda um processo educativo de construção do conhecimento em saúde. Como importante saber para a construção da cidadania e participação social da população, a educação popular em saúde mostra-se como instrumento capaz de renovar paradigmas e ampliar conceitos do que se tenha por consciência sanitária.[52,66]

O Movimento Popular de Saúde também é fruto dos movimentos sociais que se rebelaram contra o regime militar entre 1979 e 1981, e nasceu dos Encontros Nacionais de Experiências em Medicina Comunitária,[59] de alguma forma fomentando ou preparando o território para as práticas de educação popular em saúde, mesmo que em período ditatorial.

Vividas em algumas experiências em saúde, a educação popular em saúde tem se mostrado importante aliada no combate às doenças, mas principalmente na ressignificação da vida, com técnicas mais libertárias e sem um período tão fechado de ocorrência, comum na educação sanitária e na educação em saúde propriamente ditas. Cabe ressaltar que o modelo de educação em saúde e o de educação sanitária comum aos serviços não são aqui compatíveis com as metas da educação popular em saúde, já que esta não tem como horizonte a doença, mas o indivíduo e sua ressignificação consciente de vida. Como afirmam Budó e Saupe,[67] a partir da efetiva participação dos grupos envolvidos das comunidades o conjunto de práticas que envolvem o cuidado deixa de ser apenas fazer, ajudar e orientar, passando a buscar referenciais de vida e cultura onde o atendimento possa ser efetivamente universal, integral e imparcial.

O Mops existe em Sergipe desde 1989, articulando-se com outros grupos pela luta da saúde pública de qualidade e o renascimento das práticas culturais e populares. O Projeto de Aracaju, que vem articulando o saber acadêmico-científico com o saber popular nas práticas de saúde, envolve conhecimento das plantas, projetos medicinais e produção de produtos naturais, além de um curso de fitoterapia. Um bem-sucedido exemplo ocorre também no projeto de pesquisa da Universidade Federal de São Carlos (SP) com o mapeamento e a catalogação de práticas de educação popular em saúde.[68]

O Espaço Ekobé/Oca da Cultura, dentro do *campus* da Universidade Estadual do Ceará, em Fortaleza, é um momento de educação permanente em saúde por meio da interação e articulação do saber acadêmico-científico, das experiências dos serviços públicos de saúde e das práticas populares de cuidado e promoção da saúde produzidas nos movimentos populares.[68]

Aspecto de destaque, comum na educação em saúde e diferente na educação popular em saúde, é que os grupos não têm número predefinido de encontros nem a ambição de resolver todos os problemas do indivíduo, mas a busca no grupo e no dialogismo das práticas, o amadurecimento pessoal e grupal, que destoa da formação imediatista e curativista do profissional de saúde.

No contexto dessa caminhada histórica pelo reconhecimento da educação popular em saúde, todos os profissionais envolvidos devem se adequar cada vez mais às novas práticas e políticas.[65]

Assim, é importante o enfoque especial nos enfermeiros, que desde sempre tiveram perfil educador, visto a sua prática nos cuidados de saúde e prevenção de agravos. Atualmente, graças às lutas da categoria, tem-se implementado no currículo dos cursos de graduação em enfermagem práticas pedagógicas modernas que possibilitam a vivência da construção da capacidade da ação coletiva, onde a inclusão de todos no processo de ensino-aprendizagem torna o saber uma ferramenta de mudança para o enfermeiro e para a população,[65] mesmo considerando a existência de contextos adversos e de manutenção de condições de formação desses profissionais (mas também de outros profissionais de saúde), que são incompatíveis com uma realidade mais libertária, democrática, avançada.

A educação popular em saúde não é de exclusividade do enfermeiro, pois qualquer profissional pode desenvolvê-la, mas é sabido que dentre os profissionais de saúde é aquele que tem uma formação que perpassa a assistência, a administração e alcança a prática educativa em saúde. Tanto por sua formação como pela frequência de ser encontrado nas Unidades de Atenção Primária à Saúde (UAPS), o enfermeiro deve se preocupar com ações educativas em saúde que valorizem a vida do usuário, vida com sentido da realidade de quem a vive, olhando ao menos inicialmente com os seus óculos, os óculos do usuário, o que não é fácil, mas também não é impossível. O enfermeiro pode ser o *start* da equipe de saúde, o que deve buscar algo também desafiante!

CONSIDERAÇÕES FINAIS

Ao se considerar a grande necessidade de ampliação de olhares nas diversas facetas que constituem o processo saúde-doença, é perceptível a importância que o profissional de saúde tem, sobretudo como educador, não se limitando apenas aos problemas sociais ou políticos, mas na relação complexa que os une. É dele o papel de educador, responsável por elaborar, coordenar e colocar em prática ações criativas e inovadoras no gerenciamento da saúde e na interferência para uma vida com mais qualidade para o sujeito de cuidado, o seu cliente.

O grande desafio na formação de educadores em saúde está nas dificuldades em que as instituições universitárias têm encontrado engajamento do conhecimento teórico aliado à prática para o desenvolvimento de competências em situações reais de aprendizado. Outro entrave no progresso de uma educação em saúde de qualidade é a falta da incorporação de atividades curriculares que desenvolvam características formativas necessárias ao convívio com a população, a formação de cidadãos, pelas quais esses futuros profissionais sejam capazes de corresponder às diversas e contínuas provações existentes na sociedade.[69]

Por sua vez, uma política de educação permanente que possa aferir os profissionais em campo, sobretudo (mas não exclusivamente) na APS, os conhecimentos de educação em saúde, idealmente a popular em saúde, é razoável, para se desenvolver práticas para além do cuidado de doenças, mas que alcance ressignificar a vida dos usuários dos serviços de saúde, sobretudo na porta de entrada – as unidades de atenção primária à saúde.

Portanto, origina-se no papel de educador a conscientização de que a qualidade em sua formação é o mais importante veículo de transformação social, na qual o conhecimento embasado, aliado às novas metodologias de ensino, e principalmente ao saber se comunicar, possibilita a construção de uma sociedade mutável onde os atores são os próprios envolvidos, capacitados a refletir e definir as melhores ações para o seu bem-estar.[70]

Novamente se enfatiza que os modelos aqui apresentados são movimentos que se sobrepõem na temporalidade, mas, aparentemente, quando se fala em educação sanitária tem-se o modelo sanitarista, policial e obrigatório. O modelo de educação em saúde é proibitivo e autoritário, sendo que o mais contemporâneo e libertário, o que traz alguma autonomia, se bem realizado, é a educação popular em saúde, que pode valorizar o ser humano e seus saberes.

Cabe ao enfermeiro a possibilidade de gerar movimentos mais democráticos nas AES, buscando fomentar ações de ampliação de emprego e renda, ampliar práticas de lazer e recreação, fomentar o aumento do nível educacional, entre outras, inserindo o cuidado à saúde e à doença, mas sem o foco prioritário que havia no passado.

Fala-se aqui de desafios, tanto na formação dos profissionais de saúde quanto na prática, na construção e na ressignificação de cidadanias e vidas daqueles que estão sujeitos ao cuidado.

REFERÊNCIAS

1. Ayres LFA. As enfermeiras visitadoras da Cruz Vermelha Brasileira e do Departamento Nacional de Saúde Pública no início do século XX. [Dissertação de mestrado.] Rio de Janeiro: Universidade Federal do Estado do Rio de Janeiro; 2010. 162 p.
2. Ayres LF, Amorim WM, Alves AD, Luchesi LB. O campo da saúde pública: a criação dos cursos de enfermeiras visitadoras (1920). Rev Enferm UFPE on-line. 2012; 6(3):642-51.
3. Gurgel CBFM, Silvestre MB, Teixeira DF, Romão M. Fragmentos da história da higiene e saúde pública: a febre amarela em Campinas-SP no século XIX. Rev Patol Trop. 2014; 43(2):111-20.
4. Moura RH, Boarini ML. A saúde da família sob as lentes da higiene mental. Hist Cienc Saúde, Manguinhos. 2012;19(1):217-35.
5. Quaresma PSA. Urbe em tempos de varíola: a cidade do Rio Grande (RS) durante a epidemia de 1904-1905. [Dissertação de mestrado.] Pelotas: Universidade Federal de Pelotas; 2012. 186 p.
6. Barbosa AS, Sousa BC, Porto GG, Boerx EN, Sales EN, Cassotti CA, et al. Reflexões sobre a saúde e a educação a partir de suas relações com o Estado e a sociedade no Brasil. Revista Espaço para a Saúde. 2014; 15(2):05-20.
7. Sá TRBT. Ciência médica na cidade de Salvador. Três cadeiras, um projeto: sanar a doença do atraso. Hygeia. 2010;6(11):150-74.
8. Hochman G. Vacinação, varíola e uma cultura da imunização no Brasil. Ciênc Saúde Colet. 2011; 16(2):375-86.
9. Brito CAG, Lima LT. Antropologia e medicina: assistência à saúde no Serviço de Proteção aos Índios (1942-1956). Bol Mus Pará. Emílio Goeldi. Cienc Hum. 2013; 8(1):95-112.
10. Ceretta DR, Rotoli A, Cargnin MCS, Aires M. Grupo de educação em saúde como ferramenta de trabalho com agentes comunitários de saúde: prevenção da hanseníase. Revista de Enfermagem Frederico Westphalen. 2012; 8(8):208-17.

11. Cruz Vermelha Brasileira. Histórico da Cruz Vermelha Brasileira (1908-1923). Rio de Janeiro. Cruz Vermelha, 1923. p. 254.
12. Faria L. Educadoras sanitárias e enfermeiras de saúde pública: identidades profissionais em construção. Cad Pagu. 2006 (27):173-212.
13. Barbieri M, Rodrigues J. Memórias do cuidar: setenta anos da Escola Paulista de Enfermagem. São Paulo: Unifesp; 2010. 280 p.
14. Pava AM, Neves EB. A arte de ensinar enfermagem: uma história de sucesso. Rev Bras Enferm. 2011; 64(1):145-51.
15. Lima NT, Fonseca CMO, Santos PRE. História: experiência e perspectiva histórica da especialização em saúde pública no Brasil: nota introdutória. Rio de Janeiro: Fiocruz; 2004. 268 p.
16. Pessanha EC, Silva FCT. Tempos, espaços e organização do trabalho escolar em três expressões de governos autoritários brasileiros: 1931, 1961 e 1971 – estudo histórico-jurídico comparado do ensino secundário. Educar em Revista. 2014; 51:67-83.
17. Merhy EE. A saúde pública como política: um estudo de formuladores de políticas. São Paulo: Hucitec; 1992.
18. Souza IPMA, Jacobina RR. Educação em saúde e suas versões na história brasileira. Revista Baiana de Saúde Pública. 2009; 33(4):618-27.
19. Azevedo N, Ferreira LO. Os dilemas de uma tradição científica: ensino superior, ciência e saúde pública no Instituto Oswaldo Cruz, 1908-1953. Hist Ciênc Saúde, Manguinhos. 2012; 19(2):581-610.
20. Souza EM. As práticas educativas em saúde: o Serviço Nacional de Educação Sanitária em estudo (1940-1970). Anais do XXVI Simpósio Nacional de História, ANPUH, São Paulo, julho 2011.
21. Stutz BL. As primeiras escolas de enfermagem e o desenvolvimento desta profissão no Brasil. Cadernos de História da Educação. 2010; 9(2):347-62.
22. Mendonça SR. Extensão rural e hegemonia norte-americana no Brasil. História Unisinos. 2010; 14(2):188-96.
23. Campos ALV. Cooperação internacional em saúde: o Serviço Especial de Saúde Pública e seu programa de enfermagem. Ciênc Saúde Colet. 2008; 13(3):879-88.
24. Guimarães MCS, Silva CH, Souza RA, Santos RT, Silva LR. Health education in 16 mm: audiovisual memory of the Special Office of Public Health – Sesp. Interface, Comunic Saude Educ. 2010; 14(32):23-34.
25. Miranda GA. Saúde e doença na batalha da borracha – o Serviço Especial de Mobilização dos Trabalhadores para a Amazônia – SEMTA (1942-1944). Anais do XV Encontro Regional de História da Anpuh-Rio, 2012. 13 p.
26. Mello GA, Viana ALD'A. Uma história de conceitos na saúde pública: integralidade, coordenação, descentralização, regionalização e universalidade. Hist Ciênc Saúde, Manguinhos. 2012; 19(4):1219-39.
27. Korndörfer AP. An international problem of serious proportions: a cooperação entre a Fundação Rockefeller e o governo do estado do Rio Grande do Sul no combate à ancilostomíase e seus desdobramentos (1919-1929). Tese (doutorado). Porto Alegre: Faculdade de Filosofia e Ciências Humanas da Pontifícia Universidade Católica do Rio Grande do Sul; 2013. 302p.
28. Figueiredo RED. Cuidar da saúde do vizinho: atuação do antropólogo Charles Wagley no Serviço Especial de Saúde Pública. Hist Ciênc Saúde, Manguinhos. 2014; 21(4):1417-36.
29. Campos ALV. A oficina sanitária pan-americana e a cooperação internacional na educação superior de enfermeiras no Brasil: 1942-1959. Revista Maracanan. 2012; 8(8):287-307.
30. Uribe J. History in the making: organizing a nursing history dissertation. In: Chesnay MD. Nursing research using historical methods: Qualitative designs and methods in nursing. Springer Publishing Company. 2014; 4. 236 p.
31. Hochman G. Samuel Barnsley Pessoa e os determinantes sociais das endemias rurais. Ciênc Saúde Colet. 2015; 20(2):425-31.
32. Carvalho PS. Rede nacional de escolas de governo no Brasil: aprendizagens e desafios. In: Anais XVII Congreso Internacional del CLAD sobre la Reforma del Estado y de la Administración Pública., Cartagena, Colombia, 2012. p. 1-23.

33. Secaf V, Costa HCBVA. Enfermeiras do Brasil: história das pioneiras. São Paulo: Biblioteca 24 horas; 2010.
34. Santos TCF, Barreira IA, Fonte AS, Oliveira AB. Participação americana na formação de um modelo de enfermeira na sociedade brasileira na década de 1920. Rev Esc Enferm USP. 2011; 45(4):966-73.
35. Oguisso T, Freitas GF, Takashi MH. Edith de Magalhães Fraenkel: o maior vulto da enfermagem brasileira. Rev Esc Enferm USP. 2013; 47(5):1227-34.
36. Moreira MCN. A Fundação Rockfeller e a construção da identidade profissional de enfermagem no Brasil na Primeira República. Hist Ciênc Saúde, Manguinhos. 1999; 5(3):621-45.
37. Pereira JG, Oliveira MAC. Identidade profissional da enfermeira: possibilidades investigativas a partir da sociologia das profissões. Indagatio Didactica. 2013; 5(2): 1141-52.
38. Severo DF, Siqueira HCH. Interconexão entre a história da graduação em enfermagem no Brasil e o pensamento ecossistêmico. Rev Bras Enferm. 2013; 66(2): 278-81.
39. Oliveira AB, Cesario MB, Santos TCF, Orichio APC, Abreu MSA. Enfermeiras diplomadas para a aeronáutica: a organização de um quadro militar para a Segunda Guerra Mundial. Texto Contexto Enferm. 2013; 22(3):593-602.
40. Oguisso T, Campos PFS, Santiago ES. Maria Rosa Sousa Pinheiro e a reconfiguração da enfermagem brasileira. Texto Contexto Enferm. 2009; 18(4):643-51.
41. Rocha HHP. A educação sanitária como profissão feminina. Cadernos Pagu. 2005; (24):69-104.
42. Vasconcellos MPC, Rodrigues J. A fotografia como instrumento do trabalho do higienista (São Paulo, primeira metade do século XX). Hist Ciênc Saúde, Manguinhos. 2006; 13(2):477-91.
43. Campos C. São Paulo pela lente da higiene: as propostas de Geraldo Horácio de Paula Souza para a cidade (1925-1945). São Carlos: Rima; 2002. 157 p.
44. Conselho Federal de Medicina. Conselho Regional de Medicina do Estado de São Paulo. Demografia Médica no Brasil. Vol. 2. Cenários e indicadores de distribuição. Relatório de Pesquisa. Fev. 2013.
45. Rocha HHP. Educação escolar e higienização da infância. Cad Cedes. 2003; 23(59):39-56.
46. Lucchesi BM, Savastano H, Cerchiari MM, Reis I, Andrade E. Educação sanitária e medicina preventiva. Rev Saúde Públ. 1969; 3(1):83-91.
47. Brasil. Decreto n. 4.089, de 17 de agosto de 1926. Manda observar o regulamento do Curso de Educadores Sanitários. Diário Oficial da União. 1 jul. 1925; 155-9.
48. Renovato RD, Bagnato MHS. As contribuições do Serviço Especial de Saúde Pública para a formação profissional da enfermagem no Brasil (1942-1960). Rev Bras Enferm. 2008; 61(6):909-15.
49. Santos LAC, Faria L. As ocupações supostamente subalternas: o exemplo da enfermagem brasileira. Saúde Soc. 2008; 17(2):35-44.
50. Campos AV. Políticas internacionais de saúde na Era Vargas: o Serviço Especial de Saúde Pública, 1942-1960. Rio de Janeiro: Fiocruz; 2006; 7:193-220.
51. Lima NT, Maio MC. Ciências sociais e educação sanitária: a perspectiva da Seção de Pesquisa Social do Serviço Especial de Saúde Pública na década de 1950. Hist Ciênc Saúde, Manguinhos. 2010; 17(2):511-26.
52. Falkenberg MB, Mendes TPL, Moraes EP, Souza EM. Educação em saúde e educação na saúde: conceitos e implicações para a saúde coletiva. Ciênc Saúde Colet. 2014; 19(3):847-52.
53. Ceccim RB, Ferla AA. Educação e saúde: ensino e cidadania como travessia de fronteiras. Trab Educ Saúde. 2009; 6(3):443-56.
54. Candeias NMF. Evolução histórica da educação em saúde como disciplina de ensino na Faculdade de Saúde Pública da Universidade de São Paulo – 1925 a 1967. Rev Saúde Públ. 1988; 22(4):347-65.
55. Universidade de São Paulo. Faculdade de Saúde Pública. Rev Saúde Pública. Cursos oferecidos pela Faculdade de Saúde Pública, especialização. 1983; 17(1):63-7. Disponível em: <http://www.rsp.fsp.usp.br/mensagem/pub/edicao_atual.tpl.php>. Acesso em: 15 set. 2015.

56. Ferreira RV. A educação como instrumento de promoção da saúde no enfrentamento da violência estrutural: uma revisão de literatura. Monografia (especialização em saúde pública). Departamento de Saúde Coletiva, Centro de Pesquisa Aggeu Magalhães. Recife: Fundação Oswaldo Cruz; 2011. 23 p.
57. Porto F. Educação sanitária num ambulatório de obstetrícia. Esc. Anna Nery. 2008; 12(4):613-21.
58. Rosso CFW, Collet N. Os enfermeiros e a prática de educação em saúde em município do interior paranaense. Rev Eletr Enf. 1999; 1(1). Disponível em: <http://www.fen.ufg.br/revista/revista1_1/Educa.html>. Acesso em: 9 set. 2015.
59. Stotz EM, David HMSL, Um JAW. Educação popular e saúde – trajetória, expressões e desafios de um movimento social. Revista APS. 2005; 8(1):49-60.
60. Pereira DFF, Pereira ET. Revisitando a história da educação popular no Brasil: em busca de um outro mundo possível. Revista Histed-BR On-line. 2010; 40:72-89.
61. Silva CMC, Meneghim MC, Pereira AC, Mialhe FC. Educação em saúde: uma reflexão histórica de suas práticas. Ciênc Saúde Colet. 2010; 15(5):2539-50.
62. WHO 1986. Carta de Ottawa, p. 11-18. In Ministério da Saúde/Fiocruz. Promoção da Saúde: Cartas de Ottawa, Adelaide, Sundsvall e Santa Fé de Bogotá. Ministério da Saúde/IEC, Brasília.
63. Ministério da Saúde (BR). Caderno de educação popular em saúde. Brasília-DF, 2007.
64. Ministério da Saúde (BR). II Caderno de educação popular em saúde. Brasília-DF, 2014.
65. David HMSL, Acioli S. Mudanças na formação e no trabalho de enfermagem: uma perspectiva da educação popular e de saúde. Rev Bras Enferm. 2010; 63(1):127-31.
66. Nery VAS, Nery IG, Nery WG. Educação popular em saúde: um instrumento para a construção da cidadania. C&D,Revista Eletrônica da Fainor. 2012; 5(1):114-29.
67. Budó MLD, Saupe R. Conhecimentos populares e educação em saúde na formação do enfermeiro. Rev Bras Enferm. 2004; 57(2):165-59.
68. Oliveira MW. Educação popular e saúde. Rev Ed Popular. 2007; 6:73-83.
69. Fernandes JD, Xavier IM, Ceribelli MIPF, Bianco MHC, Maeda D, Rodrigues MVC. Diretrizes curriculares e estratégias para implantação de uma nova proposta pedagógica. Rev Esc Enferm USP. 2005; 39(4):443-9.
70. Guerra MGG. Formação de educadores: produzindo conhecimento e possibilitando mudanças sociais na comunidade. São Paulo, 2010. Dissertação (Mestrado em Linguística Aplicada e Estudos da Linguagem). PUC-SP.

3

Fundamentos pedagógicos para as práticas de educação em saúde

Eunice Almeida da Silva
Maria Helena Salgado Bagnato
Rogério Renovato

PONTOS A APRENDER

1. Educação crítica e suas relações com as práticas educativas em saúde.
2. A práxis das práticas educativas em saúde.
3. As representações sociais das práticas educativas em saúde.
4. Andragogia e as práticas educativas em saúde.

PALAVRAS-CHAVE

Práticas educativas em saúde, sujeito, ensino-aprendizagem, práxis.

ESTRUTURA DOS TÓPICOS

Introdução. A educação crítica e suas possíveis contribuições às práticas educativas em saúde. O modelo tradicional de ensino e as dificuldades das práticas educativas em saúde. As práticas educativas em saúde concebidas como práxis: o conhecimento produzindo mudanças. As práticas educativas em saúde e as representações sociais dos sujeitos envolvidos. O processo ensino-aprendizagem para o indivíduo adulto e as práticas educativas em saúde. Considerações finais. Referências.

INTRODUÇÃO

Este capítulo traz algumas reflexões sobre a trajetória histórica das práticas educativas em saúde (PES), estabelece um diálogo entre as PES e os conhecimentos produzidos por autores da educação crítica, como Paulo Freire, Michael Apple, João Paraskeva, Marco Nobre, entre outros, e discute a trajetória histórica das PES, pontuando as concepções do processo ensino-aprendizagem, bem como propõe as PES como práxis por meio dos saberes filosóficos, considerando as representações sociais dos sujeitos envolvidos.

Para tanto, o capítulo está dividido em cinco partes. A primeira propõe a discussão sobre os papéis das PES, seus objetivos, finalidades e outros. Para essa discussão buscou-se explorar as ideias de autores da educação crítica.

A segunda parte trata das concepções de sujeito nas PES ao longo da história, no Brasil: o modelo tradicional de ensino e a dificuldade das PES. Pretende-se explicitar como essas concepções influenciaram o processo de ensino-aprendizagem determinando um lugar de subjugação e variadas formas de disciplinamento do ser humano, mas também criando resistência e ressignificações.

A terceira parte discute a concepção de práticas educativas em saúde como práxis, situando-a de maneira ampla, no sentido de poesia, de *poeisis*, de criação. Portanto, como ação humana que não se restringe a um caráter prático-utilitarista. Sendo assim, as PES se realizariam dentro de um contexto fértil e facilitador de criação dos sujeitos envolvidos.

A quarta parte explora as representações sociais dos sujeitos envolvidos nas PES, pontuando essas representações como produtoras de identidades.

A quinta parte situa o processo ensino-aprendizado dos sujeitos envolvidos nas PES, destacando métodos de aprendizagem mais específicos para adultos.

A EDUCAÇÃO CRÍTICA E SUAS POSSÍVEIS CONTRIBUIÇÕES ÀS PRÁTICAS EDUCATIVAS EM SAÚDE

As práticas educativas em saúde têm merecido a atenção de pesquisadores, estudiosos e profissionais da saúde que buscam recuperar os seus elementos históricos na sociedade brasileira, compreender sua importância nos serviços de saúde ou outros espaços em que elas possam ocorrer e problematizar seus objetivos, finalidades, entre outras questões.

Na sociedade brasileira, ao longo do tempo, as PES foram utilizadas como estratégias de intervenção, de controle, de vigilância da população por meio de ações sanitárias e de higiene que interpelavam o coletivo e/ou o indivíduo, ações que se deslocaram para os métodos educativos voltados para a preservação da saúde. Esse projeto tinha como propostas a higienização e a moralização dos costumes da sociedade.[1]

Diante da complexidade da vida e dos sujeitos da contemporaneidade e de uma política de saúde mais justa e igualitária, parece não haver mais espaços para concepções fragmentadas nas práticas educativas em saúde que exprimam a dissociação entre sujeito e objeto, teoria e prática. Tendo isso como premissa, algumas questões parecem pertinentes quando se propõe realizar essas práticas. Como realizar as PES? Para que realizar as PES? Para quem realizar as PES? Quais os objetivos e por que realizar as PES? Quais os conhecimentos a serem trabalhados nas PES? Qual é o papel dos trabalhadores da área da saúde nesse processo?

Como área que se situa nos campos da educação e da saúde, parece necessário compreender conhecimentos que são comuns a esses campos e que possibilitem ressignificar as PES, com o objetivo de favorecer a autonomia do indivíduo sobre sua saúde e o cuidado com o seu próprio corpo.

A educação crítica traz contribuições importantes para se repensar as PES. Nela são valorizadas as categorias ideologia, poder, interesses, cultura, resistência, contestações, questões que atravessam as práticas materiais e culturais na sociedade, explicitando aspectos políticos e subjetivos presentes nessas práticas, podendo produzir concepções e maneiras de vivenciar a saúde de determinados grupos sociais. A Figura 1 representa a educação crítica.

A educação está e sempre esteve voltada para formar determinado tipo de ser humano, pois este varia de acordo com as exigências da época. Assim, a educação é algo que está atrelado às questões políticas e socioeconômicas vigentes.[3]

A educação exerce um papel político que pode libertar e emancipar as pessoas e a população de maneira geral.[4] De acordo com essa concepção, todo cidadão deve participar da vida política da sociedade, ou seja, ser um sujeito que participa de escolhas e decisões, pela qual a educação é a mola propulsora para a formação desse sujeito.

A pedagogia problematizadora (metodologia que vem sendo utilizada no ensino e nas PES) propõe a reflexão sobre a realidade do indivíduo e a relação dela com a organização da sociedade na qual os sujeitos estão inseridos.[4]

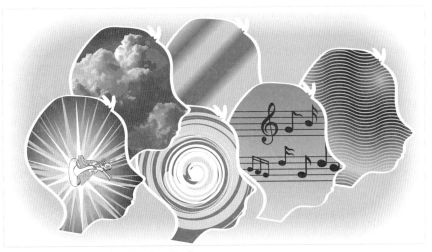

Figura 1. Representação da educação crítica[2].

Com base na pedagogia problematizadora, as práticas educativas em saúde são concebidas como práticas sociais que têm como principal finalidade contribuir para a compreensão do contexto, das realidades, das causas dos problemas de saúde e de suas soluções. Assim, as PES podem exercer papéis democráticos considerando a visão multidimensional do ser humano, isto é, recuperando as dimensões históricas, sociais, culturais, políticas, biológicas e éticas.

As PES também podem contribuir para o empoderamento dos sujeitos com vistas a conscientizá-los sobre a importância do controle de seu próprio corpo e da sua saúde.

Essa visão de ser humano o caracteriza também como um ser inacabado, incompleto, um vir a ser, ou seja, o ser humano se constitui nas relações com os outros seres humanos em determinado tempo-espaço histórico.

A educação crítica, na corrente do pensamento crítico, traz à tona a reflexão sobre o caráter político da educação, desvendando referenciais epistemológicos, filosóficos, políticos e pedagógicos que orientam as práticas sociais e que, por isso, não são referenciais neutros e, consequentemente, tais práticas também não são neutras.

O arcabouço teórico que ampara as reflexões da educação crítica é a teoria crítica. De maneira breve, a teoria crítica é fruto da reflexão de um grupo de intelectuais alemães, marxistas, não ortodoxos, que elaboraram e desenvolveram, no início do século XX, estudos sobre questões filosóficas, culturais, políticas e econômicas, geradas pelo capitalismo. Esse grupo de intelectuais faz parte da denominada Escola de Frankfurt. Seus principais representantes são Max Horkheimer, coordenador da escola de 1930 a 1967, Herbert Marcuse, Theodor Adorno, Walter Benjamin e Jürgen Habermas.

A expressão "teoria crítica" deve-se a Max Horkheimer, que, em 1937, publicou um ensaio-manifesto intitulado *Teoria tradicional e teoria crítica*.[6] Esse intelectual é considerado o fundador da teoria crítica porque a articulou na forma de conceito, contrapondo-a à teoria tradicional, cartesiana.

A importância da abordagem da teoria crítica é a possibilidade que ela oferece de constante atualização das análises de Marx, porque "cada nova tentativa de compreender o mundo do ponto de vista crítico exige um novo diagnóstico de tempo presente, uma compreensão nova das relações de dominação e das possibilidades de superá-la".[5]

Michael Apple, Henry Giroux, João Paraskeva, além de Paulo Freire, também são alguns teóricos representantes da educação crítica. As reflexões desses autores consideram as práticas de ação coletiva, de maneira geral, e no particular a prática de educar como uma possibilidade de atuação política libertadora.

A pedagogia demonstra a relação entre a educação e a sociedade. Em *Ideologia e currículo*[6], analisa-se o papel dos educadores nas escolas, e afirma-se que a atuação do educador é uma prática social de caráter político, uma vez que ele seleciona, difunde e participa de forma direta da perpetuação de valores culturais:

> [...] uma das maneiras pelas quais as escolas são usadas para propósitos hegemônicos está no ensino de valores culturais e econômicos e de propensões supostamente "compartilhadas por todos" e que, ao mesmo tempo, "garantem que apenas um número determinado de alunos seja selecionado para níveis mais altos de educação por causa da sua "capacidade" em contribuir para a maximização da produção de conhecimento tecnológico de que a economia necessita.[6]

Sob essa reflexão pode-se dizer que a atuação do educador tem um caráter ideológico. O termo ideologia foi criado e desenvolvido pela burguesia iluminista, no século XIX, que acreditava na liberdade como condição de igualdade dos cidadãos. Essa crença, que se caracteriza como burguesa, é a própria essência da ideologia.[7]

A ideologia é constituída dialeticamente por elementos contrários, mas que se compõem: "A ideologia se manifesta 'como consciência objetivamente necessária' e ao mesmo tempo 'como consciência falsa', 'como ligação inseparável entre verdade e inverdade'; não é verdade total, mas também não é mentira." Pode-se compreender que a essência da ideologia está imersa em uma dimensão política, ou seja, a ideologia se dá em meio a relações de poder.[7]

Seguindo o raciocínio de que a atuação do educador é uma prática social e, portanto, é uma prática política, pode-se dizer que, como educadores, quando se escolhem o conteúdo, as temáticas, a carga horária, as formas de avaliações e outras, para compor as PES, essas escolhas estão imersas em concepções ideológicas que podem reforçar ou não os mecanismos que sustentam as práticas sociais dominantes e hegemônicas. Portanto, toda escolha tem um caráter político e, consequentemente, ideológico. Nesse caso se assume que toda PES tem caráter ideológico.

Nos mecanismos que sustentam as práticas sociais dominantes e hegemônicas, é necessário haver o domínio do conhecimento crítico, por parte do educador e também do educando, pois conhecer é poder.[6,8] Assim, é fundamental o questionamento das formas de conhecimento difundido: "De quem é esta cultura? A que grupo social pertence este conhecimento? E de acordo com o interesse de quem é que se transmite determinado conhecimento (fatos, destrezas, propensões e disposições) em instituições culturais como as escolas?"[8]

Pontua-se a importância de ressignificar as práticas educativas em saúde como críticas, pois como prática social a educação – e portanto as PES – é fundamentalmente política, o que não significa que é crítica e transformadora necessariamente, podendo ser também reprodutora do *status quo*, ou seja, ideologicamente pode reproduzir o controle, o disciplinamento, a regulação, significando política não crítica.

O compromisso com uma perspectiva de desenvolver PES críticas implica transformar a realidade, partindo de outras teias de relações sociais em que o poder e os conhecimentos estejam mais socializados, fortalecendo a participação de todos os sujeitos envolvidos nessas práticas.

O MODELO TRADICIONAL DE ENSINO E AS DIFICULDADES DAS PRÁTICAS EDUCATIVAS EM SAÚDE

Em seu percurso histórico, as práticas educativas em saúde têm apresentado concepções de ser humano mediadas por processos de subjetivação que se entrecruzam com outros marcos conceituais, como a saúde, a prevenção, a promoção, o risco, a vulnerabilidade e o cuidado.

No início do século XX, mais especificamente nos cenários urbanos, como São Paulo, ecoavam os princípios da consciência sanitária, pautados muitas vezes em perspectivas da eugenia, da formação de uma raça mais adequada ao Brasil republicano. A posição de sujeito nas intervenções da chamada educação sanitária era a de objeto inculto, um recipiente vazio, passível de instrução e coerção pelos profissionais de saúde que traziam os saberes da higiene, bem como a incorporação de hábitos saudáveis a essa massa tida como desprovida de cultura e ciência.[9]

O investimento em corpos disciplinados refletia a falta de autonomia, a presença evidente da opressão e a ausência de sujeitos, pois esses homens e mulheres poderiam ser considerados objeto da educação sanitária e, ocasionalmente, desenvolviam estratégias de resistência, como a recusa à adoção desses novos hábitos.

Avançando um pouco no tempo, depara-se com os espaços de ação do Serviço Especial de Saúde Pública (Sesp), mais especificamente nas décadas de 1940-1960. O método coercitivo da educação sanitária ainda se fazia presente. Não se tratava mais do homem operário das médias e grandes cidades, mas do ser humano rural. Nesse período de descoberta do sertão brasileiro, da construção de Brasília no centro do país, a posição de sujeito como objeto vazio de informações, de conhecimento e de cultura persistia no ideário das políticas de saúde.[10]

Todavia, outros e novos recursos foram incorporados ao arsenal da educação sanitária. Técnicas empregando recursos de áudio e de imagem se agregaram às palestras e às cartilhas. A ignorância do homem rural poderia ser transformada em conhecimento cujo objetivo era combater as condições de precariedade em que pairava. Filmes, *slides*, programas de rádio se expandiram em regiões do Amazonas e do Nordeste, levando mensagens a respeito da prevenção de doenças e propagando a ideologia da época. No entanto, o enfoque nesse sujeito ainda estava voltado para a adoção de hábitos considerados saudáveis. A reduzida ênfase nas situações de miséria e analfabetismo ainda se fazia presente. A opressão do homem rural permanecia e, por sua vez, as condições de saúde não eram consideradas com olhares mais amplos e problematizadores.[10]

Esse breve recuo ao passado tem duas finalidades. A primeira é mostrar que, mesmo que décadas tenham se passado, as concepções de sujeito como objeto de práticas educativas, em que o enfoque se resume apenas à transmissão de informações e tão duramente criticado, parecem persistir em muitos espaços onde essas práticas se concretizam.

A segunda finalidade seria apresentar movimentos de resistência e de enfrentamento a essa modalidade de práticas educativas em saúde. Então, se depara com o pensamento de Paulo Freire. Não existem dúvidas de que a pedagogia freireana contagiou o *modus operandi* da educação em saúde no Brasil. Documentos oficiais publicados pelo Ministério da Saúde a partir da década de 1980 coligem para as matrizes conceituais de Freire. Lá se encontram os verbetes: emancipação, transformação, participação.[11]

Sob o olhar de Paulo Freire, as práticas educativas em saúde passaram, pelo menos em parte, a perceber o ser humano em sua incompletude, na busca do ser mais. O ser humano antes oprimido passa a ser considerado como ser humano social, cultural, histórico, criativo, formador, ético. Sem dúvida, outros filósofos e pensadores contribuíram para sucumbir o ser humano objeto, porém a humanização proposta por Freire capilarizou-se lentamente e promoveu rupturas. As práticas educativas em saúde sob esse prisma eram encontros de sujeitos com sujeitos, e não mais objetos.[4]

O pensamento crítico não removeu a crosta dura das práticas educativas em saúde tradicionais, que ainda ressoam, porém trouxe frescor e beleza às ações educativas em saúde. As mudanças são graduais e têm alcançado inclusive as reformulações curriculares dos profissionais de saúde. No entanto, seria ingênuo desconsiderar que os elementos do pensamento freireano se fazem ausentes em muitos cenários das práticas educativas em saúde.

Sendo assim, ao recuperar de modo breve possíveis percursos históricos dos processos de constituição do sujeito mediados pelas PES, emergem outras questões, como quais perspectivas de ser humano poderiam compor e conduzir na contemporaneidade os encontros no âmbito das PES, encontros entre profissionais de saúde e pacientes/usuários/clientes/pessoas em cuidado ou mesmo por meio de educação por pares, em espaços informais, presenciais ou virtuais?

Sem ter a pretensão de prescrever modos de ser, o que se propõe é a busca da visão multidimensional do ser humano. Isto é, na concretização da educação em saúde, vislumbrar e recuperar as dimensões históricas, sociais, culturais, políticas, biológicas, estéticas e éticas. Perceber e fazer perceber essa estranha mistura de ser e não ser são contradições que percorrem o processo educativo.[12]

Não se trata tão somente de levar informações, conhecimentos ou prescrições, mas situar-se na incompletude do ser humano, não se incomodar nem se constranger com a busca constante. O ser humano é capaz de refletir sobre si mesmo, analisar e avaliar criticamente suas ações, construindo e reconstruindo seus saberes, como também compartilhando.[13]

Recorrendo a Max Weber, o ser humano é ator e autor da realidade porque define e cria situações. Sob essa perspectiva, a concepção de ser humano no campo da sociologia compreensiva é a daquele que cria as estruturas sociais, mesmo que elas possam depois condicioná-lo. E a história é o produto humano, sendo a transformação elemento da ação humana sobre a história. Para Weber, o ser humano é percebido em sua individualidade, criatividade e transformação do que é coletivo.[14]

Na concretude das PES, na reunião dos grupos educativos em escolas e Unidades de Atenção Primária à Saúde (UAPS), são construídos saberes e novas tessituras de humanidade que constituem processos relacionais uns com os outros. Na biografia desses homens e mulheres, a busca pela superação de sua incompletude colige para o ser humano que se estabelece nas relações. O processo de humanização das relações do ser humano com seus semelhantes constitui processo dialético e dialógico, ou seja, uma necessidade ontológica que se concretiza em espaços e tempos históricos.[13]

Os seres humanos se constituem historicamente a partir das experiências cotidianas, do mundo vivido, inseridos em estruturas.[15] São espaços de intersubjetividades, de criação humana, mediados pelas relações sociais, pelas vivências nesse percurso temporal, que se estabelece no encontro do ser humano com outros seres humanos. São seres de sociabilidade e cultura, apresentam continuidades e descontinuidades, significações e ressignificações.[16]

Outros temas emergem nessa correlação entre PES e seres humanos, como a corporeidade, uma das dimensões constitutivas do ser humano. Por meio do corpo, o sujeito fala, se expressa, se mostra ao outro e se faz presente no mundo. Os seres humanos são seres de linguagem pela qual se expressam e se fazem entender. A linguagem é mediada por gestos, palavras, expressões corporais, símbolos, códigos, múltiplas linguagens. São seres concretos e plurais.

Nesses espaços e cenários das PES, sob a perspectiva da educação crítica, como pode ser delineado o processo de ensino-aprendizagem? Como o ser humano pode ser visto? Quais as concepções do profissional de saúde como facilitador de aprendizagens significativas?

Convém novamente retornar ao pensamento freireano, que traz premissas e modos de pensar nesse encontro educativo. Para esse pensador, ensinar não é apenas transferir conhecimentos, mas criar as possibilidades para a sua produção ou para a sua construção.[4] Esse processo não se dá em uma direção, do professor/docente/educador ao estudante/discente/educando. Para Freire,[4] quem ensina aprende ao ensinar e quem aprende ensina ao aprender.

A concepção do ser humano como ser relacional é transposta para as concepções de educador e educando. A dicotomia entre ensinar e aprender ou entre professor e estudante praticamente inexiste, pois o processo educativo se materializa nas relações sociais, nas relações com o outro, ao longo da história.

As relações não são estéreis e isentas de conflitos, e as tensões não podem ser compreendidas apenas em uma polaridade: opressores *versus* oprimidos. O poder não é dual, mas se capilariza ao longo das relações humanas, produzindo significados, discursos e práticas. Nesse encontro de sujeitos, em que se desenrolam as PES, é possível afirmar que não existe neutralidade, mas jogo de poderes e embates, que se entrecruzam com discursos cientificistas, prescritivos e reguladores, modos de compreensão do ser humano, educação e saúde.[17]

Sobre a compreensão do processo ensino-aprendizagem em saúde, é preciso resistir e avançar para outros horizontes, que vão para além dos muros das escolas, das universidades e das unidades de saúde. Considerar, mas não se restringir aos saberes técnicos e científicos, é buscar por meio de uma pedagogia problematizadora a compreensão dos contextos em sua multiplicidade, que não se pretende linear, mas multirreferencial.

Problematizar implica não apenas verificar situações reais, realizar perguntas, mas transformar questões em problemas, desafiar o sujeito em prol da participação e transformação dos seus contextos. No entanto, fazer uso da problematização não é tarefa fácil, o que implica grande desafio no exercício das PES. Assim, a problematização "é a criação de uma necessidade para que o educando, por meio de sua ação, busque o conhecimento".[18]

Todavia, no âmbito da saúde, nos microespaços das práticas de saúde, é perceptível, ainda, que os discursos se movimentam mais rapidamente, em detrimento das ações, que são mais lentas e arredias. Essa dicotomia entre teoria e prática pode ter influências dos sistemas de ensino que privilegiam a dimensão técnico-científica, mesmo com a instituição das Diretrizes Curriculares Nacionais, que propõem a formação de um profissional de saúde com outra vertente, um sujeito crítico, criativo, reflexivo, um generalista.[19]

As PES contemporâneas estão entremeadas pelo modelo biomédico, que promovem a homogeneização e desconsideram as outras racionalidades.[20] Essa hegemonia da biomedicina parece não levar em conta o universo sociocultural dos pacientes como seres humanos. Seus enunciados se apoiam na epistemologia da decomposição do conhecimento, na ênfase em partes, na compartimentalização dos saberes.

Sendo assim, o processo ensino-aprendizagem das PES não pode se reduzir apenas ao campo da saúde, mas permitir diálogos e articulações com outras matrizes teóricas, como a educação crítica, não se restringindo apenas aos discursos, mas deixar-se envolver no campo das práticas em saúde. Ao longo dessa travessia, para buscar rupturas frente à frieza tecnicista, aos interesses egoístas e ao olhar fragmentado da humanidade, se faz necessário adentrar a solidariedade desse encontro, na esperança de uma qualidade de vida melhor e no respeito ao outro.

AS PRÁTICAS EDUCATIVAS EM SAÚDE CONCEBIDAS COMO PRÁXIS: O CONHECIMENTO PRODUZINDO MUDANÇAS

É possível falar e/ou pensar as PES como práxis? Um caminho possível para entender as concepções de práxis ao longo da história se dá a partir do estudo das concepções das relações entre teoria e prática.

A história ocidental, no período da Antiguidade grega, mostra a supremacia da teoria em relação à prática: a teoria estava voltada para as coisas, para aquilo que as coisas revelavam como imutável, eterno, divino; seria a apresentação das coisas em suas estruturas essenciais. Acreditava-se que, por meio da teoria, o ser humano atingia um estado de harmonia da ordem cósmica, assemelhando-se ao ser divino, concebido como um estado de contemplação pura.[21]

Enquanto a prática era concebida como função inferior, prático-utilitária, sendo desenvolvida pelos escravos, os homens livres ocupavam-se em teorizar, em dominar o universo por meio das relações sociais, entre os iguais, estabelecidas na pólis, a cidade grega.

O pensamento grego era alheio à ideia de o ser humano se elevar por meio da transformação da matéria oriunda de seu trabalho. A concepção grega era justamente contrária: o distanciamento das atividades práticas – da práxis material produtiva – eleva o ser humano por meio da teoria e da contemplação. Esse pensamento, portanto, impossibilitou a relação entre teoria e prática, deixando a teoria no nível superior ao da prática.

Para Platão, filósofo e matemático (Atenas, 427 a.C.-347 a.C.), há obstáculos que impedem o ser humano de aperfeiçoar as ideias. Esses obstáculos são os sentidos, que impele o ser humano para a matéria, sujeitando-o às atividades práticas.

Aristóteles (Estagira, 384 a.C.-Atenas, 322 a.C.), filósofo interessado em diversos conhecimentos, como biologia e física, foi discípulo de Platão. Para ele, a atividade prática é pobre de valor propriamente humano. O ócio é importante para a contemplação e para o enriquecimento de virtudes voltadas às atividades políticas.[22]

Tanto para Platão quanto para Aristóteles, a única possibilidade de articular a teoria com a prática ocorre no terreno da política. Nesse terreno, segundo esses filósofos, há um ajuste da teoria à prática, tornando-as uma práxis política. Portanto, para Aristóteles, a práxis política é uma arte de conduzir os assuntos públicos.[22]

Pode-se entender que os gregos tinham uma concepção desarticulada de teoria e prática, consequentemente de produto e de produtor, pois a produção tinha o objetivo de suprir as necessidades alheias.

Na Antiguidade havia também a valorização da divisão social do trabalho, que se caracterizava pela contemplação, atributo dos homens livres, e pela ação destinada aos escravos.

A dicotomia entre teoria e prática persistiu e, apesar dos esforços em articular essas duas facetas, a desarticulação persiste até os dias atuais, de modo geral no campo científico e, no particular, no campo da saúde e da enfermagem.

No Renascimento (Europa, século XIII a meados do século XVII), as concepções de teoria e prática, e consequentemente a de práxis, sofreram mudanças radicais. O ser humano deixou de ser concebido como mero animal contemplativo, teórico, e passou-se a valorizar o trabalho, o sujeito ativo. Essa mudança foi fortemente atrelada ao despertar do modo de produção capitalista e aos interesses da classe burguesa em formação.

> O conhecimento científico deixa de ser uma atividade válida por si mesma, que se degrada ao ser aplicada aos problemas prático-mecânicos, para colocar-se a serviço da produção capitalista e, por sua vez, ser impulsionada por esta.[22]

Na Antiguidade, a concepção de práxis era atrelada à política, e a concepção da relação entre teoria e atividade produtiva tinha um caráter negativo. Nesse período havia grupos de filósofos que valorizavam o trabalho manual e o viam como uma ação que ultrapassava o sentido meramente utilitário.[22]

Pode-se compreender que, com o modo de produção capitalista, a prática é valorizada e o progresso é impulsionado pelo domínio da prática e, consequentemente, da técnica.

Com a modernidade e com o surgimento das ciências empírico-analíticas, a concepção de teoria enquanto expressão contemplativa foi substituída por possibilidade do domínio humano sobre a natureza. Isso resultou em um saber teórico intimamente relacionado ao processo de submissão da natureza aos fins do ser humano.[21]

Mudou-se também a concepção de prática, e a relação entre teoria e prática assumiu um caráter técnico.

Karl Marx vivendo uma época de grandes conflitos e pobreza devastadora na Alemanha, por meio de seus escritos fez um recorte da situação histórico-social e econômica, descrevendo a contradição entre a riqueza dos estudos filosóficos alemães e a pobreza efetiva dos povos, retratada pela prática revolucionária burguesa a quem não interessava, de fato, uma prática revolucionária caracterizada pela transformação da ordem econômica e política.[22]

Para Marx, a questão da práxis está na atitude humana, a qual tem a possibilidade de transformar a natureza e a sociedade. Para esse autor, a práxis revolucionária necessariamente é determinada por uma classe social – o proletariado.

> A relação entre teoria e práxis é para Marx teórica e prática; prática, na medida em que a teoria, como guia da ação, molda a atividade do homem, particularmente a atividade revolucionária; teórica, na medida em que essa relação é consciente.[22]

Sob essa reflexão, pode-se entender que a práxis está intimamente relacionada com a consciência humana, com a unidade da teoria-prática, a qual se expressa na atitude de querer transformar uma realidade posta de caráter social. De acordo com esse raciocínio, observa-se que a concepção da relação entre teoria e prática desde a modernidade é eminentemente técnica; sendo assim, possui um caráter político intrínseco a essa relação.

Vázquez[22] faz um estudo sobre a filosofia da práxis e a conceitua como atividade, embora sinalize que nem toda atividade é práxis. De acordo com as ideias desse autor, concordando com Marx, práxis seria uma atividade humana voltada para transformar tanto o mundo natural como o social e, assim, torná-los mais humano. Sob essas concepções, um exemplo de práxis seria a revolução proletária contra o capitalismo, pois essa revolução teria o caráter transformador dos meios de produção e, consequentemente, da sociedade emancipando os trabalhadores.

Tentando diferenciar prática, práxis e *poiesis*, Vázquez[22] busca inspiração em Aristóteles, realçando a prática como uma atividade que tem sentido estritamente utilitário e, até por isso, muitas vezes torna-se pejorativa. O sentido de práxis trazido pelo grego antigo é o de uma "ação para levar algo a cabo". Tal ação não "cria ou produz um objeto alheio ao agente ou à sua atividade". Assim, a práxis possui um sentido moral que é posto por seu agente. Práxis também se diferencia de *poiesis* porque esta última se caracteriza como produtora de objetos exterior ao agente e à sua própria atividade. Sob esse raciocínio, pode-se dizer que a atividade de um artesão é um exemplo de *poiesis*. "O trabalho do artesão é uma atividade poética e não prática."

Entende-se aqui a práxis como uma ação que se finaliza nela mesma e que é imbuída de aspecto moral. Sob esse raciocínio pode-se dizer que práxis, para além de um guia de interpretação do mundo, é a possibilidade de transformação dele.

As PES concebidas como práxis permitem a transformação da realidade para possibilitar aos indivíduos o autoconhecimento e o controle sobre seu próprio corpo, propiciando bem-estar. A Figura 2 sugere o autoconhecimento do corpo.

Sob esse entendimento, as PES devem procurar a contemplação das condições históricas, sociais, econômicas, culturais que os indivíduos vivenciam e intercruzam com as concepções individuais e coletivas de vida, saúde, doença, corpo, educação e outras.

Esse amálgama entre as PES, as condições históricas, sociais, econômicas, culturais e as concepções individuais e coletivas poderão possibilitar mudanças de comportamento, de modo a viabilizar as PES como práxis e guia de transformação da realidade, uma vez que estarão direcionadas aos interesses individuais e também coletivos.

AS PRÁTICAS EDUCATIVAS EM SAÚDE E AS REPRESENTAÇÕES SOCIAIS DOS SUJEITOS ENVOLVIDOS

A concepção de prática e de teoria mudou com a modernidade. A relação entre teoria e prática assumiu um caráter técnico e, consequentemente, político, de controle sobre a natureza e sobre as ações do ser humano.[21]

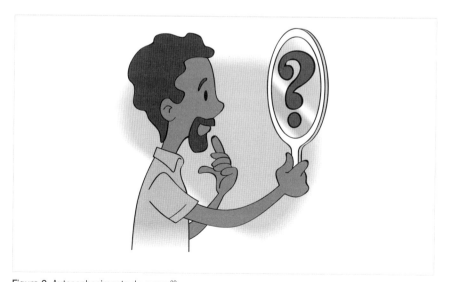

Figura 2. Autoconhecimento do corpo.[23]

Compreende-se, assim, que as PES incluem aspectos técnicos e, portanto, políticos. Com base nessa compreensão é necessário o discernimento das questões:

- A serviço de quem estão sendo realizadas as PES?
- Como realizar as PES?
- Para que realizar as PES?
- Para quem realizar as PES?
- Quais os objetivos de realizar as PES?
- Quais os conhecimentos a serem trabalhados nas PES?

Acredita-se que, para a realização das PES, faz-se necessário compreender essas questões; um caminho para isso pode ser as representações sociais das pessoas que utilizam os serviços de saúde.

O nome representação social é amplo, e não se tem a pretensão de tratá-lo aqui de maneira profunda. Com diferentes enfoques, tanto a psicologia social quanto os estudos culturais trabalham a representação social a partir dos conceitos de identidades sociais e das produções destas.

Serge Moscovici[24] foi um dos primeiros psicólogos do campo da psicologia social a utilizar o nome representação social; esse autor assim define:

> [...] as representações se mostram semelhantes a teorias que se ordenam ao redor de um tema (as doenças mentais são contagiosas, as pessoas são o que elas comem, e outros), uma série de proposições que possibilita que coisas ou pessoas sejam classificadas, que seus caracteres sejam descritos, seus sentimentos e ações sejam explicados e assim por diante [...] Na verdade, do ponto de vista dinâmico, as representações sociais se apresentam como uma "rede" de ideias, metáforas e imagens, mais ou menos interligadas livremente e, por isso, mais móveis e fluidas que teorias.

Nesse conceito pode-se entender que as representações sociais são ideias, concepções não estáticas que favorecem que as pessoas classifiquem as "coisas" que compõem o mundo para compreendê-lo. As representações sociais, portanto, estão relacionadas aos aspectos individuais e também coletivos.

À luz dos estudos culturais pode-se dizer que as representações sociais produzem identidades e diferenças, o que origina concepções políticas. Essas concepções são identidades de maneira plural e com dinamismo; portanto, não é algo acabado, delimitado, está sempre em movimento:

> Assim, em vez de falar da identidade como uma coisa acabada, deveríamos falar de identificação, e vê-la como um processo em andamento. A identidade

surge não tanto da plenitude da identidade que já está dentro de nós como indivíduos, mas de uma falta de inteireza que é "preenchida" a partir de nosso exterior, pelas formas através das quais nós imaginamos ser vistos por outros. Psicanaliticamente, nós continuamos buscando a "identidade" e construindo biografias que tecem as diferentes partes de nossos eus divididos numa unidade porque procuramos recapturar esse prazer fantasiado da plenitude.[25]

A visão do trabalhador da área da saúde que executa as PES deverá ser ampla, capaz de elucidar a quem está interessando o controle, o direcionamento das representações sociais e, consequentemente, das produções das identidades. Considera-se que as identidades são construídas também pelas práticas discursivas que circulam nos espaços educativos. "As identidades são, pois, pontos de apego temporário às posições-de-sujeito que as práticas discursivas constroem para nós."[25]

Com esse intuito poderão ser analisadas criticamente as representações sociais que compõem a coletividade e as individualidades para maior aproximação de uma concepção de ser humano multidimensional, com várias identidades. Para tanto, as PES deverão ser desenvolvidas em um campo imprevisível em que está concebida a possibilidade do desencontro entre o que foi planejado e o que será executado. Isso não significa que as PES não devam ser planejadas. Esse planejamento é importante, mas não deve ter um fim em si mesmo, ou seja, não deve ter um caráter essencialmente utilitário. Deve-se considerar o aspecto democrático para que os sujeitos possam contribuir para a transformação da realidade. A transformação da realidade pelas PES deve considerar:

- As PES como prática social, cultural e política.
- Que as PES envolvem seres humanos dotados de dimensões histórica, social, cultural, política, biológica e outras, que refletem as representações sociais, portanto há de se ter espaço para negociação democrática na sua operacionalização.
- As PES como possibilidade de práxis criativa.

Considerar as PES como práxis criativa possibilitará a articulação entre teoria e prática, uma vez que não há leis, sistematizações preestabelecidas, mas um elevado grau de consciência esclarecedor das questões políticas que envolvem a operacionalização das PES. Para tanto, faz-se necessário que os conhecimentos técnico-científicos, de maneira geral, não sejam preponderantes a outros conhecimentos, inclusive aos conhecimentos dos sujeitos que frequentam os serviços de saúde, uma vez que estes expressam suas representações sociais e, logo, expressam suas identidades.

- As PES enquanto práxis criativa permitem uma modelagem do que está por vir, uma "obra artística", uma *poiesis* que deverá ser construída pelos agentes das PES.

O PROCESSO ENSINO-APRENDIZAGEM PARA O INDIVÍDUO ADULTO E AS PRÁTICAS EDUCATIVAS EM SAÚDE

A discussão sobre métodos de ensino é muito antiga e a cada época se renova; a andragogia faz parte dessas discussões. Esse termo foi criado no século XIX pelo alemão Alexander Kapp, e os estudos na área foram aprofundados no século XX.[26]

A andragogia é definida como a arte e a ciência de auxiliar os adultos a aprender, considerando que eles possuem uma bagagem de experiências de vida que deve ser aproveitada em seu processo de aprendizado. A andragogia se distingue da pedagogia dizendo que esta é voltada para crianças, mas que passou por uma redefinição assumindo características de ensino também para adultos.[27]

Argumenta-se sobre as origens dos termos pedagogia e andragogia para explicar que o prefixo *ped* vem do latim *paedo*, que deriva da palavra grega *paido, paidós*, todos relacionados a crianças.[28] O prefixo *andr-o* origina-se do grego *andrós*, relacionado a adulto. Entre as definições de pedagogia elaboradas por Ferraz et al.,[27] pode-se selecionar uma genérica, "Pedagogia é uma teoria da educação e do ensino", a qual não deixa em evidência a distinção entre métodos de aprendizado para adultos ou crianças.

A andragogia é composta por quatro eixos relacionados à especificidade da aprendizagem do adulto:[28]

1. Seu autoconceito desenvolve-se a partir de uma posição de dependência para a de um ser humano autodirigido.
2. Acumula um cabedal crescente de experiências que se tornam rica fonte de aprendizagem.
3. A sua prontidão para aprender o torna de modo crescente orientado para tarefas com potencial de desenvolvimento em seu papel social.
4. A sua perspectiva temporal muda de uma aplicação imediata, adaptando a sua orientação no sentido da mudança de foco sob o objeto, para uma perspectiva de foco sob o desempenho.

Não se pretende aqui estudar as diferenças entre pedagogia e andragogia, por ser uma temática que requer maior aprofundamento de questões específicas desses campos do conhecimento. Contudo, interessa pontuar que, para a realização e eficácia das práticas educativas em saúde, é importante e necessário considerar todos os sujeitos envolvidos como atores de suas próprias condições de vida, sendo que estas têm relação direta com as intenções, elaborações e implantações de políticas públicas voltadas para o bem-estar de cada cidadão. Dessa maneira, os profissionais de saúde com visão ampla pautada em conhecimentos advindos de vários campos do conhecimento – pedagogia, andragogia, ciências sociais, psicologia e outros – terão possibilidades de executar as PES dirigidas por métodos que podem propiciar uma compreensão aprofundada do conteúdo que se quer tecer nas reflexões propostas.

Guardadas as proporções de possibilidades de participação de crianças e adolescentes, a maioria das PES tem como participante ativo o adulto, que em geral tem a responsabilidade de cuidado de outros grupos etários, sobretudo as mulheres. Assim, ao se considerar o fluxo das PES, é preciso levar em conta esses dois aspectos: o adulto e a mulher.

CONSIDERAÇÕES FINAIS

Consideram-se importantes os espaços/tempos e conhecimentos democráticos para se desenvolver as PES. A movimentação dos campos teóricos, epistemológicos e metodológicos deve estar a serviço das necessidades da população.

Considerar que as pessoas e os seus cotidianos são histórica e socialmente construídos é buscar intervir na qualidade de vida e saúde dos indivíduos e coletivos, o que não será possível sem considerar/ponderar os contextos históricos e sociais em que eles estejam envolvidos, e é um desafio que, em geral, os trabalhadores da saúde não se permitem ou para o qual não estão preparados, o que denota um grande desafio a ser vencido nas PES.

Fazem-se necessárias mudanças nas relações profissionais e nas relações com usuários dos sistemas de saúde, bem como condições de trabalhos dignas dos profissionais de saúde, ademais, uma formação destes profissionais para além do fazer clínico e biológico.

É importante que os objetivos e as finalidades das PES contemplem o respeito e voltem-se para a autonomia dos sujeitos, dos coletivos e que a assunção das PES considere a participação ativa dos sujeitos.

REFERÊNCIAS

1. Rocha HHP. A higienização dos costumes: educação escolar e saúde no projeto do Instituto de Hygiene de São Paulo (1918-1925). Campinas: Mercado de Letras/ Fapesp; 2003.
2. http://nupese.fe.ufg.br. Acesso em: 25 out. 2012.
3. Saviani D. Sentido da pedagogia e o papel do pedagogo. Revista Ande. 1985; 9:27-8.
4. Freire P. Pedagogia da autonomia: saberes necessários à prática educativa. 33.ed. São Paulo: Paz e Terra; 1996.
5. Nobre M (org.). Curso livre de teoria crítica. Campinas: Papirus; 2008.

6. Apple M. Ideologia e currículo. Porto Alegre: Artmed; 2006.
7. Zuin AA, Pucci B. A pedagogia radical de Giroux: uma crítica imanente. Piracicaba: Unimep; 1999.
8. Paraskeva J. Michael Apple e os estudos [curriculares] críticos. Currículo sem Fronteiras. 2002; 2(1):106-20.
9. Renovato RD, Bagnato MHS. A educação sanitária nos centros de saúde de São Paulo (1925-1930): práticas e sujeitos. História da Enfermagem Revista Eletrônica. 2011; 2:61-72.
10. Renovato RD, Bagnato MHS. Educação sanitária e o serviço especial de saúde pública (1942-1960): a doença não conhece fronteiras. História da Enfermagem Revista Eletrônica. 2011; 2:105-25.
11. Renovato RD, Bagnato MHS. Da educação sanitária para a educação em saúde (1980-1992): discursos e práticas. Revista Eletrônica de Enfermagem. 2012; 14(1):77-85.
12. Cassirer E. Ensaio sobre o homem: introdução a uma filosofia da cultura humana. São Paulo: Martins Fontes; 2001.
13. Streck DR. Fontes da pedagogia latino-americana: uma antologia. Belo Horizonte: Autêntica; 2010.
14. Minayo MCS. Estrutura e sujeito, determinismo e protagonismo histórico: uma reflexão sobre a práxis da saúde coletiva. Ciência e Saúde Coletiva. 2001; 6(1):7-19.
15. Castoríades C. A instituição imaginária da sociedade. Rio de Janeiro: Paz e Terra; 1982.
16. Teixeira A. Educação é um direito. Rio de Janeiro: UFRJ; 1996.
17. Bagnato MHS. Educação em saúde e cidadania: que discursos circulam nos espaços educativos? In: Camargo AMF, Mariguela M. Cotidiano escolar: emergência e invenção. Piracicaba: Jacintha Editora; 2007. p. 163-82.
18. Gasparin JL. Uma didática para a pedagogia histórico-crítica. Campinas: Autores Associados; 2002.
19. Silva EA. Análise sobre a formação do professor de graduação em enfermagem. Tese de doutorado. São Paulo: Feusp; 2004.
20. Renovato RD. Práticas educativas em saúde: trilhas, discursos e sujeitos. Tese (doutorado em educação). Campinas: Universidade Estadual de Campinas; 2009.
21. Oliveira MA. Ética e práxis histórica. São Paulo: Ática; 1995.
22. Vásquez AS. Filosofia da práxis. 2. ed. Rio de Janeiro: Paz e Terra; 1977.
23. http://dicasdecomportamento.blogspot.com.br/. Acesso em: 22 out. 2012.
24. Moscovici S. Representações sociais: investigações em psicologia social. Petrópolis: Vozes; 2003.
25. Hall S. A identidade cultural na pós-modernidade. Rio de Janeiro: DP&A Editora; 2003.
26. Ledo MV, Oliveira BF. Andragogia. Revista Cubana de Educación Medica Superior. 2003; 17(4). Disponível em: <http://scielo.sld.cu/scielo.php?script=sci_arttext&pid=S0864-21412003000400011&lng=e s&nrm=iso&tlng=es>. Acesso em: 25 out. 2014.
27. Ferraz SFS, Lima TCB, Silva SMO. Contratos de aprendizagem: princípios andragógicos e ferramentas de gestão da aprendizagem. In: Encontro da Associação Nacional de Programas de Pós-graduação em Administração, Enanpad. Salvador: Anpad; 2004.
28. Cunha AG. Dicionário etimológico Nova Fronteira da língua portuguesa. Rio de Janeiro: Nova Fronteira; 1982.

Educação em saúde e grupos educativos: abordagens importantes

Andréa Mara Bernardes da Silva
Anneliese Domingues Wysock

PONTOS A APRENDER
1. O ressignificar a vida por meio das práticas educativas em saúde.
2. Premissas para a educação em saúde.
3. Amplitudes e limites da educação em saúde.

PALAVRAS-CHAVE
Educação em saúde, cuidado, vigilância em saúde, território, educação popular em saúde, Atenção Primária à Saúde, grupos educativos.

ESTRUTURA DOS TÓPICOS
A educação em saúde: proposta de ressignificação do cuidado e da vida. A vigilância em saúde e o território: premissas para a educação em saúde na Atenção Primária à Saúde. A prática de educação em saúde numa visão cidadã: a educação popular em saúde. Unidade de Atenção Primária à Saúde: único espaço da ação de educação em saúde? Aspectos administrativos da prática de educação em saúde. Amplitude e limites da prática educativa em saúde. Considerações finais. Referências.

A EDUCAÇÃO EM SAÚDE: PROPOSTA DE RESSIGNIFICAÇÃO DO CUIDADO E DA VIDA

A implementação do Sistema Único de Saúde (SUS) no Brasil, impulsionada pelo Movimento da Reforma Sanitária e instituída pela Constituição Federal de 1988, materializou a conformação de um sistema de saúde que estabelece princípios e direciona a criação de um modelo de atenção voltado à universalidade, descentralização, integralidade da atenção e controle social. Nesse ponto, concebe-se que a regulamentação do SUS por meio das Leis Orgânicas da Saúde (8.080/90 e 8.142/90) vem afirmar a superação de propostas preexistentes, configurando os serviços de modo a priorizar ações de caráter coletivo e preventivo em detrimento das ações individuais e curativas até então predominantes, incorporando a territorialidade como princípio para facilitar o acesso das demandas populacionais aos serviços de saúde.[1]

A Atenção Primária à Saúde (APS) no cenário brasileiro fundamenta-se pela atuação por meio de ações individuais/coletivas de saúde que abrangem promoção e proteção da saúde, prevenção de agravos, diagnóstico, tratamento, reabilitação e manutenção da saúde. Mais que atividades assistenciais para indivíduos e populações, trata-se de um conjunto de práticas gerenciais, assistenciais e políticas dirigidas a populações em territórios delimitados, tomando como eixo o trabalho em equipe, o qual assume a responsabilidade sanitária dos municípios pertencentes à respectiva área de abrangência.[1]

Nesse contexto, em 1994 surgiu o Programa Saúde da Família (PSF), posteriormente denominado Estratégia Saúde da Família (ESF), concebido com o objetivo de reorganizar e fortalecer a APS como primeiro nível de atenção no SUS, buscando superar desigualdades no acesso aos serviços, na qualificação das práticas e alcançar a equidade dentro do sistema de saúde por meio da reorientação da produção de cuidados à família.[1] A ESF ancora-se nas práticas de:

- Descrição de clientela.
- Territorialização.
- Diagnóstico da situação de saúde da população.
- Planejamento baseado na realidade local, efetuado por uma equipe composta por médico, enfermeiro, auxiliar ou técnico de enfermagem e agente comunitário de saúde,[1,2] orientando-se segundo as dimensões da APS: acesso, porta de entrada, vínculo, elenco de serviços, coordenação, enfoque familiar e orientação para a comunidade.[3]

Sua atuação no território deve se dar por meio do cadastramento domiciliar, diagnóstico situacional e ações dirigidas aos problemas de saúde de maneira pactuada com a comunidade, buscando o cuidado dos indivíduos de acordo com as especificidades dos diversos ciclos de vida, a partir da abordagem e vínculo com a família, além de exigir uma postura proativa da equipe de saúde, frente aos problemas e necessidades da população.[1]

Dentro da lógica de realizar cuidados voltados às ações de promoção da saúde, prevenção de agravos, reabilitação e cura, a reorientação do modelo assistencial por meio do uso das ferramentas e aspectos organizacionais da ESF requer que atividades educativas em saúde ocorram no sentido de empoderar e estimular os indivíduos para a responsabilidade e autonomia de sua própria saúde.

A concepção de educar em saúde não é nova, tendo surgido no início do século XX com propósito higienista e sanitário para controlar e prevenir doenças, já que o sujeito era tido como o único responsável pelas suas condições de saúde, e as ações realizadas abarcavam um conceito reduzido sobre saúde. No Brasil, após a criação do SUS e com as modificações nas relações entre os diversos setores da sociedade, questões relacionadas à participação popular, autonomia e desenvolvimento da cidadania passaram a fazer parte dessa nova forma de se conceber saúde, havendo então uma nova demanda sobre a forma de educar em saúde.[4,5]

Compreendida como um conjunto de ações práticas diretamente relacionadas à prevenção e melhoria das condições de vida e de saúde da população, a educação em saúde é decorrente de um processo político pedagógico que se utiliza do desenvolvimento do pensamento crítico e reflexivo para propor ações transformadoras por meio da emancipação do indivíduo, capacitando-o a intervir e tomar decisões para o cuidado de sua saúde, de sua família e de toda a comunidade.[6] Entretanto, na prática o que se vê são ações que buscam "mudar o comportamento" de pessoas e grupos, em geral com agravos instalados, com técnicas de ensino bancárias (alguém ensinando a outro totalmente desprovido de conhecimento) e pouco problematizadoras da realidade vivencial dos participantes.

Em uma de suas obras mais importantes, o educador Paulo Freire[7-9] revê conceitos sobre a pedagogia conservadora e indica o caminho da libertação e do progresso, concebendo-a não apenas pela relação aluno/sala de aula, mas como aquela que transforma e aplica a política educativa da democracia. Assim, a educação libertadora defendida por ele faz o educando e o educador serem protagonistas do aprendizado, permitindo a construção de conhecimentos e competências necessárias à resolução dos problemas identificados, pautados em uma prática reflexiva, com base no diálogo e na participação social.

Assim, tem-se na educação problematizadora o direcionamento crítico da realidade para a produção de conhecimentos contextualizados e condizentes com as necessidades de saúde apresentadas, devendo ser considerados: o conhecimento prévio para a mediação de novas aprendizagens; a diversificação de cenários que facilitem a construção de novos conhecimentos; o entendimento de que conhecer implica acesso e constante reconstrução das informações; a valorização da prática como estrutura para se aprender; a compreensão de que a motivação para a aprendizagem produz-se no cruzamento dos projetos pessoais com as condições socioeducativas.[7-9]

A educação em saúde surge, então, como estratégia de ampliação da cidadania e libertação da consciência humana, transcendendo a simples orientação prescritiva e vertical observada outrora. Calcada no modelo fragmentado, biomédico, descontínuo e diluído entre todos os aspectos determinantes de saúde, passou a ser reconhecida como exercício de construção de cidadania cujo potencial se dá por meio do desenvolvimento das habilidades humanas e transformação da realidade. Representa o compromisso do setor da saúde com a comunidade, por isso deve ocorrer a todo momento no serviço, considerando o envolvimento de todos os profissionais da equipe multidisciplinar e de toda a população, bem como ser voltada para as questões relacionadas à vulnerabilidade social e necessidades apresentadas. Há que se ressaltar, nesse ponto, o papel imprescindível que o Núcleo de Apoio à Saúde da Família (NASF) propicia nas ações educativas em saúde junto às ESF, dada a necessidade de envolver atores com saberes diferenciados nesse processo.[4,5]

Apesar do potencial transformador da educação em saúde e do espaço privilegiado que a APS representa para o desenvolvimento dessas ações, ainda se trata de atividade que enfrenta dificuldades no dia a dia de produção do cuidado no serviço. Muitos são os aspectos que podem interferir na execução dessas atividades, como a sobrecarga de trabalho, a sobreposição de atividades no serviço, a incompletude das equipes de saúde e a escassez de recursos materiais, bem como a desarticulação dos conhecimentos sobre os princípios teóricos e filosóficos da ESF e a falta de capacitação dos profissionais quanto ao processo de educação e comunicação em grupo. Assim, a educação em saúde acaba por afirmar o caráter biomédico hegemônico, sendo desenvolvida de forma impositiva, prescritiva, verticalizada, descontínua e desvinculada do contexto de vida dos usuários.[4,5,10]

Concebe-se, portanto, que a realização de atividades educativas em saúde reveste-se de grande complexidade, principalmente quando a assistência caminha na direção da construção de um novo modelo de atenção, o que requer a compreensão dos processos envolvidos na reorientação do modelo assistencial pela ESF no contexto da APS.[5,11]

Uma das premissas iniciais para a realização de ações educativas no contexto da APS relaciona-se à compreensão e ao comprometimento dos profissionais com a proposta coletiva que a ESF propõe, de modo que a leitura crítica da realidade possibilite a formação de vínculos verdadeiros entre a equipe de saúde e a comunidade, e que a educação em saúde traga condições de intervir não somente nos espaços onde o indivíduo é o autor de suas próprias decisões, mas também na concepção da APS como centro ordenador do sistema de saúde. A educação em saúde ultrapassaria a produção individual de saúde, transbordando para o entendimento de saúde como um bem social coletivamente produzido, como um direito de cidadania e, portanto, expressão de qualidade de vida, contribuindo para a institucionalização da ESF no espaço da representação populacional e, consequentemente, com a reorganização dos serviços de saúde.[4,5,12]

Dada a complexidade da realidade social na qual a saúde coletiva se insere, a educação em saúde necessita ter como pressuposto a inserção dos indivíduos em um espaço no qual sua identidade social tenha sido concretizada a partir de experiências dentro do espaço familiar e comunitário. Assim, é importante realizar o diálogo educativo considerando os saberes preexistentes dos indivíduos, família e comunidade, concebendo os profissionais de saúde como facilitadores na educação em saúde, em um processo em que as dimensões cognitivas e emocionais dos indivíduos sejam trabalhadas, levando em conta a problematização dos saberes relacionados aos temas prioritários levantados, além de despertar nos indivíduos a consciência quanto ao seu papel de cidadão e protagonista na sua qualidade de vida, e, por isso, com autonomia em suas decisões.[5,10,12]

No âmbito da ESF, trabalhar sobre os determinantes sociais requer práticas de educação que ocorram em consonância com uma agenda integrada e multidisciplinar, contando com a parceria intersetorial de diversos setores da sociedade, de forma que o serviço de saúde atue como articulador das ações de promoção da saúde. O enfermeiro, historicamente marcado pelo seu compromisso com a saúde coletiva e educação à comunidade, possui papel fundamental em tal tarefa. Nessa linha, é importante que as práticas educativas realizadas sob coordenação do enfermeiro envolvam profissionais da equipe multidisciplinar e transcendam práticas baseadas em palestras de cunho informacional e prescritor.[5,11]

No entanto, as ações educativas na ESF apontam para a necessidade de que as equipes multiprofissionais e interdisciplinares atuem pautando-se na lógica da integralidade e de vigilância em saúde, uma vez que a formação atual dos profissionais está predominantemente distante da realidade social das classes populares e guia-se em uma atuação limitada e puramente biomédica.

Torna-se evidente, portanto, que as discussões sobre educação em saúde ancoram-se na formação e capacitação dos profissionais que as realizam. Assim, a educação permanente em saúde apresenta-se como política de interesse do sistema de saúde nacional,[13] tornando-se estratégia do SUS para a formação para o trabalho educativo em saúde, estando previstos:

- A articulação entre ensino, trabalho e cidadania.
- A vinculação entre formação, gestão setorial, atenção à saúde e participação social.
- A construção da rede do SUS como espaço de educação profissional.
- O reconhecimento de bases locorregionais como unidades político-territoriais para a formulação de estratégias para o ensino, crescimento da gestão setorial, qualificação e organização da atenção em linhas de cuidado, fortalecimento do controle social e investimento na intersetorialidade.

Há que se considerar que o sistema de saúde pede investimentos na adequação dos currículos dos cursos de graduação e pós-graduação, e dos departamentos de educação permanente das organizações de saúde, bem como na realização de estratégias de capacitação, tendo como eixos norteadores a família, o sistema de saúde e a promoção da saúde, vislumbrando a qualificação das habilidades desses profissionais de saúde para lidarem com os nós críticos da APS, de forma a colocar em prática intervenções educativas individuais e grupais que promovam o empoderamento das pessoas e as capacitem para o autocuidado, levando-as a comportamentos que ressignifiquem suas práticas de cuidado no contexto de seus determinantes sociais em saúde e motivando-as à participação social no sentido de construir sua cidadania.[5,10,11]

A VIGILÂNCIA EM SAÚDE E O TERRITÓRIO: PREMISSAS PARA A EDUCAÇÃO EM SAÚDE NA ATENÇÃO PRIMÁRIA À SAÚDE

Na ESF, a atuação no território deve ocorrer por meio do cadastramento domiciliar, diagnóstico situacional e ações dirigidas aos problemas de saúde de maneira pactuada com a comunidade. Tais ações levam ao cuidado dos indivíduos de acordo com as especificidades dos diversos ciclos de vida, a partir da abordagem e vínculo com a família, exigindo uma postura proativa da equipe de saúde frente aos problemas e necessidades da população.[1]

Essa nova forma de produzir e ofertar ações em saúde na ESF diferencia-se por considerar a importância do ambiente social, comunitário e familiar na determinação do estado de saúde dos indivíduos, ou seja, o trabalho em saúde insere-se no contexto territorial da população.[14] Nessa perspectiva, ainda que a APS centre sua atenção na saúde das famílias, está implícita a necessidade de atuação sobre o ambiente em que essas famílias vivem,[15] tornando-se fundamental que os processos de trabalho e as estratégias de educação em saúde sejam organizados com vistas ao enfrentamento dos principais problemas de saúde-doença e necessidades das comunidades, a partir de ações de vigilância em saúde.

A vigilância em saúde, que compreende as vigilâncias epidemiológica, sanitária, ambiental, de saúde do trabalhador e situação da saúde,[16] prevê uma análise permanente de determinado território, contemplando informações de como se vive, adoece e morre, bem como determinantes, riscos e danos à saúde das populações, para posterior eleição de prioridades, pactuação de metas, definição de propostas e avaliação dos resultados.[15,16] Desse modo, ao se trabalhar na perspectiva da vigilância em saúde, a realização do diagnóstico local na comunidade é apenas uma parte de um processo que envolve a reunião de informações para o desencadeamento da programação, planejamento e tomada de decisões.

Uma vez que a reorientação do modelo assistencial por meio da ESF tem como eixo fundamental de trabalho a adscrição territorial com foco das ações voltado para as famílias, subentende-se implicitamente que os profissionais de saúde desses serviços reconheçam o território em que ocorrem os processos de oferta e recebimento da atenção, encontrando na *territorialização* a ferramenta básica para o desencadeamento das ações de vigilância em saúde.[15] Assim, a vigilância em saúde tem na territorialidade a apropriação dos dados gerados no território como sua principal premissa.

Destaca-se que a territorialização assume em sua concepção a complexidade do conceito de território na ESF, que se define como mais que mera referência geográfica ao englobar os atores sociais que se relacionam dinâmica e ininterruptamente. Portanto, a *concepção* de território transcende a sua redução a uma superfície/solo e às suas características geofísicas, para instituir-se como território/processo.

Ao assumir a dinamicidade territorial, a estrutura do trabalho da ESF incorpora questões voltadas aos direitos humanos, condições sociais, situação de saúde dos indivíduos, famílias e comunidades, ou seja, adota os acúmulos sociais como definidores das necessidades de cuidados à saúde. Concomitantemente, tais pressupostos, ao serem trabalhados sob o direcionamento da epidemiologia, geografia, planejamento e ciências sociais, tornam-se meios para traçar o perfil populacional e realizar o monitoramento de metas e indicadores de saúde, sob os quais as ações de vigilância e educação em saúde devem se respaldar e se desenvolver.[17]

Uma vez que são os dados coletados por meio da territorialização e estratégias de vigilância em saúde que subsidiam a pactuação de metas e direcionam o monitoramento da situação de saúde da população – bem como se configuram como estratégia de priorização das necessidades a serem trabalhadas por meio da educação em saúde –, sua apropriação pelas equipes das ESF é fundamental. No entanto, muitas vezes, as equipes da APS subutilizam esses dados, que acabam por se apresentar em segundo plano em detrimento de ações programáticas assistenciais dos serviços. Na mesma visão, verifica-se que as ações educativas propostas na APS estabelecem-se a partir de programas determinados verticalmente,[18] indicando a necessidade de desenvolver atividades que correspondam às reais necessidades da população, sendo adequado que as informações epidemiológicas geradas na APS passem a representar ferramenta para a qualificação dos processos de trabalho.[19]

Urge, então, a necessidade de criar condições para a operacionalização da vigilância em saúde nas diversas realidades brasileiras, fato que implica a capacitação de pessoal para o exercício das atividades de vigilância em sua perspectiva ampliada (formação e educação permanente), bem como o aperfeiçoamento dos sistemas de informação visando à apropriação e à qualidade das informações dos bancos de dados, tão importantes para planejar as ações de saúde e, nelas, as de educação em saúde.

No Brasil, a grande extensão geográfica e as diversidades econômicas e sociais existentes impactam diretamente nos múltiplos problemas apresentados, e, embora tenham melhorado gradativamente nos últimos 40 anos (sob forte influência da implantação da ESF nos municípios brasileiros), ainda necessitam ser trabalhados sob o pilar da vigilância em saúde, utilizando-se ações e ferramentas educativas que concretizem a proposta de promoção da saúde e prevenção de agravos na população.

Trabalhar sob a perspectiva da vigilância em saúde tendo como ponto de partida a territorialização para efetivar a resposta às demandas e problemas da população envolve extrapolar o conceito biológico do processo de adoecimento, concebendo então os indivíduos, famílias e comunidades como protagonistas que convivem em um território em constante dinâmica e interação, e que atuam sob a diversidade de determinações dos problemas de saúde da qual estão sujeitos. Com isso, a orientação das práticas de promoção da saúde desenvolvida pela APS requer a apropriação de múltiplas medidas e estratégias, bem como o envolvimento de três sujeitos sociais prioritários: profissionais de saúde que valorizem a prevenção e a promoção, tanto quanto as práticas curativas; os gestores, que apoiem esses profissionais; e a população, que necessita construir seus conhecimentos e aumentar sua autonomia nos cuidados individuais e coletivos.[20]

Vislumbra-se, portanto, que cada vez mais são necessárias ações educativas integradas e coordenadas a outros espaços institucionalizados dos sistemas de saúde como forma de abranger as necessidades apresentadas, envolvendo uma trama que revela os interesses e o compromisso dos diversos grupos sociais.[14]

A partir dessas perspectivas, descortinam-se estratégias efetivas de educação em saúde concebidas à luz da proposta da vigilância em saúde, subsidiada pela territorialização, proporcionando diagnóstico dos principais problemas de saúde dos atores sociais envolvidos a serem trabalhados. Ressalte-se, ainda, a necessidade de considerar a criação de espaços dialógicos pautados nos saberes individuais e coletivos, como indutores da transformação das práticas de saúde adotadas nos territórios.

A PRÁTICA DE EDUCAÇÃO EM SAÚDE NUMA VISÃO CIDADÃ: A EDUCAÇÃO POPULAR EM SAÚDE

A prática de educação em saúde é intrínseca à organização histórica do trabalho em saúde, sendo sua concepção e implementação ligadas ao gerenciamento político e social dos indivíduos, famílias, comunidades, profissionais e serviços de saúde.

Conceitualmente, ao se considerar o papel de cada um dos atores sociais e suas articulações na implementação da estratégia educativa, existem termos e definições diferenciadas, porém articuladas, quanto à utilização da educação no campo da saúde. Assim, tem-se a *educação sanitária*, a *educação popular em saúde* e a *educação em saúde* propriamente dita.

As práticas educativas relacionam-se à história da educação em saúde, que considerava o higienismo como a principal associação para a política sanitária, controladora da sociedade. Assim, o nome educação sanitária, muitas vezes ainda utilizado como sinônimo de educação em saúde, embora se trate da imposição de uma educação tradicional e autoritária, vincula-se à ideia de que a classe pobre era a responsável pelos problemas de saúde devido às condições em que vivia e à qual eram repassadas informações verticalizadas sobre o que fazer e como mudar o estilo de vida.

A partir da insatisfação de profissionais de saúde com as práticas mercantilizadas e repetitivas dos serviços, que não atendiam às camadas mais necessitadas da população brasileira, surgiu a educação popular em saúde, considerada estratégia de enfrentamento aos problemas de saúde, cujo objetivo é fortalecer os movimentos sociais e criar vínculos entre a ação em saúde e o pensar da população no seu dia a dia.[20] A relação de práticas e saberes comuns a determinada população passa a ser considerada amparando-se no diálogo dos saberes prévios dos indivíduos e seus saberes populares, e na análise crítica da realidade, resgatando os indivíduos enquanto cidadãos participativos.

A educação popular no Brasil tem como base as ações propostas pelo filósofo e educador Paulo Freire,[7-9] marco no campo da educação. As reflexões de Freire sobre a educação evidenciam uma postura crítica no sentido contrário da educação tradicional, em que a problematização é a chave que revoluciona o entendimento sobre a vida e suas relações. Partindo do pressuposto de que os oprimidos são aqueles seres desprovidos de oportunidades, de vivenciar, de se expressar e até de frequentar a escola (no caso, os menos favorecidos e instruídos), Freire aproveitou o potencial humano para transformar histórias de opressão em realidades libertadoras. Construiu a problematização apresentando um cenário novo para a educação, considerando contextos diversos, como o histórico, o político, o econômico e o sociocultural.

A educação popular em saúde (EPS) busca promover a participação social, estimulando a criticidade, a reflexão, a autonomia, o diálogo e a expressão da afetividade dos sujeitos envolvidos nesse processo. Além disso, possibilita a formulação e a gestão da política de saúde mediante a participação social e a formação da cidadania, norteando o cumprimento efetivo dos princípios do SUS relacionados à universalidade, integralidade, equidade, descentralização, participação e controle social. Concebe-se, dessa maneira, que a educação popular em saúde diferencia-se da educação em saúde hegemônica, utilizada no campo das ciências da saúde, extrapolando suas ações para as organizações não necessariamente consideradas do setor da saúde.[20,21]

Uma vez que a educação popular em saúde articula o protagonismo dos indivíduos em uma perspectiva de participação popular para a construção e reordenação do modelo assistencial, contrapõe-se à passividade usual das práticas educativas tradicionais. O indivíduo é reconhecido como sujeito portador de um saber capaz de analisar criticamente a realidade que lhe é apresentada, bem como analisar quais são as estratégias necessárias para o enfrentamento dos problemas. Sendo assim, a educação popular revela-se desafiadora para os gestores, gerentes e profissionais de saúde, que ainda atuam distantes da prática integral, emancipatória e voltada para as reais necessidades da população.

UNIDADE DE ATENÇÃO PRIMÁRIA À SAÚDE: ÚNICO ESPAÇO DA AÇÃO DE EDUCAÇÃO EM SAÚDE?

A APS, como estratégia de organização do sistema de saúde, utiliza-se de tecnologias de alta complexidade (porém de baixa densidade tecnológica) para realizar ações assistenciais, de promoção e recuperação da saúde e prevenção de agravos, como forma de enfrentar os determinantes sociais e necessidades da população. Sua estrutura e organização devem ser capazes de atender 85% dos problemas de saúde, contemplando inclusive questões voltadas aos estilos de vida em relação à saúde, como cessação do hábito de fumar, adoção de comportamentos de alimentação saudável, de atividade física, entre outros.[1,5]

A incapacidade da APS em responder às necessidades apresentadas no âmbito dos territórios gera demanda aos níveis secundários e terciários, que se constituem de tecnologias de maior densidade tecnológica e que poderiam ser evitáveis caso a atuação da APS fosse efetiva: são as denominadas condições sensíveis à APS. Assim, internações e utilização de serviços de emergência devido a agravos como angina, acidente vascular cerebral, doença pulmonar obstrutiva crônica, infecções de garganta, ouvido e nariz, entre outras, poderiam ser evitáveis caso houvesse a utilização regular da APS.[5]

Embora a APS tenha sido fundamentalmente concebida para articular as ações preventivas e de promoção da saúde junto à população, isso nem sempre ocorre na prática, observando-se a persistência de internações devido às condições evitáveis pela APS. Uma vez que as práticas de saúde perpassam os diversos níveis de atenção, ao se pressupor a articulação da APS com os demais níveis de complexidade de saúde e a necessidade de se trabalhar na perspectiva da integralidade do cuidado, contemplando a continuidade das ações em saúde, destaca-se a necessidade de que as ações preventivas e de promoção da saúde também sejam trabalhadas na atenção secundária e terciária.

O hospital, considerado ambiente com maior densidade tecnológica, atende agravos e situações de maior complexidade. Embora seja um espaço privilegiado em termos de tempo livre do paciente para realização das ações de educação em saúde, caso sua condição clínica permita, limita suas ações a uma lógica resolutiva e prescritiva, em que o educar no sentido de diversificar, construir e capacitar os indivíduos ao cuidado não está presente. Tal evidência é constatada em artigo de revisão de teses e dissertações nacionais sobre a utilização da educação em saúde no contexto de internação hospitalar, o qual aponta poucas evidências sobre essa prática.[22]

Entretanto, acredita-se que é possível e eficaz a educação em saúde nos hospitais como forma intrínseca ao cuidado. A educação em saúde no âmbito hospitalar se daria, então, no sentido de utilizar a educação também como uma forma de cuidar, ultrapassando o conceito "básico" do cuidado, observado sob uma perspectiva assistencialista. Com isso, as ações voltadas ao cuidado no hospital integrariam estratégias capazes de recuperar o estado de saúde dos indivíduos, assim como de realizar ações educativas em saúde, possibilitando a construção, a desconstrução e a reconstrução dos conhecimentos individuais e coletivos.[22]

A abordagem educacional no contexto hospitalar surge como fator transformador e motivador para que indivíduos e familiares reconheçam seus limites e percebam sua capacidade de melhorar seus hábitos e comportamentos de saúde por meio da reflexão e apropriação do conhecimento, valorizando a sua essência e sua capacidade de entender os problemas em seu cotidiano.

Nessa lógica, assim como realizado em outros espaços, ao cuidar de indivíduos hospitalizados, há de se considerarem os aspectos de vida e o contexto socioeconômico cultural dos mesmos porque, embora esteja institucionalizado, em ambiente sujeito às normas e rotinas rígidas e pouco flexíveis, o retorno à vida cotidiana no domicílio requer uma retomada de atitudes e práticas que podem influenciar na promoção de um tratamento eficaz.

A necessidade de que práticas educativas ativas sejam utilizadas nas organizações hospitalares oferece meios para a condução dos indivíduos à capacidade de rever suas práticas de saúde mediante a valorização de seus saberes. Para tal, a prática dos profissionais envolvidos no cuidado nesse contexto deve ser estudada, repensada e recriada no sentido de articular o cuidado assistencial à realização de ações educativas em saúde, de modo que ambos sejam concebidos como indissociáveis e inerentes ao cuidado hospitalar e promovam transformação, autonomia e emancipação dos indivíduos ao seu próprio cuidado. Dessa maneira, a educação em saúde também passa a representar uma forma de continuidade do cuidado nos diversos níveis de atenção, atendendo às premissas da educação em saúde de promover o protagonismo dos diferentes atores sociais.

Tal qual a utilização de práticas educativas no contexto da APS, a implementação e a avaliação das mesmas no contexto hospitalar devem ocorrer a partir das necessidades dos indivíduos e familiares frente à situação de saúde apresentada. Deve-se, também, considerar a intersetorialidade, uma vez que a continuidade do cuidado após a internação hospitalar se dará por meio do acompanhamento de serviços da APS, em especial.

Assim, ressalta-se que, tanto a APS como o ambiente hospitalar, bem como outros serviços de saúde que atendem a diferentes complexidades assistenciais (ambulatório de especialidades, centros de referências e outros), são espaços privilegiados para o desenvolvimento das ações educativas em saúde, devendo ser considerados os aspectos administrativos e organizacionais para sua operacionalização.

ASPECTOS ADMINISTRATIVOS DA PRÁTICA DE EDUCAÇÃO EM SAÚDE

A educação em saúde deve constituir parte fundamental da promoção da saúde e prevenção de doenças, como também da colaboração com o tratamento precoce e eficaz das doenças, reduzindo o sofrimento e a incapacidade da população no âmbito dos domicílios, organizações de saúde e os espaços comunitários.[18]

É importante que o profissional de saúde saiba identificar quais problemas e condições são passíveis de intervenção por meio da estratégia de educação em saúde. Ao considerar o indivíduo nas suas dimensões histórica, biológica, social e subjetiva, a avaliação de suas necessidades deixa de ser somente epidemiológica, extrapolando para as condições de vida, crenças e hábitos de vida, muitas vezes arraigados por questões passíveis de intervenção. Assim, as situações que tenham possibilidade de intervenção por meio da educação em saúde devem ter como pressuposto o diálogo e a reflexão, considerando a participação ativa do sujeito como ponte para a conquista da autonomia e da transformação de suas atitudes, conhecimentos e habilidades para lidar com os problemas de saúde.[18]

Grande parte das atividades desenvolvidas pelos seres humanos é realizada em grupos,[23] cuja definição extrapola a mera aglomeração de pessoas, concebendo-se como organização com sistemas e mecanismos próprios, com qualidades que diferem a cada membro,[24] os quais se reconhecem em sua singularidade[25] exercendo ação interativa e movidos por necessidades iguais na tentativa de desenvolver e cumprir determinadas tarefas.[26]

A interação entre os envolvidos nos grupos educativos em saúde é elemento fundamental para construção e reconstrução dos saberes. Conhecer as relações dentro de um grupo e a interferência destas no comportamento e estilo de vida dos indivíduos é uma ação fundamental, que pressupõe o diagnóstico situacional e o levantamento das necessidades de saúde a serem trabalhadas, o planejamento dessas atividades (quem, como, quando e onde), a implementação, a avaliação das práticas de promoção da saúde e a prevenção dos agravos, principalmente na APS.

Nos grupos, cada participante, como ser social e de múltiplos saberes, assume sua participação no todo mediante a sua fala, silêncio e ponto de vista sobre determinada ação, de acordo com a sua necessidade, vivência, identidade e objetivo comum no grupo, construídos de forma participativa. Dessa maneira, o grupo apresenta comportamento e atitudes similares, e experimenta os mesmos sentimentos, determinando assim a interação entre os sujeitos. A interação é que determina a existência ou não de um grupo.[26]

A interação humana é complexa e ocorre continuamente por meio de comportamentos, pensamentos e sentimentos. Na interação grupal, todos os indivíduos apresentam comportamentos diferentes entre si, que podem aproximá-los (mediante a identificação) ou afastá-los. Entender como as relações interpessoais interferem no grupo é necessário para compreender os possíveis desafios, uma vez que cada pessoa apresenta hábitos e estilos de vida, valores, crenças e costumes distintos, permitindo a construção de sua identidade particular.[27]

A estratégia educativa em saúde mediante a estruturação de grupos é utilizada como recurso em diversos campos de atuação e por uma variedade de profissionais em diferentes espaços. A vida em grupo possibilita a reflexão sobre os determinantes sociais e a troca de experiências, bem como possibilita transformações nos participantes, sendo um espaço produtivo para a troca de saberes, atitudes mais conscientes e efetivas sobre suas ações, contribuindo para o crescimento pessoal.

Nos encontros grupais, percebe-se que as emoções experimentadas pelos membros relacionadas ao medo, ansiedade e fantasias podem favorecer a ressignificação dos conteúdos expressos, pois a cada encontro pode-se verificar o desenvolvimento individual e coletivo mediante os problemas e conflitos trabalhados, resultando no desenvolvimento intra/interpessoal.[28] Um dos aspectos importantes de um grupo educativo é o seu planejamento.

No planejamento das atividades grupais, a seleção dos participantes com a avaliação inicial das necessidades individuais e coletivas, bem como a definição dos objetivos e metas do grupo, são aspectos importantes a serem considerados. O enfermeiro como coordenador das atividades deverá reconhecer qual será a melhor abordagem (individual ou coletiva) empregada, garantindo maior adesão das pessoas aos temas propostos para o trabalho coletivo.[23]

A escolha das unidades temáticas a serem trabalhadas surge da priorização das necessidades de saúde identificadas mediante o diagnóstico situacional das condições de saúde apresentadas pelos indivíduos, famílias e comunidade, bem como as sugestões destes. Após a definição das unidades temáticas, as ações seguintes referem-se à elaboração do projeto de intervenção, contemplando a definição dos conteúdos a serem trabalhados, a análise do contexto, a definição de diretrizes, as tomadas de decisão em grupo, a definição de tarefas e a análise das práticas ou do resultado da intervenção. Tais projetos deverão ser elaborados de forma participativa, com ações compartilhadas entre os diferentes atores sociais,[18] sejam os diversos profissionais, sejam os usuários a serem envolvidos.

Para a elaboração do projeto de intervenção a ser realizado nos grupos de educação em saúde, é imprescindível que a organização e a infraestrutura sejam consideradas, incluindo todo o material de divulgação, espaço físico (considerando privacidade do local, iluminação, ventilação, conforto da sala e disposição das cadeiras e mesas), equipe de trabalho (preparação dos profissionais), critérios de inclusão e exclusão dos participantes, funcionamento, cronograma das atividades e tamanho do grupo.[23]

Na condução do trabalho grupal, o contrato de trabalho deve ser elaborado seguindo regras e definições conjuntas. No que se refere à coordenação, esta poderá ser fixa ou rotativa, e para o modo de condução dos temas utilizam-se técnicas variadas, como oficina, palestra, discussão ou debate. Para a escolha das tarefas, alguns critérios devem ser considerados, por exemplo, no grupo de gestantes, considerar a idade gestacional (trabalhar os medos, as dúvidas, a insegurança e os sentimentos comuns a cada etapa da gestação). É preciso preparar a equipe para utilizar a comunicação com horizontalidade (de acordo com características culturais, sociais, econômicas e psicológicas), para intervenções e a condução de processos emancipatórios dos indivíduos.[23]

O coordenador deverá estar atento ao tamanho do grupo, sentir que as necessidades principais dos participantes estão sendo atendidas e considerar que o número de participantes não coloque em risco a comunicação visual e auditiva. Além disso, a manifestação de todos os envolvidos dependerá do tamanho do grupo, do planejamento das atividades, da estruturação do tempo e da frequência dos encontros, que pode ser uma ou mais vezes por semana.[23]

Não há consenso quanto ao número de participantes, tempo de duração dos encontros e tempo da própria formação do grupo, o que pode ser variável de acordo com o tipo de grupo e as técnicas grupais utilizadas (oficina, palestra, discussão, debate e outros).

Ao iniciar-se um grupo, devem ser consideradas as incertezas dos participantes e, por isso, é necessário criar um ambiente seguro e confiável. Deve-se proceder às apresentações, sendo que em alguns casos os momentos de silêncio são comuns. Já no início é preciso observar as expectativas e manter claros os objetivos do grupo, relacionando-os com as necessidades dos membros.[23]

Conceitualmente, existem três modelos básicos de grupo, que são classificados em grupo fechado, grupo aberto e grupo de sala de espera, cada um com características próprias.[28]

O grupo fechado começa e termina com os mesmos participantes (grupo de gestantes, de pais de adolescentes, de crianças, hipertensos, diabéticos e outros), de modo que vagas remanescentes não são preenchidas com novos participantes. O número aceitável de membros no grupo fechado varia de 3 a 8 pessoas, que participam de 8 a 16 sessões, cujo tempo de realização é predeterminado (cada sessão dura aproximadamente uma hora e meia) como modo de propiciar a coesão grupal, podendo ser alterado caso os participantes assim o desejarem.[28]

A primeira sessão do grupo fechado é destinada à apresentação dos membros, representando o primeiro encontro coletivo entre coordenadores e participantes. Tomando como exemplo o grupo de gestantes, nessa primeira sessão o coordenador, que assume o papel de mediação das falas do grupo, solicita que cada participante se apresente e retrate suas expectativas frente aos encontros e temas a serem trabalhados, questionando dados mínimos que as caracterizem, como experiências obstétricas anteriores, data prevista para o parto e anseios sobre essa nova fase de sua vida. Na sequência, os objetivos do grupo são apresentados e as estratégias de desenvolvimento das atividades definidas mediante o senso comum. Tais atividades representam a interação entre os membros e coordenadores, aproximando-os e possibilitando realizar o diagnóstico situacional do grupo, que servirá de base para as propostas de trabalho.[28]

Ainda no que se refere ao grupo fechado, os temas abordados nas sessões são mediados a partir das inquietações e necessidades de conhecimentos levantados pelos próprios membros, estimulando a expressão de sentimentos, o esclarecimento de dúvidas, o compartilhamento de anseios e expectativas, o que favorece a formação de vínculos e as relações de confiança.[28]

A última sessão de grupo fechado é destinada à avaliação do trabalho. O coordenador solicita aos membros o relato de experiência da participação no grupo, as contribuições, implicações diretas e indiretas no cotidiano e possíveis incrementos nos temas a serem discutidos.[28]

O grupo aberto é caracterizado pela variedade de membros, cuja participação ocorre em encontros com data e hora marcadas, sendo o tempo de permanência determinado pelos próprios participantes, o que define a variabilidade e a rotatividade de membros. Diferentemente do grupo fechado, no grupo aberto pode não haver o compartilhamento de expectativas e das estratégias com as quais os conteúdos serão trabalhados. Assim, caso o número de participantes seja pequeno, serão incluídas entrevistas e atendimentos individuais, nas quais cada pessoa poderá fazer a avaliação de sua última sessão grupal ou, se preferir, uma segunda entrevista individual.[28]

O grupo aberto tem estrutura de funcionamento mista ou vivencial, cujas informações são inseridas sem sequência predeterminada. Na estrutura mista, os encontros são realizados em dois tempos: no primeiro, aulas informativas; no segundo, dinâmica de grupo, na qual se apresentam as vivências e as repercussões das informações trabalhadas nas vivências. Na estrutura vivencial, cada sessão começa com o assunto definido pelo grupo e as informações trabalhadas não seguem uma sequência predeterminada; há espaço para a expressão de vivências, anseios, mitos e emoções, aprofundando a comunicação efetiva e a interação no grupo.[28]

Há contextos em que se podem criar grupos de convivência cujas características fluem entre grupos fechados (pelo fato de haver compartilhamento das estratégias e temas a serem trabalhados) e grupos abertos, cuja formação é dinâmica e contínua. Tais grupos de convivência geralmente são migrados de grupos de menor tempo (tanto abertos como fechados), nos quais os temas e dinâmicas a serem utilizadas são decididos no próprio grupo e com ele. Em geral, tais grupos são conformados tanto a partir da união de pessoas cuja cronicidade da patologia é semelhante como a partir de condições que vão além do cuidado de saúde, por meio da união de indivíduos cujos interesses em discutir questões políticas, sociais, culturais e outras são a principal razão para a existência do grupo. As ações de educação popular em saúde (guardadas as proporções) são realizadas por meio desse tipo de grupo, uma vez que buscam a transformação da vida pela conscientização.

O grupo de sala de espera tem uma característica muito próxima à do grupo aberto, que, como o nome indica, ocorre nas salas de espera de consultórios, de hospitais públicos ou de serviços de APS, cuja intenção é realizar educação em saúde no momento de espera da consulta ou do preparo para a internação. Constitui um modelo de escolha, uma vez que permite a adesão de todos os participantes pela estratégia empregada. A interação grupal entre enfermeiros, demais profissionais e indivíduos que aguardam atendimento começa anteriormente às consultas, no tempo e no espaço da sala de espera, sem distanciá-los dos consultórios. À medida que são chamados para a consulta, os participantes se levantam e saem do grupo, ficando a critério deles o retorno ou não às discussões após o término da sua consulta. Isso facilita a participação de todos, sem que eles percam a vez no atendimento.[28]

As principais vantagens de trabalhar com grupos na sala de espera são que estes já estão formados, não havendo problemas de recrutamento e seleção dos participantes. Essa estratégia possibilita trabalhar com o tempo ocioso das pessoas que aguardam o atendimento, realizando ações de educação em saúde mediante as necessidades locais identificadas previamente.[28]

As ações de educação em saúde (AES) na APS, por meio da estruturação de grupos educativos, são uma alternativa para as práticas assistenciais verticalizadas. O modo de condução pode possibilitar a quebra da relação vertical (profissional-paciente) e facilitar a expressão das expectativas, necessidades, sentimentos e anseios. O trabalho com grupos é uma atribuição da equipe na ESF, que desenvolve práticas assistenciais diversas, com grupos específicos, formados segundo as diretrizes nacionais.[18]

Já na implementação das AES, a dinâmica de grupo se caracteriza por encontros temáticos com duração de aproximadamente 60 minutos, cujo objetivo é identificar as experiências dos participantes e facilitar a difusão de informações necessárias ao protagonismo dos participantes em seu autocuidado.

Essa abordagem consiste em trabalhar a vivência de sofrer de determinados problemas de saúde, na qual os sujeitos podem expor as principais dificuldades que interferem na qualidade de vida, hábitos e estilos de vida, valores culturais e sociais que interferem na situação de saúde apresentada. A técnica tem o propósito de trazer informações necessárias e ampliar a conscientização dos pacientes sobre sua responsabilidade na adesão ou não ao tratamento.

Para a viabilização da estratégia, é comum a utilização de diversas técnicas grupais, como rodas de conversa, círculos de cultura, dramatizações, atividades práticas, entre outras. Alguns recursos expressivos, visando facilitar o contato e a comunicação dos indivíduos, podem ser utilizados: lápis colorido, papel, revistas, colagens e outros materiais reciclados.[23,28]

Outro aspecto de elevada importância, mas pouco realizado na prática, é a avaliação das AES. A avaliação é um processo importante para sustentar o planejamento e a execução das atividades no grupo, ainda considerada subjetiva pela falta de elementos que definam em termos técnicos o que é certo ou errado no trabalho grupal. Contudo, é imprescindível que seja realizada a avaliação dos profissionais, dos recursos, das técnicas, dos encontros e das atividades como forma de revisar o significado dos eventos vividos na prática grupal, identificando o impacto das ações na vida dos participantes, se as pessoas envolvidas obtiveram melhora ou não do seu estado de saúde, se a interação dos participantes contribuiu para a construção de saberes, bem como o alcance dos objetivos propostos inicialmente, permitindo realizar as mudanças necessárias nas estratégias adotadas.[23]

Algumas maneiras de realizar a avaliação grupal são:

- Investigar a percepção dos membros do grupo, por meio de questões objetivas feitas pelo coordenador.
- Buscar a opinião de pessoas que convivem com os participantes do grupo, com vistas a identificar o que mudou ou não na vida desses participantes.
- Avaliar o desempenho do grupo por meio da observação direta dos participantes no decorrer das atividades.
- Realizar entrevistas individuais ou preencher instrumentos que mensurem a satisfação.
- *Feedback* do coordenador sobre as atividades do grupo mediante observações.
- Registrar por escrito cada encontro, destacando as percepções e impressões do coordenador.

Outra forma de avaliação é solicitar aos profissionais envolvidos com o grupo que apresentem as particularidades de cada membro, com vistas a contribuir com a autoavaliação dos participantes,[23] bem como a autoavaliação do próprio usuário envolvido no grupo. Com a avaliação realizada, é importante destacar o término do grupo como um evento tão importante quanto o seu percurso. Preparar o grupo para a etapa de encerramento é uma tarefa que começa desde o contrato, perpassando todo o desenvolvimento do grupo. O coordenador precisa identificar o sucesso que a pessoa atingiu e o quanto ela se sente capaz de produzir ressignificação da sua vida, com vistas a mudanças conscientes.

AMPLITUDE E LIMITES DA PRÁTICA EDUCATIVA EM SAÚDE

Atualmente, o Brasil vive uma situação de saúde que combina o expressivo envelhecimento da população e sua consequente transformação do perfil epidemiológico, a chamada "transição epidemiológica". Segundo o Instituto Brasileiro de Geografia e Estatística, houve aumento na expectativa de vida da população, que passou de 74,1 anos para 74,6 anos no período de 12 meses.[29] Como consequência dessa transição demográfica e mudanças culturais e comportamentais do padrão de consumo que o país vem vivenciando nos últimos 40 anos, houve modificações nos padrões de morbidade, invalidez e morte da população, caracterizando-se pela expressão de tripla carga de doenças, na qual há persistência das doenças infecciosas e carenciais, causas externas e aumento das condições crônicas.[5]

Assim, tem-se hoje um novo perfil de morbidade e mortalidade da população, e as doenças e agravos não transmissíveis (DANT) – que englobam as doenças crônicas não transmissíveis, mentais, genéticas e agravos causados por acidentes e violências – representam em conjunto a primeira causa de morte no país, sendo caracterizadas pela multiplicidade de causas – decorrentes de alimentação inadequada, sedentarismo, tabagismo e uso de drogas lícitas ou ilícitas, bem como por aspectos culturais e sociais – e têm demandado atenção prolongada dos serviços de saúde.[30]

Atrelados a essa mudança no perfil de adoecimento e apresentação de necessidades a serem trabalhadas, são lançados desafios à reflexão e ao desenvolvimento de competências que potencializem estratégias transformadoras das práticas dos serviços de APS, considerando a gestão, o cuidado individual/coletivo, o envolvimento e a mobilização social como elementos determinantes na elaboração, implantação e sustentabilidade de estratégias emancipatórias.[4,5]

Assim, a amplitude de trabalho na APS refere-se à complexidade das ações que devem sofrer intervenção, sendo a educação em saúde uma estratégia eficaz de intervenção individual e grupal capaz de empoderar e capacitar os indivíduos para o seu autocuidado, ressignificando as práticas de cuidado no contexto dos determinantes sociais em saúde.[5]

No entanto, alguns limites à implementação dessas estratégias são observados nesse contexto, uma vez que estão presentes práticas de saúde centradas no modelo biomédico, fragmentadas, em que há incompreensão da totalidade do processo de trabalho, com baixa corresponsabilização coletiva dos profissionais pelo cuidado prestado, diluição de responsabilidades e descontinuidade entre as ações específicas de cada profissional, exacerbadas pela rotatividade dos profissionais e incompletude das equipes de saúde.[30-32] Assim, há um desencontro entre a organização dos serviços e as necessidades da população.

Uma vez que tais impasses esbarram no comprometimento de gestores e profissionais com a proposta de reorientar o modelo de atenção, revela-se que as articulações requeridas para o desenvolvimento das estratégias de educação em saúde ainda são incipientes e necessitam de nova abordagem (comunicação mais efetiva dos profissionais) e de estratégias mais inclusivas e abrangentes, despertando o interesse da população assistida, priorizando a empatia de todos os envolvidos.

Nesse contexto, a enfermagem adota novos paradigmas educacionais, percebendo que o indivíduo deve fazer suas escolhas de acordo com a categorização de suas particularidades, estilo de vida e crenças. As abordagens educativas sobre doença em si deixam de ser o foco principal, e outras perspectivas passam a integrar o "quadro clínico" para a cura. Deixam-se de lado práticas educativas verticalizadas cuja função é estritamente sanitária, vinculadas à culpabilização dos indivíduos pelo não cuidado com a saúde e à persuasão destes por meio de práticas impositivas não condizentes com o seu contexto social e conhecimento sobre o assunto.

Ampliam-se e concebem-se, então, perspectivas emancipatórias de trabalhar o novo perfil de morbidade e mortalidade da população por meio da educação em saúde, exigindo-se rompimento de barreiras e tradicionalismos do modelo clínico antes aplicado.

Inscreve-se também aqui como limite às ações educativas em saúde a sua incapacidade de resolver todas as questões relacionadas à ressignificação da vida dos indivíduos e de necessidade de cuidados/atenção. É assim porque questões sociais, econômicas, organizacionais e de acessibilidade aos serviços de saúde interferem diretamente nesse processo. Em outras palavras, a educação em saúde é um dos recursos terapêuticos que necessitam ser associados a outras medidas intersetoriais que buscam a integralidade do cuidado e a melhoria da qualidade de vida. Nenhum dos extremos, por sua vez, deve ser seguido: nem achar que as AES nada podem fazer (perspectiva bastante cômoda), nem que elas possam resolver tudo (posição que pode levar à frustração, já que aqui não se fala de relação de causa e efeito). Ao entender isso, as AES inserem-se em uma das possibilidades interventivas, que devem sempre estar associadas a outras, considerando a complexidade da vida e de necessidades que ela impõe, inclusive transpondo o setor saúde.

CONSIDERAÇÕES FINAIS

A educação em saúde deve buscar a ressignificação da vida e o estímulo consciente ao autocuidado, motivada pela necessidade de potencializar a efetividade das ações de saúde na busca da qualidade de vida, maior autonomia, participação social e exercício da cidadania.

A ação educativa voltada às necessidades dos indivíduos, famílias e comunidade é uma estratégia assertiva de prevenção de agravos e promoção da saúde, constituindo-se espaço de construção de conhecimento e experimentação de diferentes formas de cuidado em saúde. Nessa linha, o enfermeiro como educador deve ser capacitado para repensar e recriar suas práticas, desvinculando-as da assistência paternalista, pontual e imediatista, que o educador nem sempre pode alcançar.

Muitos são os desafios da educação em saúde no contexto brasileiro, tanto relacionadas às questões organizacionais como às estruturais e voltadas à gestão, que englobam a falta de educação permanente dos profissionais para realizarem práticas educativas próximas à educação popular pautada no dialogismo.

A utilização de práticas obsoletas de educação verticalizada e pautada no modelo biomédico de assistência à saúde, assim como a não consideração dos sujeitos como protagonistas ativos nesse processo, acrescida da amplitude dos determinantes de saúde que necessitam de intervenções (por vezes fora do setor de saúde) podem inviabilizar a criação de estratégias que atendam a modelos de educação em saúde mais democráticos e ligados à realidade da população atual.

Há necessidade de se distanciar a educação em saúde da educação sanitária e de aproximá-la da educação popular em saúde como forma de valorizar os saberes e os conhecimentos socialmente construídos. A articulação de indivíduo, família e comunidade à definição de intervenções educativas realizadas nos diferentes níveis de atenção é também palavra de ordem e um desafio da atualidade.

REFERÊNCIAS

1. Ministério da Saúde (BR). Secretaria Executiva. Departamento de Apoio à Descentralização. Coordenação--Geral de Apoio à Gestão Descentralizada. Diretrizes operacionais dos pactos pela vida, em defesa do SUS e de gestão. Brasília: Ministério da Saúde; 2006.
2. Sousa MF, Hamann EM. Programa Saúde da Família no Brasil: uma agenda incompleta. Ciênc Saúde Coletiva. 2009; 14(Supl. 1):1325-35.
3. Starfield B. Atenção primária: equilíbrio entre necessidades de saúde, serviços e tecnologia. Brasília: Unesco/Ministério da Saúde; 2002.
4. Almeida FA, Souza MCMR. Educação em saúde: concepção e prática no cuidado de enfermagem. In: Souza MCMR, Horta NC. Enfermagem em saúde coletiva – teoria e prática. Rio de janeiro: Guanabara Koogan; 2012. p. 25-35.
5. Mendes EV. O cuidado das condições crônicas na atenção primária à saúde: o imperativo da consolidação da estratégia da saúde da família. Brasília: Organização Pan-Americana da Saúde; 2012. 512 p.
6. Oliveira HM, Gonçalves MJ. Educação em saúde: uma experiência transformadora. Rev Bras Enferm. 2004; 57(6):761-3.
7. Freire P. Pedagogia do oprimido. 17. ed. São Paulo: Paz e Terra; 1987.
8. Freire P. Pedagogia da autonomia: saberes necessários à prática educativa. São Paulo: Paz e Terra; 1996.
9. Gomes LB, Merhy EE. Compreendendo a educação popular em saúde: um estudo na literatura brasileira. Cad Saúde Publ. 2011; 27(1):7-18.
10. Roeker S, Budó MLD, Marcon SS. Trabalho educativo do enfermeiro na Estratégia Saúde da Família: dificuldades e perspectivas de mudanças. Rev Esc Enferm USP. 2012; 46(3):641-9.
11. Figueiredo MFS, Rodrigues Neto JF, Leite MTS. Educação em saúde no contexto da saúde da família na perspectiva do usuário. Com Saúde Educ. 2012; 16(41):315-29.
12. Roeker S, Marcon SS. Educação em saúde na Estratégia Saúde da Família: o significado e a práxis dos enfermeiros. Esc Anna Nery Rev Enferm. 2011; 15(4):701-9.
13. IV Plano Diretor da Epidemiologia no Brasil. Epidemiologia nas políticas, programas e serviços de saúde. Rev Bras Epidemiol. 2005; 8 (suppl.1):28-39. Disponível em: <http://dx.doi.org/10.1590/S1415--790X2005000500004>. Acesso em: 1.º set. 2015.
14. Limongi JE, Menezes EC, Meneses AC. Vigilância em saúde no Programa Saúde da Família. Hygeia, Revista Brasileira de Geografia Médica e da Saúde. 2008; 4(7):35-44.
15. Monken M, Barcellos C. O território na promoção e vigilância em saúde. In: Fonseca AF, Corbo AD. O território e o processo saúde-doença. Rio de Janeiro: Fiocruz; 2006.
16. Ministério da Saúde (BR). Portaria n. 3.252, de 22 de dezembro de 2009. Diário Oficial da União. Brasília: Ministério da Saúde; 2009.

17. Oliveira CM, Cruz MM. Sistema de vigilância em saúde no Brasil: avanços e desafios. Saúde em Debate. 2015; 39(104):255-67.
18. Dias VP, Silveira DT, Witt RR. Educação em saúde: o trabalho de grupos em atenção primária. Rev APS. 2009; 12(2):221-27.
19. Spagnuolo RS, Juliani CMCM, Spiri WM, Bocchi SCM, Martins S. O enfermeiro e a Estratégia Saúde da Família: desafios em coordenar a equipe multiprofissional. Ciênc Cuid Saúde. 2012; 11(2):226-34.
20. Falkenberget MB, Mendes TPL, Moraes EP, Souza EM. Educação em saúde e educação na saúde: conceitos e implicações para a saúde coletiva. Ciênc Saude Col. 2014; 19(3):847-52.
21. Kruschewsky JE, Kruschewsky ME, Cardoso JP. Experiências pedagógicas e a educação popular em saúde: a pedagogia tradicional versus a problematizadora – um estudo de revisão. Rev Saúde Com. 2008; 4(2):160-76.
22. Rigon AG, Neves ET. Educação em saúde e a atuação de enfermagem no contexto de unidades de internação hospitalar: o que tem sido ou há para ser dito? Texto Contexto-Enferm. 2011; 20(4):812-17.
23. Munari DB, Furegato ARF. Enfermagem e grupos. 2. ed. Goiânia: AB Editora; 2003.
24. Wood JK. Pequenos grupos centrados na pessoa: mais que terapia. Campinas: PCSG; 1990.
25. Osório LC. Grupos: teorias e práticas – acessando a era da grupalidade. Porto Alegre: Artes Médicas Sul; 2000.
26. Berstein M. Contribuições de Pichón-Rivière à psicoterapia de grupo. In: Osório LC et al. Grupoterapia hoje. Porto Alegre: Artes Médicas; 1986.
27. Moscovici, F. Desenvolvimento interpessoal. Rio de Janeiro: José Olympio; 2010.
28. Maldonado MT, Canella P. O trabalho em grupo: estruturas e modelos. In: Recursos de relacionamento para profissionais de saúde: a boa comunicação com clientes e seus familiares em consultórios, ambulatórios e hospitais. Ribeirão Preto: Novo Conceito; 2009. p. 281-313.
29. Instituto Brasileiro de Geografia e Estatística. Disponível em: <http://www.brasil.gov.br/economia-e--emprego/2013/12/aumenta-a-expectativa-de-vida-do-brasileiro-segundo-ibge>. Acesso em: 10 ago. 2015.
30. Yokota RTC, Iser BPM, Andrade RLM, Santos J, Meiners MMMA, Assis DM, et al. Vigilância de fatores de risco e proteção para doenças e agravos não transmissíveis em município de pequeno porte, Brasil, 2010. Epidemiol Serv Saúde. 2012; 21(1):55-68.
31. Sousa LB, Torres CA, Pinheiro PNC, Pinheiro AKB. Práticas de educação em saúde no Brasil: a atuação da enfermagem. Rev Enferm Uerj. 2010; 18(1):55-60.
32. Ribeiro EM, Pires D, Blank VLG. A teorização sobre processo de trabalho em saúde como instrumental para análise do trabalho no Programa Saúde da Família. Cad Saúde Públ. 2004; 20(2):438-46.

5

Educação em saúde na prática dos profissionais de saúde: do individual ao coletivo

Claudia Bernardi Cesarino

PONTOS A APRENDER
1. A educação em saúde como prática social dos profissionais de saúde.
2. Condições básicas dos profissionais para a prática de educação em saúde.
3. A educação em saúde – seus desafios e perspectivas.

PALAVRAS-CHAVE
Educação, saúde, profissionais de saúde.

ESTRUTURA DOS TÓPICOS
Formação do profissional para atuação na educação em saúde. Prática social dos profissionais da saúde. Repensando a educação em saúde. Desafios e perspectivas para educação em saúde. Considerações finais. Referências.

FORMAÇÃO DO PROFISSIONAL PARA ATUAÇÃO NA EDUCAÇÃO EM SAÚDE

Ao se pensar na formação de profissionais da área de saúde, é imprescindível citar as Diretrizes Curriculares Nacionais,[1] que têm como objetivo formar um profissional com conhecimento generalista, humanista, crítico e reflexivo, sendo capaz de atuar pautando-se em princípios éticos, com senso de responsabilidade social e compromisso com a cidadania.

Para essa formação, é preciso envolver: atenção à saúde, tomada de decisões, comunicação, liderança, gestão e gerenciamento, educação permanente.

Nesse sentido, Silva et al.[2] destacam aspectos importantes a serem considerados na área de saúde:

- A articulação entre ensino, pesquisa e extensão para garantir um ensino crítico, reflexivo, criativo e a socialização do conhecimento produzido.
- Inserção do aluno precocemente em atividades práticas de forma integrada e interdisciplinar.
- Utilização de diferentes cenários de ensino-aprendizagem, permitindo ao aluno conhecer e vivenciar aspectos variados da organização, da prática e do trabalho em equipe multiprofissional.
- Valorização das dimensões éticas e humanísticas, desenvolvendo atitudes e valores orientados para a cidadania e a solidariedade.
- Definição de estratégias pedagógicas que articulem o saber, o saber fazer e o saber conviver, visando desenvolver o aprender a aprender, o aprender a ser, o aprender a fazer, o aprender a viver junto e o aprender a conhecer. Favorece também a reflexão sobre a realidade, as discussões e as relações interpessoais.

O mesmo autor destaca o papel do educador nos cursos de formação de profissionais da saúde, mas muitas vezes essa formação para a docência é considerada secundária, sendo negligenciada. Forma-se um educador, na maioria das vezes, como autodidata, incluindo imitação de professores que teve, sua experiência como aluno, suas crenças durante o processo de exercer a docência.

Nesse contexto, o educador pode não ter consciência da responsabilidade e da dimensão de sua participação na formação da pessoa do seu aluno, muito menos de sua influência na atuação profissional e nas relações interpessoais decorrentes.

É muito forte ainda a abordagem tradicional (Figura 1) nos processos de ensino e de aprendizagem, a qual coloca o professor como ator principal do processo, na posição de "dono do saber" e "transmissor de conhecimentos", e o aluno como mero "receptor", que ganha todos os saberes diretamente do professor e, assim, passa a reproduzi-los posteriormente. Paulo Freire (2001) a denominava "educação bancária", em que o professor é quem sabe e o aluno nada sabe (*tabula rasa*), cabendo ao primeiro transmitir o conhecimento ao segundo.[3]

O mundo mudou. Com a sociedade da informação, pautada nos avanços tecnológicos, na velocidade da informação, cabe ao educador outro papel: o de facilitador, mediador e gestor da aprendizagem, enquanto ao aluno cabe o papel de sujeito ativo, agente de seu próprio processo de construção de conhecimentos.

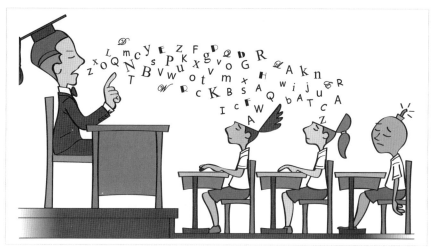
Figura 1. Educação bancária.[4]

Ressaltam Coll e Monereo[5] que a imagem de um professor transmissor de informação, protagonista central das trocas entre seus alunos e guardião do currículo, começa a entrar em crise em um mundo conectado por telas de computador. Sendo assim, o professor passa a ter o papel de seletor e gestor de recursos disponíveis, tutor e consultor no esclarecimento de dúvidas, orientado e guiado pela realização de projetos e mediador de debates e discussões. Dessa forma, ao pensar na educação que queremos em saúde, destacamos o questionamento voltado para a educação universal e libertadora, propondo as mudanças cabíveis. Precisamos criar ou inventar para que a educação chegue a ser efetiva.

Na prática da saúde, a educação tradicional repercute nos profissionais, por não refletirem e questionarem, e, assim, realizam trabalho rotineiro só de cuidar de doenças e não conseguem ver a pessoa holisticamente, com seus valores e crenças, para transformar aquela realidade, com o objetivo de trabalhar em prol da qualidade de vida, de estilos mais saudáveis de vida da população. A educação em saúde pode ser individual (nos consultórios, nas orientações individuais, numa visita domiciliar) e coletiva (em grupos de semelhantes ou diversos).

A educação em saúde é um campo multifacetado, para o qual convergem diversas concepções, tanto da área da educação quanto da saúde, as quais espelham diferentes compreensões do mundo, demarcadas por distintas posições político-filosóficas sobre o homem e a sociedade. A Organização Mundial da Saúde (OMS), em seu documento "Cuidados inovadores para as condições crônicas", enfatiza que o paciente portador de doença crônica necessita de cuidados planejados e orientações em saúde para que aprenda a cuidar de si mesmo em sua residência. Essa ação do profissional de saúde envolve tempo, cenário da saúde e cuidadores, além da educação em saúde. O paciente e seus familiares precisam de suporte, de apoio para a prevenção ou administração eficaz dos eventos crônicos, tanto individual como coletivo. A educação foi desenvolvida em duas dimensões: aprendizagem sobre as doenças, como evitá-las, seus efeitos sobre a saúde e como restabelecê-la, e a promoção da saúde pela Organização Mundial da Saúde, que inclui os fatores sociais que afetam a saúde.[6]

PRÁTICA SOCIAL DOS PROFISSIONAIS DA SAÚDE

Com a divisão técnica do trabalho nas sociedades capitalistas, a educação das diferentes classes sociais não se dá da mesma forma, sendo que os trabalhadores são capacitados a produzir para o capital (uns dirigem e outros são dirigidos).

Para compreender a educação, é preciso conhecer os nexos entre ser humano, cultura e formação. Gramsci[7] definiu que ser humano não é somente um fenômeno psicológico ou a síntese das relações existentes, mas a história dessas relações e o resumo de todo o passado.

A cultura é o modo de compreender o mundo e nele se situar, é como se vestir, é a forma de conviver com amigos e familiares, a maneira de cuidar e de curar as doenças, a culinária, os gostos, os valores, as crenças, as formas como são realizadas as diferentes tarefas do cotidiano. Um exemplo muito próximo de todos pode ser identificado quando se pensa nos saberes que possuem as classes menos favorecidas economicamente sobre o valor e a eficácia dos recursos terapêuticos da fitoterapia para o tratamento de certas doenças. São saberes que traduzem os modos como as populações historicamente cuidam da sua saúde, muitas vezes apagados, de forma autoritária, com o apoio da indústria médica farmacológica, que busca expandir seus lucros, como toda atividade produtiva em sociedades como a nossa. Recentemente, em virtude de muita luta, os recursos da fitoterapia passaram a compor, de forma integrada às técnicas da medicina ocidental modernas, a Política Nacional de Práticas Integrativas e Complementares (PNPIC), no Sistema Único de Saúde. Trata-se de reconhecer esses saberes.[8]

Esse exemplo mostra que o indivíduo que produz cultura tem a capacidade de intervir na realidade, não só para mantê-la tal como ela se apresenta, mas para rejeitá-la ou transformá-la. Sua capacidade de intervenção crítica, porém, dependerá do grau de consciência que ele tem dessa mesma realidade. Essa consciência exigirá ações em busca de resultados para os problemas da realidade, e, para agir, precisará saber para que age e com que meios pode agir, deixando claro o potencial da educação.

REPENSANDO A EDUCAÇÃO EM SAÚDE

A educação em saúde ampliada inclui políticas públicas, ambientes apropriados e reorientação dos serviços de saúde para além dos tratamentos clínicos e curativos, assim como propostas pedagógicas libertadoras, comprometidas com o desenvolvimento da solidariedade e da cidadania, orientando-se para ações cuja essência está na melhoria da qualidade de vida e na promoção do homem.

Ao nosso entender é necessário pensar a Educação e a Saúde não mais como uma educação sanitarizada (educação sanitária) ou localizada no interior da saúde (educação em saúde) ou ainda educação para a saúde (como se a saúde pudesse ser um estado que se atingisse depois de educado). É preciso recuperar a dimensão da Educação e da saúde/doença e estabelecer as articulações entre esses dois campos e os movimentos (organizados) sociais. E mais, como práticas sociais articuladas com as necessidades e possibilidades das classes populares na formulação de políticas sociais e das formas de organização social que lhes interessam.[9]

No Brasil, até o início da quarta década do século XX, as doenças infecciosas se destacavam como principal causa de óbito, respondendo por mais de 40% das mortes, enquanto a proporção de óbitos por doenças do aparelho circulatório e neoplasmas malignos eram respectivamente, 14,5 e 3,9%. Em 1986, as doenças do aparelho circulatório participaram como causa de 33,5% dos óbitos ocorridos seguidas das causas externas (14,85%) e das neoplasias (9,7%).[10]

Essa alteração de perfil epidemiológico não representa uma simples substituição das doenças crônicas (DC) pelas agudas nas referidas estatísticas, mas está calcada no processo que envolve inúmeros fatores biológicos e socioeconômicos, relacionados com a urbanização e a industrialização. Dessa forma, a visão das DC deve ser reorientada em torno do usuário e da família, precisando se estender para além dos limites da clínica e permear o ambiente doméstico e de trabalho dos usuários dos serviços de saúde.[11]

A maioria das condições crônicas é evitável, e muitas de suas complicações podem ser prevenidas. As estratégias para minimizar o surgimento das condições crônicas e complicações decorrentes incluem detecção precoce, aumento da prática de atividade física, redução do tabagismo e restrição do consumo excessivo de alimentos não saudáveis.

O aumento das DC está ocorrendo em virtude do progresso da saúde pública, das populações que estão envelhecendo e do número cada vez maior de pacientes que vivem por décadas com uma ou mais condições crônicas. No entanto, a urbanização, a adoção de estilos de vida pouco salutares e a comercialização mundial de produtos nocivos à saúde são fatores que contribuem para a exacerbação desses agravos. Caso não sejam adequadamente gerenciadas, as condições crônicas não só serão a primeira causa de incapacidades em todo o mundo até 2020, mas também se tornarão os problemas de saúde mais dispendiosos para os nossos sistemas de saúde. Nesse sentido, elas representam uma ameaça a todos os países em termos de saúde e economia.

As condições crônicas são interdependentes e estão relacionadas à pobreza, Elas dificultam a prestação de serviços de saúde em países em desenvolvimento que enfrentam as inconclusas agendas de saúde voltadas para doenças infecciosas agudas, subnutrição e saúde materna. Uma vez que o gerenciamento das condições crônicas requer mudanças no estilo de vida e no comportamento diário, isso reafirma a importância da educação como possibilidade de provocar, nos diferentes sujeitos da área da saúde, reflexões sobre o modo de agir, o trabalho em equipe, a qualidade da atenção individual e coletiva, e a organização do sistema de saúde como rede única.[12]

Dessa forma, o atendimento das condições crônicas deve ter o enfoque na qualidade de vida do usuário e de sua família, destacando-se o papel do paciente como um "produtor de saúde".[12] Os pacientes com problemas crônicos precisam de maior apoio, necessitam de cuidado planejado e de atenção capaz de prever suas necessidades, precisam de atenção integrada que envolva tempo, cenários da saúde e prestadores, além do aprimoramento dos profissionais de saúde para a prevenção e tratamento otimizado para as condições crônicas. Muitas doenças crônicas podem ser tratadas com intervenções de custo relativamente baixo, especialmente com a prática de ações preventivas[13].

O modelo atual de saúde, ainda hegemônico, caracteriza-se por focalizar a atenção na doença, centrado na assistência médica individual, fragmentada, especializada e direcionada à demanda espontânea. Da forma como está estruturado, mesmo com a expansão dos serviços em quantidade adequada aos parâmetros assistenciais, sua lógica de organização mantém o modelo dentro de um paradigma restrito, direcionado aos danos e, portanto, predominantemente no campo curativo.[15]

Assim, a atuação dos profissionais de saúde não deve estar pautada no modelo biomédico, mas voltada para a pessoa, vivenciando o seu processo de saúde-doença, com enfoque na promoção do bem-estar e da saúde, direcionada ao ser humano e não à doença.[16] É verdade que as possibilidades de avançar no desenvolvimento de práticas humanizadas são maiores quando não há excesso de demanda para uma pequena equipe em condições precárias de trabalho, quando a gestão favorece a organização do trabalho coletivo, de modo participativo e inovador, quando a equipe trabalha de modo interdisciplinar e democrático, e não de modo subordinado e sofrido. Assim, sabe-se que o Estado, as instituições e os processos estruturados interferem o tempo todo nas relações e ações dos sujeitos, mas estas são produzidas pela práxis desses mesmos sujeitos ao longo da história e a cada momento dela.

Na perspectiva de superar esse dilema, muitos municípios utilizam a Estratégia Saúde da Família (ESF) para a reorganização da prática assistencial em novas bases e critérios, caracterizando-se como a principal resposta, ofertada no âmbito da assistência pelos órgãos governamentais, para superação da crise do modelo atual de atenção à saúde.[17]

A ESF é constituída por uma equipe que produz intervenções necessárias na oferta de cuidados à saúde junto aos usuários, família e comunidade, desenvolvendo o trabalho coletivo que inclui as determinações biopsicossociais de saúde-doença. A assistência à saúde passa a ter característica de trabalho coletivo, sendo que a interdisciplinaridade e a multiprofissionalidade são elementos necessários no seu desenvolvimento.[18]

DESAFIOS E PERSPECTIVAS PARA EDUCAÇÃO EM SAÚDE

A atenção universal, equânime e integral à saúde traz implícita em sua concepção básica um significado muito mais profundo que a simples reorganização e manutenção da rede de serviços de saúde. A melhoria qualitativa dos serviços ofertados, a democratização do conhecimento, a utilização de recursos humanos não especializados e de tecnologia simplificada, e a participação da população na definição dos problemas de saúde e das prioridades e estratégias a serem implementadas são ideias norteadoras da nova filosofia sanitária brasileira.

Obter profissionais aptos a trabalharem nessa nova filosofia é difícil, pois se tem o reflexo do modelo de formação desses profissionais: hospitalocêntrico, biologicista, medicocentrado, fragmentado, que utiliza metodologia de ensino verticalizada e não problematizadora ou, como dito por Freire, uma "educação bancária".[19]

Diante do exposto, surgiu a educação permanente, atualmente informação permanente, que consiste num processo pedagógico que adquire, atualiza conhecimentos e habilidades, desenvolve competências de gestão e de cuidado na atenção básica (AB), partindo dos problemas e desafios enfrentados no processo de trabalho, envolvendo práticas que possam ser definidas por múltiplos fatores, conhecimento, valores, relações de poder, planejamento e organização do trabalho, entre outros. Nela são considerados os elementos que fazem sentido para os atores envolvidos, sendo uma aprendizagem significativa.

Essa educação possui como pressuposto a programação ascendente, que parte da análise coletiva dos processos de trabalho, levantando os nós críticos a serem enfrentados na atenção e/ou na gestão, possibilitando a construção de estratégias contextualizadas que promovam o diálogo entre as políticas gerais e a singularidade dos lugares e das pessoas, estimulando experiências inovadoras na gestão do cuidado e dos serviços de saúde. A educação permanente deve ser constitutiva da qualificação das práticas de cuidado, gestão e participação popular. Nesse sentido, a educação permanente é a educação no trabalho, pelo trabalho e para o trabalho nos diferentes serviços, cuja finalidade é melhorar a saúde da população.[20]

O ponto de partida não será a sala de aula, mas a realidade social mais ampla e, nela, o trabalho em saúde. A leitura crítica dessa realidade torna possível apontar um novo pensar e agir pedagógicos. O aluno trabalhador precisará ser desafiado e sensibilizado a identificar a essência dos problemas, e, para isso, é preciso ouvi-lo, conhecer o que ele conhece e pensa sobre o que está sendo discutido. Será necessário buscar as relações entre os conteúdos e as experiências trazidas, sem o que não há apropriação significativa pelos alunos. "Neste caminhar, professor e alunos refazem-se reciprocamente na busca de respostas para os problemas que a prática social e os conteúdos lhes vão apresentando."[21]

Os modelos pedagógicos que devem fundamentar as nossas ações educativas são as pedagogias críticas brasileiras do século XX: a *pedagogia Paulo Freire* e a *pedagogia histórico-crítica Saviani*. Essas pedagogias críticas defendem que a educação se relaciona de forma dialética com a sociedade, isto é, a educação é influenciada, mas é também capaz de influenciar o todo social, em que as transformações sociais estão condicionadas à transformação crítica de conteúdos abstratos em conteúdos reais e concretos; a prática social é ponto de partida e de chegada de uma formação; vê o indivíduo como criação da história, nas suas relações com outros indivíduos de determinada realidade social.

Freire,[22] em seu modelo da educação conscientizadora, propicia o desenvolvimento do homem como um todo, tornando-o agente de sua própria transformação. Assim, elimina de sua pedagogia a concepção tradicional da educação, que possui métodos centrados na autoridade do educador, o qual detém o saber. Propõe uma educação conscientizadora, que parte da experiência e da percepção do educando.

A educação conscientizadora de Freire[22] se realiza no chamado "círculo de cultura", formado por um grupo de pessoas que se reúne para aprender a ler e escrever ou para discutir seu trabalho, a realidade local ou nacional. O método de Paulo Freire é ativo, dialogal e crítico, proporciona conhecer como os usuários e os profissionais de saúde pensam a sua realidade, o que pensam sobre ela, de modo que ao tomar consciência sejam criadores de cultura. Assim, trata-se de construir uma educação transformadora, em que o elemento norteador seja o diálogo do pesquisador com os sujeitos do estudo, numa relação horizontal. Assim, em lugar da escola, diz "círculo de cultura". Em lugar de professor, "coordenador de debates". Em lugar de aluno, "participante de grupo". Em lugar dos pontos e de programas alienados, a "programação compacta e codificada" em unidades de aprendizado.

Paulo Freire destaca que a teoria e a prática são indissociáveis, pois a prática não é a teoria em si mesma, e, sem ela, a teoria corre o risco de perder o tempo de aferir sua própria validade, como também a possibilidade de refazer-se. No fundo, teoria e prática, em suas relações, se necessitam e se completam. Nesse sentido, existe sempre, embutida na prática, certa teoria escondida.[22]

A reflexão não se faz no vazio, no abstrato, mas sobre os homens e sua relação com o mundo, o que significa refletir juntos sobre todas as dimensões de sua vida, de maneira que se faça um esforço permanente por meio do qual eles percebam, criticamente, "como estão sendo no mundo, com que e em que se acham".[23]

Na perspectiva freireana, é preciso analisar, interpretar, olhar a prática pelo avesso e pelo direito, das partes para o todo, porque a observação imediata de uma prática e da própria realidade não nos permite compreendê-la profundamente.

CONSIDERAÇÕES FINAIS

A educação em saúde sempre foi um tema de interesse, que inquieta, sobretudo quando se quer rever as intervenções educativas, que na verdade é buscar transformações necessárias para uma outra realidade e melhoria na prática social.

Freire destaca:

> O homem não pode participar ativamente na história, na sociedade, na transformação da realidade se não for julgado a tomar consciência da realidade e da sua própria capacidade para a transformação. [...] Ninguém luta contra forças que não entende, cuja importância não meça, cujas formas e contornos não discirna. A realidade não pode ser modificada senão quando o homem descobre que é modificável e que ele o pode fazer.[24]

Faz-se necessária uma reflexão das ações educativas e que estas permitam vislumbrar uma forma de melhorar a realidade com a qual se depara diariamente nas unidades e instituições de saúde. Os desafios são muitos para se formar um profissional que realize ações de educação em saúde ligadas a modos mais democráticos, de interesse da comunidade, num contexto dinâmico e coletivo, ações educativas que sejam individuais ou em grupos, mas ao mesmo tempo significativas e com vistas a transformações conscientes e cidadãs.

REFERÊNCIAS

1. Conselho Nacional de Educação. Câmara de Educação Superior. Resolução CNE/CES n. 3, de 7 de novembro de 2001. Institui as Diretrizes Curriculares Nacionais do curso de graduação em enfermagem. Diário Oficial da República Federativa da União. Brasília, 9 nov. 2001. Seção 1, p. 37.

2. Silva MG, Fernandes JD, Teixeira GAS, Silva RMO. Processo de formação da(o) enfermeira(o) na contemporaneidade: desafios e perspectivas. Texto Contexto Enferm. 2010; 19(1):176-84.
3. Freire P. Pedagogia do oprimido. 31. ed. Rio de Janeiro: Paz e Terra; 2001.
4. <http://educador.brasilescola.com/trabalho-docente/tendencias-pedagogicas-brasileiras.htm>. Acesso em: 20 out. 2015.
5. Coll C, Monereo C. Educação e aprendizagem no século XXI: novas ferramentas, novos cenários, novas finalidades. In: Coll C, Monero C. Psicologia da educação virtual: aprender e ensinar com as tecnologias da informação e da comunicação. Porto Alegre: Artmed; 2010.
6. Organização Mundial da Saúde. Cuidados inovadores para condições crônicas: componentes estruturais de ação. Brasília (DF): Relatório Mundial; 2003.
7. Gramsci A. Cadernos do cárcere: introdução ao estudo de filosofia. Vol.1, A filosofia de Benedetto Croce. 3. ed. Rio de Janeiro: Civilização Brasileira; 2004.
8. Ministério da Saúde (BR). Portaria n. 971 de 3 de maio de 2006. Brasília, 2006a.
9. Schall VT, Struchiner M. Educação em saúde: novas perspectivas. Cad. Saúde Pública [on-line]. 1999; 15(2).
10. WHO. Organização Mundial da Saúde. 2005. <http://w3.whosea.org/EN/Section10/Section20/Section66_6480.htm>. Acesso em: 8 jul. 2013.
11. Ministério da Saúde (BR). Política Nacional de Humanização 2003. Disponível em: <http://portal.saude.gov.br/saude/area.cfm?id_area=1342>. Acesso em: 8 jul. 2013.
12. Holman H, Lorig K. Patients as partners in managing chronic disease. BMJ. 2000; 320:526-27.
13. Macroeconomics and health: investing in health for economic development. Relatório da Comissão de Macroeconomia e Saúde, 2001.
14. <http://rmaodontologia.com.br/blog/>. Acesso em: 20 out. 2015.
15. Ministério da Saúde (BR). Saúde da família: uma estratégia para reorientação do modelo assistencial. Brasília: Ministério da Saúde; 1998.
16. Gazzinelli MF, Gazzinelli A, Reis DC, Penna CMM. Educação em saúde: conhecimentos, representações sociais e experiências da doença. Cad Saúde Pública. 2005; 21(1):200-6.
17. Franco TB, Merhy EE. Programa de Saúde da Família (PSF): contradições de um programa destinado à mudança do modelo tecnoassistencial. In: Merhy EE, Magalhães Júnior EM, Rimoli J et al. O trabalho em saúde: olhando e experienciando o SUS no cotidiano. São Paulo: Hucitec; 2003. p. 55-123.
18. Merhy EE. Em busca da qualidade dos serviços de saúde: os serviços de porta aberta para a saúde e o modelo tecnoassistencial em defesa da vida. In: Cecílio LCO, org. Inventando a mudança na saúde. São Paulo: Hucitec; 1994. p. 117-160.
19. Cutolo LRA. Estilo de pensamento em educação médica: um estudo do currículo do curso de graduação em medicina da UFSC. 2000. Tese. Florianópolis: UFSC; 2000.
20. Portaria n. 2.488 de 21/10/2011. Educação permanente 978.
21. Gasparin JL. Uma didática para a pedagogia histórico-crítica. Campinas: Autores Associados; 2005. p. 23.
22. Freire P. Educação como prática da liberdade. 2. ed. Rio de Janeiro: Paz e Terra; 1999.
23. Freire P. Ação cultural para a liberdade e outros escritos. 9. ed. Rio de Janeiro: Paz e Terra; 2001.
24. Freire P. A mensagem de Paulo Freire: textos de Paulo Freire selecionados pelo Inodep. São Paulo: Nova Crítica; 1977. p. 48.

6

Técnicas e dinâmicas de grupo para a prática de educação em saúde

Vânia Del'Arco Paschoal
Susilene Maria Tonelli Nardi

PONTOS A APRENDER
1. Elementos da construção e maior participação em atividades de educação em saúde.
2. Principais técnicas didáticas baseadas em experiências relevantes na condução de grupos de educação em saúde.

PALAVRAS-CHAVE
Educação, técnicas didáticas, objetivos educacionais, planejamento didático, exercícios, reflexão, dramatização, avaliação.

ESTRUTURA DOS TÓPICOS
Introdução. Como deixar as ações de educação em saúde mais participativas. Categorias das técnicas. Técnicas de aquecimento/entrosamento. Técnicas de sensibilização. Técnicas com exercícios de desafios. Técnicas de reflexão e aprofundamento. Técnicas de dramatização. Técnicas de avaliação. Acesso ao uso da internet. Considerações finais. Referências.

INTRODUÇÃO

Este capítulo trata de uma breve fundamentação pedagógica das técnicas didáticas para abordar as ações de educação em saúde, com os mais variados grupos ou indivíduos.

Como base, o educador como condutor de ações de ensino-aprendizagem deve pensar minuciosamente e saber como proceder para deixar as atividades mais participativas.

Há que realizar um bom planejamento didático, definindo qual será o público-alvo, os objetivos, o tempo/espaço/número de participantes, o tema/conteúdo, a metodologia, as estratégias, as regras gerais para a aplicação das dinâmicas de grupo. Outro aspecto importante é a definição de quais técnicas serão usadas nas ações de educação em saúde. Algumas questões vão pairar. Para que servem as técnicas e como utilizar cada uma de suas modalidades (por exemplo, as de aquecimento/entrosamento, sensibilização, reflexão e aprofundamento, com exercícios de desafios, de dramatização e de avaliação)?

Certa vez, uma colega disse que precisava de uma "dinâmica" para uma aula sobre saúde da criança. Fiquei imaginando o que ela desejava: uma técnica de introdução ao tema, mas qual tema? Um grupo de discussão, mas quem seria o público-alvo? Que objetivo ela gostaria de alcançar? De que material ela dispunha no momento? Em qual ambiente a apresentação ocorreria? Ela não sabia que essa estratégia, a dinâmica de grupo, não se tira do nada ou simplesmente se inventa algo qualquer para dar movimento às aulas, reuniões, cursos tradicionais e, dessa forma, diz-se que criou uma aula participativa.

A técnica deve ser desenvolvida junto com o planejamento da aula (ou até do plano de ensino, como um todo), do tema, senão se incorre no risco de ser uma brincadeira em grupo, uma bagunça em sala de aula, perda de tempo e, ao final, não se consegue o desejado. Aquilo que seria o facilitador do aprendizado vira um obstáculo para o seu êxito. É como se as coisas não se encaixassem no todo, como na Figura 1.

Nas dinâmicas de grupo, encontra-se a oportunidade de falar o que se pensa e ouvir novas ideias sobre o mesmo assunto. É o momento em que crescem as possibilidades de aprendizado. O processo de ensinar de forma afetiva requer a investigação de estratégias diferentes, para ajudar os participantes a encontrarem a conexão entre o que se propõe e a sua realidade. É a possibilidade de "quebrar camadas impenetráveis", permitindo assim que o processo de aprendizado atinja as habilidades de percepção, pensamento, sentimento, criação e intuição,[2] e isso exige conhecimento do facilitador.

Sabe-se que transformar dados em informações é tarefa árdua. O professor (facilitador) agindo como facilitador tem uma tarefa difícil pela frente, pois deve adquirir competência, desde conhecer bem os conteúdos até criar habilidade de organizar o contexto da aprendizagem e definir as estratégias de ensino.[3]

O uso de técnicas didáticas envolve as pessoas, retirando-as do seu mundo habitual, da sua linguagem, do seu dia a dia, fazendo com que elas vivenciem novas e diferentes experiências. Pode levar o indivíduo a ter contato com seus sentimentos mais profundos, com sua capacidade de discutir, indagar, raciocinar. Pode voltar a ser criança ou tornar-se um idoso. A Figura 2 aponta a discussão e a interação de um grupo.

6 Técnicas e dinâmicas de grupo para a prática de educação em saúde 107

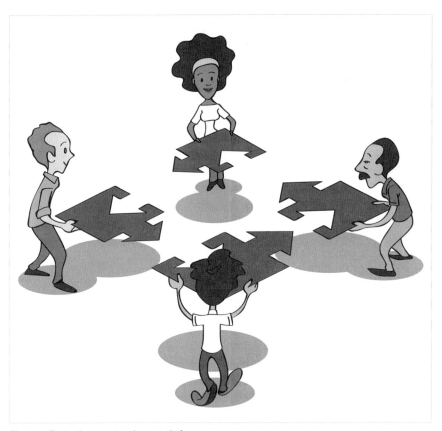

Figura 1. Partes importantes de um todo.[1]

No sentido do coletivo, nos trabalhos educativos das Unidades Básicas de Saúde (UBS), as técnicas ajudam determinada população na aproximação e compreensão de seus problemas locais, dentro de sua realidade, com o imenso valor social, aumentando a capacidade de transformar quem ouve e quem vê.

Ao facilitador, portanto, cabe a responsabilidade de organizar de forma sistemática, objetiva e original os encontros de grupos promovendo o desenrolar do aprendizado.

Um exemplo da utilização de técnicas para o ensino é relatado no site do TED-Ideas Worth Spreading,[5] que mostra os resultados da criação da "Universidade dos Pés Descalços", para pessoas pobres, na Índia, cuja metodologia de ensino está baseada em técnicas de reuniões grupais.

Trabalhar com dinâmicas de grupo não é fácil, mas os resultados são sempre reveladores. Geralmente, nunca se espera tanto do aprendiz, tanta compe-

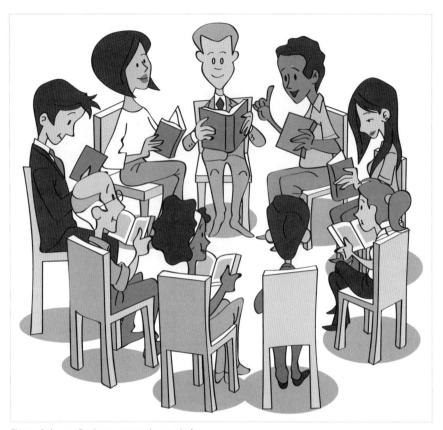

Figura 2. Interação de um grupo de estudo.[4]

tência demonstrada quando se obtêm os resultados após uma aplicação sistematizada de trabalhos em grupo, enfatizando o que Paulo Freire dizia: "Uma das mais significativas vantagens dos seres humanos – a de se terem tornado capazes de ir além de seus condicionamentos."[6,7]

A dinâmica de grupo é uma ferramenta utilizada para aumentar a percepção e estimular a aprendizagem de novos comportamentos. Por essa razão, a ação do facilitador também deve partir do seu próprio ser. Centrar-se no outro é uma característica importante para trabalhar em grupos com estratégias definidas, afinal "não pode acompanhar os outros se não se acompanha; não pode testemunhar o outro quem não se testemunha [...] seremos capazes de facilitar o caminhar do outro tão somente até onde nós mesmos nos encontramos".[8] A dinâmica de grupo tem se mostrado uma ferramenta de amplo espectro e de fácil aceitação pelo grupo a que se destina.

Ao utilizar as dinâmicas de grupo como recurso pedagógico, o facilitador colabora para ampliar o conhecimento individual e interpessoal, propor a reflexão sobre atitudes e condutas no plano da inter-relação, permitindo a reflexão e a experimentação de situações desafiadoras, a capacidade de negociação, o trabalho em equipe, a liderança, a tomada de decisão e a iniciativa, além de estimular a autonomia para que o grupo ou o indivíduo desempenhe suas funções com habilidades, alegria e segurança, aumentando assim o comprometimento com a função desenvolvida.

A experiência permite afirmar que os participantes testemunham inúmeras vezes que as dinâmicas de grupo, em especial quando são aplicadas de maneira sistemática, aumentam a criatividade, provocam relaxamento, descontração, renovam o vigor, permitem o crescimento individual, despertam a tolerância com as diferenças, melhoram a integração no ambiente de trabalho e colaboram para que os indivíduos reflitam sobre as atitudes diárias.

O contexto no qual o facilitador está envolvido, ou seja, a instituição, empresa ou similar, deve compreender, provendo materiais, espaço próprio ou adequado. Quando a proposta de iniciar um projeto de aplicação de dinâmicas não é bem aceita pelos superiores, as dificuldades aparecem, os envolvidos não se entregam à atividade e não dão seguimento, impedindo o crescimento coletivo.

O facilitador necessita estar atento às facilidades e dificuldades que advirão com a possibilidade de implantar um projeto que inclui o uso desse recurso pedagógico, devendo estar organizado o suficiente para criar um clima de segurança e aconchego para os participantes. Da mesma forma, se porventura o facilitador não prepara e organiza a atividade com antecedência, provendo as necessidades que ela exige, esse fato pode ser gerador de insegurança e instabilidade no grupo, desviando-se do objetivo final, que é criar um espaço intimista para facilitar a integração, a externalização de sentimentos, a troca de experiências e de convívio.

Certa vez, ao participar de uma dinâmica de grupo, o facilitador propôs uma competição entre dois grupos. A atividade exigia espaço para os participantes se deslocarem com rapidez e agilidade. Com alegria, todos os participantes atentamente escutavam as orientações do facilitador, que, ao dar o sinal de que a atividade ia começar, deparou-se com a impossibilidade de seguir adiante, pois o espaço não permitia a mobilização dos grupos, de maneira que poderia colocar os participantes em risco de se chocarem, caírem ou se machucarem. A atividade foi interrompida e o facilitador imediatamente (e com muita habilidade) propôs uma nova dinâmica.

O facilitador/educador deve ser habilidoso e criativo o suficiente para contornar as variadas situações que lhe são impostas, seja um espaço inadequado, seja a negação dos participantes a aceitar a dinâmica proposta, a falta de material, encontrar número maior ou menor de participantes do que previa, a adaptação da dinâmica de acordo com a idade dos participantes. Essas situações e tantas outras não elencadas aqui fazem parte da atividade rotineira de um facilitador, sobretudo nas ações de educação em saúde que se aventurem pela arte de aplicar dinâmicas de grupo.

COMO DEIXAR AS AÇÕES DE EDUCAÇÃO EM SAÚDE MAIS PARTICIPATIVAS

Planejamento didático

Em qualquer ação educativa, planejar é necessário. É o processo de decidir o que fazer de forma intencional e sistemática. É também a escolha organizada dos melhores meios e maneiras de alcançar os objetivos educativos propostos.[9] Quanto mais adequado estiver o planejamento, mais atividades coerentes vão ocorrer, o que dá maior chance de atingir os objetivos propostos.

O planejamento evita a improvisação, a rotina, assegura eficiência e integridade com o compromisso de educar. Ele deve ter previsibilidade do cumprimento de seus objetivos e não pode ser acidental. Somente assim a aprendizagem terá real significância.[10]

Aprende-se de forma difusa, em nossas vivências do dia a dia, no que se lê, vê, escuta e estuda. Mas, quando se pensa em processo educativo, quando se tem um objetivo a ser recomendado ou atingido (como, por exemplo, ensinar como fazer a autoaplicação de insulina ou o porquê do exercício físico para manter a saúde ou por que manter atitude positiva perante as dificuldades da vida), a metodologia carece de sistematização.

Pode-se começar suprindo "necessidades específicas", tantos dos participantes como de temas e de situações. Muitas vezes, *são os próprios membros da equipe* (alunos/usuários) que devem sugerir os temas, como, por exemplo, as dificuldades que uma população encontra na coleta seletiva de lixo, e sobre esse tópico elaborar o programa.

De outra vez, já existindo um assunto proposto, um objetivo a ser contemplado, como um grupo de gestantes, a estrutura da atividade será delineada a partir daí. Iniciar o programa fazendo o diagnóstico sincero da realidade da população-alvo é imprescindível, e ele deve ser "elaborado de forma consciente e comprometida com os interesses e necessidades dos sujeitos envolvidos".[7] A Figura 3 aponta a interação de um grupo com o profissional de saúde.

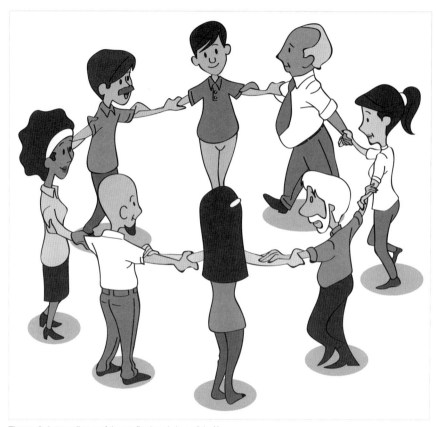

Figura 3. Interação usuário-profissional de saúde.[11]

Público-alvo

Quem é o público-alvo? Homens, mulheres, crianças? Que história de vida têm essas pessoas? De que elas necessitam na ação de educação em saúde? O que será que esperam? O que vão fazer do conhecimento adquirido? Qual a finalidade desse conhecimento para elas? Quanto mais perguntas forem respondidas antes do planejamento das ações de educação em saúde, mais chances de acertos haverá.

Aprender é estar com o outro, pois ninguém sabe tudo, ninguém ignora tudo, e a contribuição só é válida na medida em que se é capaz de partir do nível em que a massa está e aprender com ela.[7]

Certa vez, uma aluna de graduação preparou um material interessante sobre uso de drogas ilícitas e gestação. Pesquisou, caprichou no álbum seriado. Quando estava ministrando a aula (um pouco nervosa, pois era a primeira vez), falou que quando as mulheres que fazem uso de maconha, *crack* e cocaína engravidam, têm vários problemas de saúde, bem como, no futuro, o seu bebê também. Para deixar a aula mais "participativa", perguntou: "Vocês têm algum conhecimento sobre isso?" E uma das senhoras presentes disse: "Sim, minha cunhada faz uso dessas drogas, tem três filhos e, com a graça de Deus, todos muito saudáveis." A partir daí, provavelmente, pouca informação foi fixada pelas outras mulheres, mostrando que primeiro é preciso entender o universo contextual das pessoas para depois dar orientações.

Outro cuidado que Paulo Freire sugeria era entrar em contato sempre a partir do conhecimento ou da visão do outro, no sentido de desmontar a visão mágica que existe, com cuidado, pois às vezes a população não tem ainda a possibilidade de engajamento.[7]

Objetivos

Após o reconhecimento do sujeito da ação educativa em saúde, faz-se necessário determinar os objetivos a serem atingidos com essa atuação.

Por que falar sobre isso? O que se pretende atingir com o tema? Pensar o que se deseja para os usuários/clientes/pacientes.

O objetivo geral de uma ação de educação em saúde deve se referir à busca de mudança esperada da população-alvo, seja indivíduo, família ou coletividade.

A taxonomia de Bloom pode ajudar a encontrar os verbos que criam o objetivo ideal.[12,13] Já os objetivos específicos devem mencionar um comportamento – perspectiva de transformações, que sejam observáveis, palpáveis, avaliáveis.

Para que os objetivos sejam atendidos, pode-se também optar por descrevê-los de maneira mais detalhada, determinando de que forma se pretende favorecer o educando. Qual o nível de assimilação dos conteúdos, de conhecimentos e habilidades que se pretende alcançar? Qual o grau de apropriação que se espera atingir? Qual a familiarização do assunto? Há reprodução (próxima de como se ensinou) do que foi explicado? Há assimilação (o desenvolvimento de algo já diferente do que foi revelado) de algo específico? Ou existe a criação de algo novo, partindo do que foi objetivado? Qual nível de profundidade se espera atingir, que visão se pretende com esse conteúdo ou grupo de encontros? Definindo-se tais aspectos, pode-se ter mais claro o que se pretende, como e de que forma se ambiciona chegar lá.[3]

Imagine-se uma empresa que acaba de contratar ou receber funcionários novos. O facilitador pode, por meio de dinâmicas, proporcionar conforto e fazer com que os ingressantes se sintam acolhidos, que compreendam qual a estrutura de funcionamento ou as relações interpessoais que ali ocorrem, que consigam compreender que naquela empresa existem permissões e restrições como em qualquer outra.

Se os objetivos da reunião/grupos não estiverem claros, pelo menos para o facilitador, não se pode utilizar as dinâmicas como recurso para ampliar o conhecimento e a visão sobre o comportamento dos novos funcionários ou direcionar determinado funcionário para um setor ou atividade específica onde suas potencialidades possam ser mais bem exploradas.

Tempo, espaço e número de participantes

É importante distribuir bem o tema que se pretende pelo tempo disponível, observando se o ambiente físico e o número de participantes são compatíveis.

Tema ou conteúdo a ser abordado

Após a determinação das condições em que se desenvolverá a ação de educação em saúde, define-se o tema e, assim, deve-se organizar de forma sequencial os conteúdos. A definição de temas deve ser o mais democrática possível, de modo que a expectativa atinja o usuário/paciente. Por isso, quanto mais esse ator (o usuário) puder participar, melhor, pois ele é o principal interessado, ao menos nos momentos iniciais das ações educativas em saúde porque, quando do seu interesse, os temas podem ser motivadores, influenciadores da sua adesão à atividade em questão.

Sendo o tema escolhido pelo sujeito ou apontado pelos profissionais de saúde, a melhor forma de desenvolvê-lo é criar curiosidade e interesse sobre ele, vinculá-lo aos objetivos a serem atingidos, dar significado, relacioná-lo às experiências pessoais, ser pertinente ao público-alvo e, além disso, ter flexibilidade na ocasião.

Para facilitar a ordenação, o assunto deve ser estudado e refletido, interligando as ideias geradas com o tema central e o tempo disponível. Uma das maneiras para ordenar as ideias sobre determinado assunto é fazer várias perguntas sobre o tema. Por exemplo, se a atividade é sobre hanseníase, as perguntas sobre o tema devem permear o direcionamento da exposição. O que é essa doença? Como se pega? Que cuidado há de se tomar para não contrair? Tem tratamento? Que tipo de tratamento? Tem complicações? De que tipo? Quais cuidados no tratamento? O que é preciso para evitar complicações?

Esses e outros questionamentos podem colaborar para que mentalmente o facilitador se coloque na posição de seu público-alvo, mas consultar esse público é o correto, abstraindo dele suas necessidades, suas vontades. Quando o facilitador encontra as respostas para as perguntas feitas por ele e o usuário, é possível conseguir ao mesmo tempo delimitar o assunto que se propôs trabalhar com aquele grupo.

Metodologia

A metodologia na condução de um grupo de educação em saúde precisa ser ativa e participativa. O grupo educativo deve ter temas livres e selecionados no momento da reunião. O papel do facilitador é coordenar os assuntos, sistematizar para que a ação de educação em saúde não seja ora repetitiva, ora sem conteúdo ou distante da realidade dos participantes.

As atividades (no caso do grupo de educação em saúde) devem conter um dinamismo ímpar, a seleção das melhores ferramentas para se aprender, uma administração do tempo útil de forma que o tema desenvolvido tenha começo, meio e fim.[10]

Estratégias

A escolha das estratégias adequadas deve levar em conta os valores culturais de seu grupo com "linguagem clara, precisa e contextualizada",[3] pois o objetivo é fazer o indivíduo vivenciar e/ou aproximá-lo o máximo possível do conteúdo/tema.

Por meio de métodos e experiências próprias, o facilitador ajuda na busca da independência, pela responsabilidade e pelo compartilhamento dos conhecimentos e reforça a autoestima.[10]

São as técnicas didáticas e os recursos audiovisuais que podem transformar o conteúdo (tema) em algo incentivador para o usuário. No caso dos recursos audiovisuais de baixo ou alto custo, pode-se citar: quadro de giz/caneta, cartaz, filme, álbum seriado ou folhas de *flip-chart*, multimídia e internet. A escolha dos recursos e técnicas didáticas depende do objetivo a que se propõe na ação educativa em saúde.

As técnicas didáticas surgem da necessidade de favorecer o aprendizado, a fixação, a compreensão do aluno, pois se acredita que ao dizer, discutir e em seguida fazer, a memória registra melhor.

É importante destacar que as dinâmicas não são brincadeiras, mas técnicas com conteúdo a serem planejadas e, ao aplicá-las, o facilitador deve viver o que diz e aprender de novo a cada momento, ficando nu de conhecimento, e depois testar o que sabe com o que aprendeu com o outro.[6] Sugerem-se aqui algumas regras gerais para facilitar uma dinâmica de grupo:

- O material utilizado deve ter a quantidade suficiente para todas as pessoas, e o seu preparo deve ser realizado antes da aplicação para não desmotivar os participantes.
- Antes de dividir os grupos, se for o caso, orientar sobre o que deve ser realizado. Explicar exatamente como será o tema, a realização da tarefa, o ma-

terial utilizado, o que se espera dos participantes como resultado (relato final oral ou por escrito, tempo cronometrado, desenho, painel e outros), o tempo previsto e, no final, a divisão dos grupos de trabalho. As orientações podem ser dadas duas vezes seguidas, e os participantes devem estar atentos às orientações do facilitador.
- O uso de música lenta ou agitada, conforme o evento, pode ajudar na concentração e motivação.
- Após o término da atividade grupal, sempre se deve finalizar com a fala do facilitador, resumindo o conteúdo levantado pela assembleia, para a assimilação de todos dos conteúdos objetivados.

Como organizar os grupos educativos

Há diferentes formas de constituir grupos para o trabalho a que se propõe, podendo ou não ter material à sua disposição. Observar que deve ser destinado tempo para a atividade de estudo e discussão no grupo. Por sua vez, a divisão do grupo, quando necessária, deve ser rápida. Alguns exemplos:

1. Em um círculo, para constituir duplas, o participante se unirá à pessoa do seu lado direito.
2. Entregar na entrada da sala ou no início da atividade uma figura colada num papel A4 e recortada em formato irregular, pedir para as pessoas encontrarem um par ou, caso queiram, anexar-se a um grupo maior, recortar em mais pedaços a figura, como quebra-cabeça. Observar que o número de figuras deve ser o mesmo de pessoas.
3. Em um círculo, entregar um cartão ou contar apontando para a pessoa um número entre um e a quantidade de grupos que deseja e depois agrupá-los na sala.
4. Pedir para que as pessoas caminhem em círculo na sala e olhem-se nos olhos, e depois que fiquem perto da pessoa a quem mais se afeiçoou. Pode-se colocar uma música e, quando ela terminar, as pessoas podem se agrupar.
5. Separar os grupos por cores diferentes do crachá/pulseira/pasta, que pode ser entregue na entrada da sala.
6. Colocar uma música agitada e pedir que os participantes andem pela sala. Metade deles deve tocar em qualquer parte do corpo e tocar de leve os demais participantes, que estão apenas andando na sala sem tocar em ninguém. O facilitador interrompe a música e o participante se unirá à pessoa em quem tocou pela última vez.

CATEGORIAS DAS TÉCNICAS

Todas as técnicas devem estar relacionadas com o tema estudado. Elas devem ser criadas a partir dos objetivos propostos. Aqui se apontam algumas, para facilitar o desenvolvimento dos grupos e encontros na aplicação das dinâmicas de grupo.

São exemplos: técnicas de aquecimento/entrosamento, técnicas de sensibilização, técnicas com exercícios de desafio, técnicas de reflexão e aprofundamento, técnicas de dramatização e técnicas de avaliação.

A seguir são apresentadas as técnicas de acordo com as suas categorias.

TÉCNICAS DE AQUECIMENTO/ENTROSAMENTO

O uso dessas técnicas se dá no início das atividades ou quando há necessidade de descontração ou concentração e para grupos que ainda não se conhecem. Essas técnicas podem ser criadas a partir das necessidades do grupo e ter afinidade com o tema geral escolhido para o dia. A seguir se apresentam algumas técnicas.

Acelerando o pensamento

Objetivos
  Estimular a rapidez nas respostas. Acelerar o ritmo do pensamento. Favorecer concentração, atenção, criatividade e memória.
Temas que podem ser trabalhados
  Temas ligados à reflexão sobre como lidar com a pressão ou a exigência a uma ação e resposta rápida. Atenção, concentração e memória.
Número de participantes
  5-15 pessoas.
Material utilizado
  Nenhum.
Espaço físico
  Sala ou espaço para acomodar os participantes em pé ou sentados.
Tempo de execução
  15-30 minutos.
Desenvolvimento da técnica
  O monitor escolhe uma pessoa do grupo e pede-lhe que responda às perguntas com palavras que comecem com uma letra indicada. Por exemplo: "Adalberto, responda às perguntas que farei sempre utilizando a letra F". Seu nome? "Fábio." Profissão? "Ferreiro."; De onde vem? "Fernando de Noronha." Para onde vai? "França." A qualquer hesitação na resposta (que deve ser espontânea) ou respos-

ta errada, o jogo recomeça com outro indivíduo do grupo. Entre os diferentes temas para o aquecimento pode-se escolher temas relacionados à saúde (tipos de exercício, nomes de doença mais conhecidos, nomes de alimentos saudáveis). O facilitador faz o fechamento e introduz o tema proposto à reunião.

Dicas

Com um grupo menor de participantes, as letras podem ser trocadas a cada rodada ou, ainda, pode-se explorar ao máximo a mesma letra até que o monitor perceba que as respostas estão se esgotando. Essa técnica também pode ser de aquecimento.

Bem-me-quer[14] (adaptada)

Objetivos

Propiciar momentos de descontração entre os participantes. Desenvolver com o grupo o sentimento de autoestima. Preparar o grupo para a discussão de um tema escolhido pelo monitor.

Aspectos que podem ser trabalhados

Discussão sobre o significado das palavras ou frases diante da realidade de cada um. Exemplo de palavras: amizade, companheirismo, alegria, carnaval, trabalho, casamento, discussão e outras. Exemplo de frases: "Para os erros há perdão, para os fracassos, chance."[12] "A beleza ideal está na simplicidade calma e serena."[13]

Número de participantes

6-12 pessoas.

Material utilizado

Flor natural ou flor feita com palito de sorvete ou abaixador de língua, miolo e pétalas em papel colorido (duas cores ou mais), cola ou fita crepe.

Espaço físico

Sala ampla com cadeiras removíveis.

Tempo de execução

Aproximadamente 30 minutos.

Desenvolvimento da técnica

Formar um círculo. Entregar a flor para um participante, para que ele comece tirando uma pétala dela, iniciando o bem-me-quer e dizendo uma palavra ou uma frase positiva sobre o assunto escolhido pelo monitor. Pedir que a flor seja passada para outro participante, que vai retirar outra pétala – "mal-me-quer" – e dizer uma palavra ou uma frase negativa sobre o assunto. Assegurar que todos os participantes tenham falado e que todas as pétalas tenham sido tiradas, mesmo que haja repetição das pessoas. Os participantes poderão ficar em círculo e passar a flor sequencialmente de integrante a integrante. No caso de grupos menores, cada participante terá sua própria flor e, andando pela sala, extrairá as pétalas anunciando alto o que pensa sobre a palavra ou frase escolhida pelo monitor. Nesse caso, o integrante da vez, após finalizar seu pensamento, poderá chamar pelo nome o outro colega, que continuará a sequência até que as pétalas de todos acabem ou o tema se esgote. Uma prévia ordem numérica dos participantes pode ser outra estratégia. O monitor deverá anotar todos os pontos positivos e negativos que os participantes disserem.

Dica

Cuidado para evitar situações constrangedoras.

Gangorra[14] (adaptada)

Objetivos

Vivenciar a importância das parcerias na equipe de trabalho. Promover relação de confiança e respeito entre os participantes. Identificar objetivos comuns entre os participantes. Discutir com os colegas o medo do desconhecido.

Aspectos que podem ser trabalhados

Necessidade de parcerias. Importância do trabalho individual e do trabalho em equipe. Segurança e confiança entre os pares. Medo do desconhecido.

Número de participantes

30 pessoas.

Material utilizado

Nenhum.

Espaço físico

Lugar amplo que possibilite a movimentação das pessoas e a formação de grupos.

Tempo de execução

Aproximadamente 30 minutos.

Desenvolvimento da técnica

Pedir aos participantes que fiquem em pé, procurem um parceiro e formem duplas. Solicitar a ajuda de um voluntário. Demonstrar com o voluntário como se faz a técnica, depois que as duplas estiverem formadas. As duplas devem ficar de mãos dadas, um de frente para o outro. Os pés dos participantes devem estar juntos, um de frente para o outro. Os participantes seguram as mãos uns dos outros e aos poucos vão se distanciando e equilibrando-se, sem desencostar os pés uns dos outros. A dupla deve procurar a melhor forma de equilibrar-se, esticando os braços e soltando o peso do corpo para trás, facilitando o movimento da gangorra.

Dicas

Respeite a decisão de cada um de não participar da técnica por motivos de natureza pessoal. Sugerir a formação de duplas com pessoas do mesmo tipo físico (altura e peso) para facilitar a execução da técnica. Caso a turma se mostre estimulada, a mesma dinâmica pode ser realizada em círculo maior que duas pessoas. O facilitador deve sempre dar o fechamento ao tema e aos subtemas que aparecem durante a ação.

Ganhar e perder

Objetivos
   Trabalhar a concentração. Ampliar o conhecimento de si mesmo. Aumentar a afinidade entre os membros da equipe. Evidenciar a satisfação com a vida e/ou com o trabalho. Discutir com os colegas o medo do desconhecido.
Aspectos a serem trabalhados
   Grau de importância a ser dado para as coisas, pessoas e acontecimentos na vida pessoal e no trabalho. Discutir relações de ganhos e perdas.
Número de participantes
   Mínimo de cinco e máximo de 15 pessoas.
Material utilizado
   Papel sulfite, caneta e caixa de papelão ou de qualquer material.
Espaço físico
   Sala ampla que possa acomodar em círculo os participantes sentados.
Tempo de execução
   30-40 minutos.
Desenvolvimento da técnica
   Colocar na sala uma música calma, clássica, que leve à reflexão. Distribuir uma folha de sulfite e uma caneta para cada participante, e instruí-los que o monitor representará a VIDA.

1º momento (o TER)
   O monitor representando a "VIDA" mostra-se feliz e revela que dará aos participantes o que eles quiserem. O monitor direciona o "Ter" para as seguintes questões e falas:
   – Você ganhou na loteria e pode comprar aquilo que desejar. Escreva no papel qual o seu desejo... Você pode!
   Dar um tempo para as pessoas individualmente anotarem os seus desejos.
   – Você terá para o resto de sua vida um órgão/parte/membro de seu corpo preservado. Qual órgão/parte/membro do seu corpo quer preservar ou acha de maior importância? Anote em seu papel.
   – "Como sabem, a 'VIDA' está generosa e feliz, e pede que vocês anotem qual a pessoa mais importante na sua vida, aquela por quem você faria tudo e que a 'VIDA' preservará sempre a seu lado." Após todos terminarem suas anotações no

papel, aumentar a música de fundo e aguardar uns dois minutos, solicitando aos participantes que reflitam sobre suas anotações e o quanto a VIDA é generosa para com eles, proporcionando dinheiro, saúde e amor.

2º momento (a PERDA)

O monitor, ainda representando a "VIDA", mostra-se infeliz e cruel, e solicita a cada um dos participantes que entregue o papel que contém as anotações de seus "ganhos". O monitor enfatiza agora a perda. "Agora você perdeu, a VIDA está tirando de você suas conquistas." Enquanto o monitor "VIDA" retira o papel de cada um dos participantes, manter a música mais alta por mais um ou dois minutos para reflexão.

3º momento (reflexão e discussão com o grupo)

O monitor conduzirá a discussão sobre o que cada um dos participantes sentiu, como lida com as perdas e ganhos no seu dia a dia e o que realmente é importante para a vida de cada um.

Dicas

Se o grupo for pequeno, pode ser realizado em pé e andando pela sala. Pessoas com inabilidade de lidar com perdas podem se emocionar e, para tal, deverá ser feito o acolhimento e reforçar que o momento requer apenas uma reflexão sobre a perda, porém ela não é real. Essa técnica também pode ser considerada de aprofundamento.

O balão e o bastão[14] (adaptada)

Objetivos

Promover descontração e aquecimento. Exercitar a percepção para aspectos relacionados ao alcance de objetivos, liderança e comunicação.

Aspectos a serem trabalhados

Percepção da realização de tarefas cumpridas pelo outro. Dificuldades e facilidades do trabalho em equipe. Obstáculos a serem enfrentados no dia a dia. Compreensão das regras e sequência de tarefas. Características das pessoas (com quem convivemos e que, por analogia, se parecem com o bastão e com as bexigas). Excesso de regras impostas e a possibilidade de cumprimento destas.

Número de participantes

10-20 pessoas.

Materiais utilizados

Um bastão e duas bexigas (sendo uma deixada de reserva no caso de estourar a primeira).

Espaço físico

Sala ampla que permita aos participantes se disporem em fila indiana.

Tempo de execução

30 minutos.

Desenvolvimento da técnica

Pedir aos participantes que fiquem em fila indiana (um atrás do outro). Dar a bexiga ao primeiro da fila e o bastão ao último da fila. Após o sinal ou comando, o primeiro da fila, que está com a bexiga, deverá passá-la por entre as pernas para o participante de trás, que, por sua vez, passará a bexiga por cima da cabeça para o participante de trás, que passará a bexiga por entre as pernas, e assim sucessivamente. Um participante passa a bexiga por entre as pernas, o seguinte passa por cima da cabeça até o final da fila. Quando a bexiga chegar ao último da fila, esse participante deverá ir para o início da fila e recomeçar o jogo, passando por entre as pernas, assim sucessivamente até que todos os participantes tenham iniciado a fila. Enquanto a bexiga tem todos esses critérios para o seu movimento, o bastão vai e volta de qualquer jeito, ele só não pode parar. Caso o grupo solicite, permitir que montem a estratégia antes de iniciar a atividade. Perguntar quem quer ser o primeiro da fila. O facilitador pergunta como foi participar e introduz o tema do dia.

Dicas

Podem-se colocar regras para passar o bastão, o que dificulta ainda mais a dinâmica. Pode-se acrescentar uma bexiga, ficando duas bexigas e um bastão. Podem-se fazer duas fileiras indianas e promover competição entre as equipes. Essa técnica também pode ser de aquecimento.

Telefone sem fio com mímicas

Objetivos

Demonstrar a importância da comunicação não verbal. Ilustrar a repercussão que pequenos erros têm sobre o resultado final de um processo. Correlacionar a cadeia de processos que um trabalho exige e as consequências que as pequenas falhas ou erros nesse processo podem ocasionar no ambiente de trabalho ou familiar.

Aspectos a serem trabalhados

Como a comunicação não verbal influencia atitudes frente aos outros. Importância do empenho individual de cada um na execução das tarefas. Expressão de desejos e sentimentos por meio da comunicação não verbal.

Número de participantes

Mínimo de cinco pessoas.

Material utilizado
Nenhum.
Espaço físico
Sala que possa acomodar o número de participantes em círculo amplo.
Tempo de execução
20-30 minutos.
Desenvolvimento da técnica
O monitor escolhe um participante para iniciar a dinâmica e lhe diz no ouvido ou fora da sala que ele terá, por meio de gestos, de representar "uma pessoa domando um leão de circo" para o participante que está à sua esquerda. O participante que recebeu a mensagem (por meio de mímica) deverá passar para o próximo participante (à sua esquerda), também por mímica, o que entendeu. Não pode haver comunicação verbal de forma alguma. Esse comando se repete até que o último participante do círculo dirá verbalmente para todo o grupo o que de fato entendeu. Ao final, o facilitador conduzirá uma discussão dirigida sobre as distorções verificadas durante a dinâmica.
Dicas
Outros temas podem ser solicitados como, por exemplo, "dar aulas para um auditório cheio", "fantasiar-se de árabe", "cortar a grama e cuidar das flores de um jardim", "limpar uma escada". Em grandes grupos, é possível escolher um subgrupo de voluntários para participar, ficando os demais como observadores.

Transformando sonhos em realidade

Objetivo
Estampar, por meio de figuras, os sonhos e desejos de cada participante nas áreas de "espiritualidade", "trabalho", "família", "desejos materiais" e "social".
Aspectos que podem ser trabalhados
Criar a imagem do sonho ou desejo de cada participante frente a diversas áreas de sua vida. Aumentar o entrosamento entre os participantes e o autoconhecimento. Proporcionar direcionamento, objetividade e reflexão sobre os sonhos e desejos imediatos ou futuros.
Número de participantes
Mínimo de cinco e máximo de 15 pessoas.
Material utilizado
Revistas variadas com temas diversos e que podem ser recortadas e/ou rasgadas. Lápis, giz de cera, canetas coloridas e marca-textos coloridos. Quadrados de papel-cartão de cores variadas medindo cerca de 30 cm por 30 cm. Cola e tesoura suficientes para o número de participantes. Figuras religiosas, como Jesus, símbolo do Espírito Santo, Nossa Senhora, santos, imagens sacras, terços ou similares.

Espaço físico
Sala ampla contendo uma ou várias mesas que acomodem todos os participantes sentados ou em pé.
Tempo de execução
40-50 minutos.
Desenvolvimento da técnica
O monitor solicita aos participantes que escolham uma cor do papel-cartão para aplicar suas figuras. Informa que os participantes poderão utilizar as figuras das revistas, desenhar ou escrever o seu desejo no papel-cartão, no espaço destinado a cada uma das áreas da vida. Cada participante deverá dividir imaginariamente o seu papel-cartão em cinco áreas da vida, a saber: espiritualidade, trabalho, família, desejos materiais e sociais. Após esse momento, o participante deverá escolher figuras nas revistas (ou desenhar ou simplesmente escrever) que retratem o seu desejo/sonho referente àquela área específica. Por exemplo: área social – o participante pode recortar a palavra ONG ou uma imagem de um voluntário socorrendo vítimas de acidentes naturais e colar no espaço do seu papel-cartão destinado à área "social"; trabalho – poderá recortar a figura de uma empresária no seu escritório dentro de uma multinacional anunciada; espiritualidade – colocar a imagem "religiosa" no centro do papel-cartão pode revelar que esse será o centro de sua vida. O participante pode, ainda, inserir figuras que fazem referência ao amor ao próximo, um coração limpo e iluminado, a imposição das mãos e outros. Quando todos finalizarem suas tarefas (ou o tempo determinado estiver esgotado), o monitor solicita o compartilhamento de seu "quadro" com todos os participantes. Assim, cada participante que se sentir à vontade compartilha com os outros os seus sonhos estampados em cada uma das áreas de sua vida. Após isso, o facilitador medeia o debate para fechar a atividade.
Dicas
O monitor deve deixar os participantes à vontade para compartilharem os seus desejos com os demais. Poderá ser utilizada cartolina no lugar de papel-cartão. O monitor poderá direcionar a dinâmica exclusivamente para a área do trabalho/profissional ou outra área de interesse do grupo, elencando desejos imediatos, a médio e longo prazo.

Marca positiva

Objetivo
Criar laços de amizade e reconhecer as atitudes positivas que outras pessoas tiveram para conosco ou para com a comunidade/grupo de trabalho/humanidade.

Aspectos que podem ser trabalhados
Como marcar positivamente as pessoas. Aumento da autoestima, do respeito e consideração para com o outro. Reconhecimento e gratidão pelo próximo. Externalizar sentimentos. Características necessárias para uma pessoa nos marcar positivamente.

Número de participantes
No mínimo de cinco pessoas.

Material utilizado
Um rolo de fita de 2-3 cm de largura, de pano, cetim ou similar, que permita escrever com caneta sem borrar. Caneta para escrever na fita.

Espaço físico
Sala ampla que comporte todos os participantes em pé e em círculo.

Tempo de execução
20-30 minutos.

Desenvolvimento da técnica
O rolo de fita deve ser recortado em pedaços de 30 cm e em cada um dos pedaços deve-se escrever: "Você é especial para mim" ou "Você me marcou positivamente". Cada participante receberá três fitas. O monitor orienta que cada participante deverá elencar três pessoas dentro do ambiente de trabalho (que pode estar dentro da sala ou fora dela) para colocar no pulso de cada uma delas uma das fitas. Assim que todos os participantes elencarem as três pessoas, devem ir até a pessoa, colocar a fita em seu pulso e dizer à pessoa qual foi a situação/atitude/comportamento que aquela pessoa teve que fez com que ela passasse a ser especial para o participante ou que o marcou positivamente. Cumprida a missão, os participantes voltam para seus lugares na sala e discutem com os demais quais os sentimentos que afloraram nas pessoas que eles elencaram para colocar as fitas e quais sentimentos afloraram neles mesmos.

Dicas
A frase pode ser mudada para "Você é meu anjo protetor", "Seu caráter é um exemplo a ser seguido", "Suas atitudes fazem bem às pessoas", "Quão maravilhosas tu és", "Obrigada(o) pela sua amizade", "Você é divinamente amada(o) por mim". O monitor poderá solicitar aos participantes que escolham três pessoas de seu convívio (que não do trabalho) e se comprometam a levar as fitas e contar em um próximo encontro como foi sua experiência.

Luz e sombra

Objetivos
Estimular a comunicação não verbal. Estimular a concentração e a descontração. Trabalhar a expressão corporal e a criatividade.

Aspectos que podem ser trabalhados
   Avaliar a liderança individual de cada integrante. Discutir as relações hierárquicas dentro da instituição ou empresa e como cada um lida com as regras impostas. Discutir a importância da harmonia e sintonia da equipe para o resultado final.
Número de participantes
   Mínimo de oito e máximo de 32 pessoas.
Material utilizado
   Nenhum.
Espaço físico
   Sala ampla que acomode os participantes em pé e em duplas.
Tempo de execução
   20-30 minutos.
Desenvolvimento da técnica
   O facilitador pede que se formem duplas. Se possível, colocar uma música alegre e ritmada. Cada participante ficará de pé de frente para o seu par. Um deles deverá fazer um gesto e o outro irá copiá-lo estando bem de frente, nariz com nariz, imitando-o como se estivesse de frente para um espelho. Depois de alguns minutos, o monitor pede que se formem grupos de quatro, onde um fará o gesto e os outros irão copiá-lo. Os grupos vão aumentando em número até que dois grandes grupos se formem (um fazendo o gesto e os demais o copiando). O monitor não pode interferir sobre quem fará o gesto e quem será o imitador. Ao término, o facilitador abrirá a discussão para que todos possam expressar seus sentimentos e sensações a respeito da experiência vivida. É comum que, conforme o grupo vai aumentando, existam pequenas discussões a respeito de quem fará o gesto principal para que os "espelhos" o copiem. Esse é um momento em que o facilitador não deve interferir, pois haverá a percepção dos papéis que cada um assumirá: liderança, rótulos e outros. É ideal que todos passem pelos diferentes papéis.
Dicas
   Colocar música de fundo garantindo que os participantes mantenham a comunicação não verbal. No caso de utilizar a comunicação verbal, pode-se solicitar aos participantes que criem uma banda. Nesse caso, o líder fará o gesto juntamente com um som e o outro integrante deverá imitá-lo. Da mesma forma que rege a dinâmica, inicia-se com duplas, o que produzirá grande barulheira na sala e, conforme o grupo vai aumentando, o barulho vai diminuindo, e o som e os gestos produzidos vão se harmonizando.

Vou viajar

Objetivos
   Estimular a criatividade. Promover descontração no grupo.

Aspectos que podem ser trabalhados
Concentração, atenção, memória, descontração.
Número de participantes
8-30 pessoas.
Material utilizado
Nenhum.
Espaço físico
Sala que comporte o número de participantes sentados (ou em pé) e em círculo.
Tempo de execução
15-50 minutos.
Desenvolvimento da técnica
Os participantes devem ficar em círculo e saber o nome de todos os componentes. O monitor (ou o líder eleito pelo grupo) determina o tema (por exemplo: objetos) e inicia dizendo: "Eu vou viajar e levar um boné." O participante do lado esquerdo do monitor/líder continua relembrando o que o primeiro participante disse e acrescenta o seu objeto: "Eu vou viajar e vou levar o boné de fulano e um protetor solar." O terceiro participante continuará a dinâmica dizendo: "Eu vou viajar e levar o boné de fulano, o protetor solar de cicrano e uns óculos." A sequência do círculo será seguida e todos os participantes da roda terão o seu momento de falar, devendo necessariamente memorizar os itens anteriormente levados pelos demais participantes. O participante que errar ou pular um dos itens deverá sair da roda até que reste apenas um participante, que será o vencedor. A sequência dos "objetos" não deve ser interrompida ou reiniciada, mesmo que um dos participantes erre. Nesse caso, o participante seguinte recomeçará e tentará acertar toda a sequência desde o início da brincadeira.
Dicas
É possível mudar a dinâmica solicitando aos participantes que façam a mímica do objeto, e todos devem reproduzir as mímicas feitas pelo colega, mesmo que não tenham compreendido completamente o que a mímica significa. Outra variante dessa dinâmica é mudar o tema, como, por exemplo: peças de vestuário, tipos de sapato, comida, nome de pessoas que iniciam com a letra M, objetos com a letra L e outros. Se a dinâmica não finalizar com facilidade, pelo fato de os participantes não errarem, a sugestão é dar um limite de quantos itens a mais serão incluídos, e haverá dois vencedores, se ainda assim nenhum dos dois últimos participantes errar. Se a competitividade entre o grupo for muito grande, o monitor poderá verter essa dinâmica para a ajuda mútua, ou seja, não haverá vencedores ou vencidos, mas um grupo de pessoas descontraindo e ajudando a memória do outro.

Locomotiva humana

Objetivos
   Desenvolver autoestima. Estimular contato corporal. Estimular integração entre o grupo. Estimular a descontração e a desinibição dos participantes.

Aspectos que podem ser trabalhados
   Identificar o grau de dificuldade no exercício do elogio e das qualidades das pessoas. Quais os sentimentos que emanam de cada um dos participantes ao elogiar e ser elogiado. Considerar o espelho de como eu me vejo e como as pessoas me veem. Refletir sobre o acolhimento às pessoas como componente essencial do ambiente de trabalho.

Número de participantes
   5-20 pessoas.

Material utilizado
   Notebook ou aparelho de som e CDs ou MP3 com trechos de músicas em diferentes ritmos.

Espaço físico
   Sala ampla para a formação da locomotiva com, no máximo, 20 participantes.

Tempo de execução
   Até 20 minutos.

Desenvolvimento da técnica
   Solicitar a todos os participantes que caminhem pela sala por, no máximo, três minutos, memorizando os nomes dos participantes e identificando mentalmente características positivas em cada um deles. O monitor coloca a música com diversos trechos e ritmos musicais. Um dos participantes (ou o próprio monitor) inicia a dinâmica, sendo essa a locomotiva, e sai pela sala dizendo o nome e a qualidade de uma das pessoas do grupo, no ritmo da música. Aquele que foi chamado prende-se à cintura da locomotiva e chama outro participante, destacando sua qualidade (sem sair do ritmo da música que estiver tocando no momento). Esse processo deve ser repetido até que o trem esteja formado por todos os integrantes do grupo. Após todos os participantes terem formado o trem, inicia-se o processo inverso. Antes de cada um sair da locomotiva deve pronunciar o nome e a qualidade daquele que está à sua frente até que o trem se desfaça.

Dicas
   Quando a intenção é integração de um grupo que não se conhece direito, orienta-se que os participantes elejam uma característica física como qualidade ("cabelo lindo", "sorriso doce", "olhar fascinante"). Quando o grupo já tem certa afinidade, a qualidade pode ser subjetiva (fulana – generosa; sicrano – bem-humorado; beltrano – atencioso).

Cadeira livre

Objetivo
 Descontrair, aquecer ou ativar o grupo de participantes.
Aspectos que podem ser trabalhados
 A importância da atenção e agilidade nas brincadeiras de grupo.
Número de participantes
 Até 30 pessoas.
Material utilizado
 Cadeiras para todos os participantes sentarem e uma cadeira extra.
Espaço físico
 Sala ampla que permita aos participantes sentarem em círculo nas cadeiras.
Tempo de execução
 20-30 minutos.
Desenvolvimento da técnica
 Colocam-se os participantes sentados em suas cadeiras, em círculo, tendo apenas uma cadeira livre entre eles. Para iniciar, os participantes ficam em pé em frente à sua cadeira. Os participantes que estão ao lado da cadeira vazia deverão disputar para sentar naquele espaço assim que o comando do monitor for dado. O participante que sentar primeiro na cadeira anteriormente livre, permanece ali, e o outro volta para a sua cadeira. Quem conseguiu sentar na cadeira disputada diz em voz alta: quero ao meu lado o meu amigo (e chama o nome de alguém do grupo). Quem for chamado deve sair do seu lugar e ocupar a cadeira ao lado de quem o chamou. A cadeira que ele ocupava fica vazia e o participante que está ao lado dele chama outro participante para ocupar o lugar agora vazio. Reinicia-se a disputa pelo lugar e toda a troca de cadeiras, como já explicado. Assim que uma cadeira estiver desocupada, o participante que está sentado à esquerda dela faz o chamado e as trocas continuam. O processo é dinâmico.
Dicas
 Caso sejam cadeiras universitárias ou cadeiras frágeis de plástico, é melhor fazer marcas no chão com fita adesiva, eliminando as cadeiras para evitar risco de acidentes. Para agitar o jogo, o monitor pode colocar mais cadeiras livres.

De coração para coração

Objetivos
 Integrar e unir o grupo. Vivenciar momentos prazerosos de receber e dar carinho e amor aos colegas.

Aspectos que podem ser trabalhados
  Discutir as facilidades e dificuldades para dar e receber afeto. Como um elogio pode elevar a autoestima e aproximar o grupo e os parceiros. Refletir sobre como lidar com os elogios (dando ou recebendo).
Número de participantes
  10-20 pessoas.
Materiais utilizados
  Canetas coloridas, um coração de papel-cartão recortado medindo aproximadamente 20 cm por 20 cm, fita adesiva ou alfinete de roupa.
Espaço físico
  Sala ampla para que os participantes possam ficar em círculo.
Tempo de execução
  Até 20 minutos.
Desenvolvimento da técnica
  O facilitador pede que cada participante escolha uma cor de coração de papel. Um participante ajudará o outro a fixar o coração nas costas, de forma que todos terminem com crachá, ao final. Quando todos estiverem com o coração de papel fixado nas costas, o monitor coloca uma música suave e agradável, lembrando-se da importância de valorizar as qualidades dos colegas e atentar para as qualidades positivas que cada um possui. O monitor pede que o primeiro participante saia do círculo formado e registre no coração de papel de cada um dos participantes ao menos uma qualidade positiva daquele indivíduo. Assim que o primeiro participante escrever no coração do indivíduo que estava à sua esquerda, este poderá também se posicionar no contorno de fora do círculo de modo a deixar escrito no coração de papel de cada um dos participantes a qualidade que ele julga ter aquele colega. O primeiro participante deverá, ao concluir sua rodada, voltar para a posição inicial. Cada participante deverá procurar identificar, em cada colega, uma qualidade importante, do seu ponto de vista, e registrá-la no crachá do colega para que ele saiba disso. Quando todos tiverem registrado em todos os participantes, pede-se que cada um retire o coração de papel do colega do lado, lendo para ele as qualidades que o grupo viu em sua pessoa. Os crachás poderão ser utilizados para ser entregues ao seu dono como lembrança do grupo. Compor um mural com as qualidades do grupo.
Dicas
  Certificar-se de que todos compreenderam que deve ser descrita uma qualidade e idealmente diferente do que o outro colega já descreveu.

O que eu trouxe/o que eu vim buscar[15]

Objetivos
  Introduzir um curso ou aula. Acolher os participantes.

Aspectos que podem ser trabalhados
   Medir as expectativas da população em relação ao aprendizado. Mostrar que ninguém é um "vaso vazio" de conhecimentos. Introduzir determinado tema.
Número de participantes
   Sem limites de pessoas.
Materiais utilizados
   Folhas de papel cortadas ao meio, fita crepe, sulfitão, suporte de *flip-chart* e canetas.
Espaço físico
   Sala com cadeiras em círculo.
Tempo de execução
   Até 15 minutos.
Desenvolvimento da técnica
   O facilitador pede aos participantes que escrevam o "que trouxe para o curso" (deixar livre as opiniões). Deixar um período de dois minutos para que escrevam. Pedir novamente que escrevam "o que vim buscar" com o tempo de mais dois minutos. Após cada um descrever suas ideias e colar no sulfitão as duas frases, o facilitador deve trabalhar os objetivos do curso.
Dicas
   Se o grupo não se conhece, é uma boa oportunidade para a pessoa se apresentar (nome, de onde veio, profissão, idade e outros) e, após, falar sobre as frases. Pela técnica, é possível trabalhar em 15 minutos e, dependendo do número de participantes, o facilitador pode deixá-los afixar no painel as suas observações e fazer um relato cuja fala é somente dele.

O que eu acho de você

Objetivos
   Promover a empatia e desenvolver os sentimentos entre as pessoas. Expressar o valor que as pessoas têm. Obter a mediação de conflitos.
Aspectos que podem ser trabalhados
   Dificuldade de relacionamento no trabalho. Motivação para o trabalho e a promoção da saúde. Para o início e término de cursos, aulas, encontros, entre outros.
Número de participantes
   Até 30 pessoas.
Materiais utilizados
   Folha de papel e canetas coloridas.
Espaço físico
   Sala com cadeiras em círculo.

Tempo de execução

Aproximadamente 30 minutos.

Desenvolvimento da técnica

Pede-se que cada indivíduo escreva a melhor qualidade do parceiro que está sentado do seu lado direito. As folhas serão recolhidas, misturadas e devolvidas para cada participante novamente. Numa sequência organizada, cada um deve ler a palavra e tentar encontrar, apontando, qual é a pessoa que ele acha que representa aquela qualidade. Por exemplo: se estiver escrito "bonita", deve ser a "fulana". Nesse momento, todos podem indicar uma pessoa que se encaixa na palavra. Quem escreveu a palavra deve estar atento, pois deve confirmar quando acertarem a pessoa. Enquanto não acertam a pessoa, todos devem continuar escolhendo. E, assim, todas as folhas devem ser lidas.

Dicas

Essa dinâmica ajuda e melhora o relacionamento entre as pessoas. Caso haja conveniência, ao revelar o que acha da pessoa ao lado, as pessoas podem dar-lhe também um abraço.

Entrevistando o colega

Objetivos

Iniciar um curso ou ação grupal. Integrar pessoas. Conhecer as pessoas que participam do grupo de forma mais descontraída.

Aspectos que podem ser trabalhados

Reconhecimento da expectativa das pessoas em torno do encontro educativo em saúde, evento e outros. Reconhecimento de características que importam para determinado curso, como idade, religião, número de filhos e outros.

Número de participantes

Até 40 pessoas, de acordo com o tempo disponível.

Material utilizado

Nenhum.

Espaço físico

Sala com cadeiras em círculo.

Tempo de execução

Aproximadamente 30 minutos.

Desenvolvimento da técnica

Dispor a sala em círculo. Fazer duplas sem tirá-los do lugar. Pedir que as duplas conversem, entrevistem um ao outro com as perguntas que você vai formular. As perguntas podem ser colocadas na lousa: nome, idade, o que quer do curso ou do grupo de educação em saúde, quantos filhos, profissão e outros (o que for importante para você gerenciar, depois o grupo, aula, evento, encontro). Determine um tempo. Decorrido o tempo estipulado, cada participante apresentará o seu colega entrevistado por ele: "Este é o Antônio, que é casado, tem três filhos..." Depois é a vez do Antônio: "Esta é a Maria, que quer conhecer melhor como cuidar da pressão alta..."

Dicas

O facilitador deve fazer um fechamento dizendo, por exemplo, que as pessoas são diferentes e temos que aprender a conviver com tais diferenças.

Quem é você?

Objetivo

Propor interação para grupo de pessoas que se conhecem.

Aspectos que podem ser trabalhados

Integração de um grupo, quando se necessita melhorar os laços de relacionamento entre os pares.

Número de participantes

Sem limite de pessoas.

Material utilizado

Papel com texto para todos os participantes.

Espaço físico

Sala com cadeiras suficientes para todos os participantes.

Tempo de execução

Até 20 minutos.

Desenvolvimento da técnica

Após o facilitador entregar a folha com o texto, pedir que os participantes encontrem pessoas no grupo que tenham uma das características listadas escrevendo o nome na coluna "Nome". Tempo de cinco minutos. Se o grupo for grande, escolher somente alguns dos participantes para lerem.

Texto

Características do nome	Nome
1. Assiste à novela das 20 horas?	
2. Usa lente de contato?	
3. É pai/mãe?	
4. Tem mais de dois irmãos?	
5. Mora sozinha?	
6. Tem dois celulares?	

Características do nome	Nome
7. A cor preferida é verde?	
8. Não come carne?	
9. Gosta de ouvir música clássica?	
10. Costuma dançar?	
11. Tem olhos azuis?	
12. Não tem Facebook?	
13. Não gosta de café?	
14. Já viajou para outro país?	

Dicas

Essa dinâmica pode ser realizada em salas com cadeiras fixas. O facilitador deve sempre fazer o fechamento da atividade.

Dinâmica do abraço

Objetivo
Facilitar o entrosamento do grupo. Introduzir um tema.
Temas que podem ser trabalhados
Qualquer tema que precise de um grupo integrado.
Número de participantes
No máximo 60 pessoas.
Materiais utilizados
Um ou dois bichos de pelúcia (dependendo do número de participantes). Aparelhos de som e música alegre.
Espaço físico
Espaço suficiente para que os participantes possam movimentar-se.
Tempo de execução
Aproximadamente 20 minutos.
Desenvolvimento da técnica
O facilitador pede que as pessoas fiquem em pé, num círculo, e mostra, de início, os bichos de pelúcia. Oferece de maneira descontraída: "Quem quer segurar?". Então pede que as pessoas formem duplas, ficando uma de frente para a outra, exceto quem ficou com o bichinho, que será seu par. Explica que, ao parar a música, todas as duplas devem ser trocadas, e nunca se deve repetir o mesmo par.

A pessoa com o bichinho, nesse momento de troca, vai entregá-lo para alguém e imediatamente formar uma dupla com outra pessoa. A pessoa a quem o bicho é oferecido não pode se negar a pegá-lo. Colocar uma música alegre e interrompê-la para fazer as trocas de pares.

Dicas

Fazer as interrupções da música seguidamente e, assim, ter um grande número de abraços entre diferentes pares de participantes. O facilitador deve sempre fazer o fechamento da atividade.

Alongamento com dança

Objetivo

Facilitar o entrosamento dos participantes. Descontrair e aquecer. Possibilitar relaxamento e contato com o próprio corpo (autoimagem). Mobilizar e incentivar as pessoas para o trabalho em equipe. Estimular o contato tátil entre os participantes.

Tema que podem ser trabalhados

Qualquer tema que necessite de introdução e mobilização dos participantes.

Número de participantes

Sem limite de pessoas.

Material utilizado

Aparelho de som com música lenta e também música animada.

Espaço físico

Sala ampla onde as pessoas possam se movimentar com liberdade.

Tempo de execução

Até 30 minutos.

Desenvolvimento da técnica

Colocar uma música lenta. Pedir aos participantes que formem um círculo e façam movimentos de alongamento. Começar pela cabeça e ir descendo pelos ombros, braços, mãos, coluna, quadril, joelhos e pés. Fazer movimentos circulares, de flexão, esticando, alongando de um lado e de outro, de forma ritmada. Terminar com um alongamento bem grande, com os braços para cima. Colocar a música animada. Solicitar aos participantes que se cumprimentem de modos diferentes: com os cotovelos (por exemplo: uma pessoa encosta os seus cotovelos nos do outro); mãos abertas e juntas; joelhos (encostar os seus joelhos nos do parceiro); pés, pontas dos dedos (nomear cada um dos dedos: mínimo, médio, anular, indicador e polegar); aperto de mão convencional, abraços, cumprimento com o bumbum e de costas; e outros. Deixar a criatividade por conta do grupo. Ao final, perguntar como foi participar da vivência.

Dicas

Pode ser utilizada com grupos de idosos, mas prestar atenção, antes, se há alguém com problemas de saúde, para evitar algum transtorno ao indivíduo.

Você sabe ouvir?

Objetivos
Facilitar o relacionamento. Descontrair e aquecer os participantes. Introduzir uma discussão. Estimular a atenção ao discurso/fala do outro.

Aspectos que podem ser trabalhados
Saber ouvir. Sobre qualquer forma de integração. Refletir sobre o efeito das fofocas no ambiente de trabalho.

Número de participantes
Sem limite de pessoas.

Material utilizado
Texto com história.

Espaço físico
Sala com cadeiras suficientes para os participantes.

Tempo de execução
30 minutos.

Desenvolvimento da técnica
Pedir que algumas pessoas saiam da sala e esperem ser chamadas pelo facilitador. Fechar a porta e dar as seguintes instruções: você vai contar uma história (que pode ser lida ou criada na hora) e todos devem prestar muita atenção porque, depois da história, você vai escolher um participante do grupo para repeti-la para um dos participantes que estão lá fora. Pedir que uma pessoa de fora entre e explique que ela vai ouvir uma história, devendo ter muita atenção, porque depois vai repeti-la para outra pessoa lá de fora, e assim sucessivamente, até a última pessoa de fora, que contará a história para a sala toda. No final, se necessário, ler outra vez para os de fora.

Modelo de texto (autor desconhecido, modificado)
Lourenço esperava pelo ônibus em São Paulo quando ouviu a brecada, já imaginando o acidente. Saiu do ponto de ônibus, foi ao local e percebeu que o Astra prata da loirinha nervosa havia raspado de leve o Corola preto do cidadão engravatado, com cara de executivo ou empresário de multinacional. O mais engraçado é que nenhum dos dois motoristas estava tão exaltado quanto o passageiro do ônibus que vinha atrás e que, angustiado pelo atraso, clamava aos céus pedindo que um guincho liberasse a avenida. O congestionamento foi crescendo e uma verdadeira multidão se aglomerou em volta do acidente, se dividindo entre defender a motorista, que se apresentava como modelo, e a vítima, que alegava

não ter seguro. O desfecho parecia intrigante se, de repente, não passasse pelo local a Mariana, colega do Lourenço, oferecendo-lhe uma carona, afastando-o do evento.

Dicas

Dependendo do tempo, pode-se escolher menos ou mais pessoas. A história vai aumentando ou diminuindo de tamanho, intensidade, verdades e inverdades. Trabalhar esses aspectos. Deixar o grupo rir, se expressar, mas não é permitido que eles corrijam nada.

Qual sua origem?

Objetivos

Facilitar a integração inicial de um encontro. Descontrair e aquecer os participantes. Introduzir temas.

Aspectos que podem ser trabalhados

Trajetória do participante até ali. A introdução histórica de qualquer assunto. Reconhecimento de quem somos, iguais ou não. Perspectivas sobre um curso.

Número de participantes

Sem limite de pessoas.

Material utilizado

Folha xerocada com texto.

Espaço físico

Sala com cadeiras suficientes para os participantes.

Tempo de execução

Até 30 minutos.

Desenvolvimento da técnica

Entregar as folhas e pedir que preencham. A partir daí, dependendo do objetivo de sua reunião, os participantes podem ler uns para os outros ou colar em painel visível para trabalhar ou ler depois no fechamento ou trocar as informações em pares e de outras formas criativas.

Texto

(AVÔ/AVÓ): _____ (AVÔ/AVÓ): _____

Nome do pai: _____ Nome da mãe: _____

Foto

Nome: _____

Data do nascimento: _____

Nome dos irmãos: _____

Personagens importantes na sua vida: _____
Sonhos e expectativas: _____
Trabalhos anteriores: _____

Dicas

Colocar outras perguntas que achar necessário para atingir o grupo de educação em saúde.

TÉCNICAS DE SENSIBILIZAÇÃO

São técnicas empregadas para sensibilizar ou introduzir no grupo determinado assunto ou situação. Podem também possibilitar aos indivíduos estados de relaxamento físico, mental ou espiritual, ou estimulá-los para determinados assuntos ou temas. Como as técnicas de aquecimento, também devem ter relação estreita com o conteúdo que se objetiva passar e ser lembrado sempre que possível durante o momento da reunião. A seguir se apresentam alguns exemplos dessas técnicas.

Relaxamento simples

Objetivo

Propor relaxamento individual.

Número de participantes

Sem limite de pessoas.

Material utilizado

Multimídias e músicas calmas e orquestradas.

Espaço físico

Sala com cadeiras suficientes para os participantes.

Tempo de execução

Até 20 minutos.

Desenvolvimento da técnica

O facilitador pede aos participantes que se sentem confortavelmente nas cadeiras e explica o que vai fazer. A atividade deve durar cerca de 5 minutos, mas os participantes não precisam se preocupar com o tempo. Colocar uma música calma e sem letra. Iniciar o relaxamento pedindo que fechem os olhos e soltem o corpo sobre a cadeira, deixando somente a voz do facilitador interferir. Pedir, com a voz calma e tranquila: pensem nos pés e solte-os, relaxe-os. Dar uns segundos. Pensem nas pernas, solte-as, relaxe-as. Da mesma forma até os ombros, passando pelos joelhos, coxas, quadril, tórax, respiração e ombros. Inicie novamente pelos dedos, mãos e pescoço. A partir daí, rosto, olhos e boca. A música deve ser lenta e suave. Caso ache conveniente, diga palavras de reconforto e carinho, e peça que respirem profundamente várias vezes. Peça então que retornem à posição normal e espreguicem-se o máximo que puderem, devagar, e abram os olhos. Indague como foi a percepção deles a respeito.

Dicas

Caso disponha de colchonetes, utilize-os.

Imaginação ativa[14] (adaptado)

Objetivos

Sensibilizar os participantes para que percebam os sentimentos vivenciados. Discutir a importância da autopercepção.

Aspectos que podem ser trabalhados

Autopercepção e consciência emocional. Relaxamento e momento de reflexão sobre nossos atos. Diferentes temas podem ser utilizados.

Número de participantes

10-15 pessoas.

Materiais utilizados

Texto para ser verbalizado pelo monitor, multimídia, música suave e colchonetes (opcional).

Espaço físico

Sala ampla com cadeiras removíveis.

Tempo de execução

Em torno de 20 minutos com reflexão.

Desenvolvimento da técnica

Solicitar que os participantes sentem em círculo, de preferência no chão. Se possível, diminuir a luminosidade da sala e tocar uma música bem suave. Solicitar que relaxem, que pensem em coisas boas; pedir para inspirar e expirar três vezes bem devagar para facilitar o relaxamento. Iniciar, dando as instruções do texto previamente selecionado. Dar tempo para que as pessoas verbalizem suas opiniões, emoções, sentimentos. Terminar a instrução. Iniciar a discussão, a reflexão sobre o sujeito e o contato com os seus sentimentos.

Dicas

Não forçar a participação, principalmente com grupos em início de integração. Criar tema propício ao grupo e sobre o tema que deseja trabalhar.

Exemplo de texto de imaginação ativa

Vamos imaginar. Vamos imaginar. Que somos fetos. Que estamos na barriga de nossa mãe. Um lugar tranquilo, seguro. Ih! Acho que está chegando a hora. Acho que vamos nascer. E... E... Nascemos. (Choro de bebê.) Nossa! Quanta coisa para ver, sentir, cheirar. Como o mundo é... (Verbalizar.) O tempo começa a correr, tique-taque, tique-taque, tique-taque. Começamos a crescer. Estamos aprendendo a andar. Cambaleamos, caímos, levantamos, até que enfim nos firmamos e corremos. Puxa! O mundo realmente é lindo. Podemos chegar muito mais longe agora. Ampliamos nossos horizontes, somos nossos próprios donos. Mas, mamãe e papai... (Verbalizar canção infantil.) Nossa vida é correr e brincar, temos muita energia. E, quando estamos brincando, fazendo de conta, vem aquela ordem: hora de dormir, escovar os dentes, venham comer agora! Já... Já... Já... Puxa! (Verbalizar.) Já temos 6 anos, ainda não sabemos ler, mas já conseguimos escrever o nome. Em letras grandes, irregulares, que ocupam duas ou mais linhas. Não importa, mamãe e papai nos acham lindos e guardam tudo o que pintamos, desenhamos e rabiscamos. Ontem nos deitamos e hoje, ao acordar... Já não cabemos mais nas roupas que cabíamos. Já não enchemos mais a casa de alegria. Estranhamo-nos. Estranharam-nos. Achamos que crescemos demais. Será?

Meu ursinho pimpão

Objetivos
Promover a integração e união do grupo. Externalizar sentimentos. Vivenciar momentos prazerosos de dar carinho e amor aos colegas. Desenvolver afetividade.

Aspectos que podem ser trabalhados
Empatia. A necessidade individual de dar e receber afeto. Reflexão dialogada sobre afetividade, agressividade, sexualidade, raiva, compaixão. Repetição do anterior.

Número de participantes
Mínimo de cinco pessoas.

Materiais utilizados
Um ursinho de pelúcia, multimídia, música clássica ou *new age*.

Espaço físico
Sala com possibilidade de se formar um círculo com os participantes.

Tempo de execução
Até 30 minutos.

Desenvolvimento da técnica
O monitor coloca uma música (suave) de fundo e pede aos participantes que formem um círculo, em pé. O urso de pelúcia é entregue a um dos participantes, pedindo que ele faça qualquer coisa que queira com o boneco (apertar, abraçar, beijar, falar uma frase, bater, jogar no chão). O monitor deve lembrar aos participantes que cada pessoa deve recordar, depois, exatamente o que fez com o ursinho de pelúcia. Após o participante realizar o que queria no urso, ele deve passá-lo para o vizinho da direita, que fará da sua forma os gestos que queira, e assim, sucessivamente, até o último participante do círculo. Após o urso passar

por todos, o monitor o recolhe e comunica que cada pessoa deverá, agora, repetir no seu vizinho da direita o mesmo que fez com o urso. O monitor observa as reações das pessoas. O facilitador faz o fechamento sobre as reações que apareceram.
Dicas
O facilitador deve procurar não dar nenhuma dica sobre o que fazer com o ursinho de pelúcia, deixando o participante à vontade para decidir. Caso o participante se negue a reproduzir no colega da direita o gesto que fez no urso, deixe-o à vontade. Essa técnica deve ser aplicada, preferencialmente, a grupos que já tenham certa liberdade e afinidade. Cuidado especial com pessoas que demonstram carência emocional exacerbada.

O raio e as flores[14] (adaptado)

Objetivos
Favorecer a integração grupal, diminuindo as tensões externas, no início de uma oficina, curso ou evento. Reverter situações consideradas negativas. Predispor o grupo para o alcance dos objetivos pretendidos de um tema/situação.
Aspectos que podem ser trabalhados
Dificuldades encontradas para a realização de uma tarefa, aula, curso e a tentativa de melhorar essas condições. Adesão à terapia. Reflexão sobre a importância na participação de grupos de educação em saúde.
Número de participantes
Até 20 pessoas.
Materiais utilizados
Raios desenhados e recortados em papel amarelo ou de outra cor escolhida; figura de um balde de gelo afixada em uma folha de sulfitão e/ou em painel; flores de papel de diferentes cores; vaso de papel para colocar as flores, afixado em uma folha de sulfitão e/ou em painel; fita crepe e canetas coloridas.
Espaço físico
Sala que comporte os participantes.
Tempo de execução
Aproximadamente 30 minutos.
Desenvolvimento da técnica
Afixar em um painel ou parede a figura do balde de gelo já preparado. Comentar com o grupo o quanto algumas situações familiares, de trabalho e sociais, entre outras, nos impedem de realizar um desejo, de aproveitar um grupo de educação em saúde. Pedir que os participantes pensem em quais são essas situações. Convidar a todos a "congelar" as situações e problemas pessoais que desejarem, a fim de melhor vivenciarem as atividades da reunião ou curso. Entregar a cada

participante a figura de um raio, solicitando que anotem nele o que desejam congelar, colocando-o no balde de gelo. Dar liberdade aos participantes para explicitarem o que congelaram. Ao final das atividades, retirar do painel o "balde de gelo com os raios" e substituí-lo por um vaso contendo flores com uma mensagem positiva para a resolução de problemas. Mostrar o novo visual para o grupo, "desejando que encontrem soluções para seus problemas". Convidar todos a colher uma flor como despedida da atividade.

Troca de papéis

Objetivos
    Promover a empatia. Desenvolver sentimentos de coparticipação entre as pessoas. Resolver problemas do processo de trabalho. Introdução a um tema relacionado (nesse caso, deve-se pedir que os participantes coloquem as dificuldades relacionadas ao tema).
Aspectos que podem ser trabalhados
    Relacionamento. Processo de trabalho. Dificuldades de adesão ao tratamento. Dificuldades de compreensão da linguagem dos profissionais de saúde.
Número de participantes
    Até 30 pessoas.
Materiais utilizados
    Folhas de papel e canetas.
Espaço físico
    Não há determinação.
Tempo de execução
    Aproximadamente 30 minutos.
Desenvolvimento da técnica
    Os participantes deverão escrever uma dificuldade que sentem no tema escolhido, por exemplo, no relacionamento ou problemas de trabalho (conforme o objetivo proposto pelo facilitador) e que não gostariam de expor oralmente. Os papéis serão recolhidos e misturados. Em seguida serão distribuídos novamente para cada participante, que assumirá o problema que está na papeleta como se fosse ele mesmo o autor, esforçando-se por compreendê-lo. Cada qual, por sua vez, lerá em voz alta o problema que estiver na papeleta, usando a primeira pessoa: "Eu...", dando a sua solução ao problema apresentado. O facilitador deve fazer o fechamento dos assuntos. Essa técnica também é considerada de reflexão e aprofundamento.
Dicas
    Caso o facilitador queira, o tema pode ser provocado por ele, e os participantes escreverão as suas dificuldades relacionadas ao tema. O facilitador deve ter do-

mínio e confiança nos temas lançados. Deve-se evitar aplicar essa dinâmica em grupos pequenos e que já se conheçam muito, evitando assim que os membros identifiquem o problema do outro participante, colocando-o em situação constrangedora.

É fácil comunicar-se?

Objetivos
    Levar o participante a modificar ou identificar novas maneiras de se comunicar. Resolver problemas de comunicação. Criar empatia com pessoas com dificuldades de comunicação ou que se comunicam de forma diferente. Sensibilizar-se com a dificuldade alheia.

Aspectos que podem ser trabalhados
    Relacionamento no trabalho, equipe, família. Comunicação humana. Comunicação para pessoas com necessidades especiais.

Número de participantes
    Até 60 pessoas.

Materiais utilizados
    Folhas de papel com frases e canetas.

Espaço físico
    Sala com cadeiras suficientes para os participantes.

Tempo de execução
    Aproximadamente 30 minutos.

Desenvolvimento da técnica
    Separar a turma em grupos (podem ser grandes ou pequenos). Separar uma frase abaixo para cada grupo. Pedir que tentem passar para a classe a mensagem contida nas frases, dramatizando ou da forma que acharem melhor.

Exemplo de frases:
- Explicar a uma pessoa surda-muda que existe um perigo à frente.
- Vender uma panela a um cego.
- Você é surdo-mudo. Peça ajuda: você perdeu seu gatinho!
- Explique como é o fogo para uma pessoa que não sente nada...
- Você é surdo-mudo: dê seu endereço a um cego...
- Após as apresentações, pedir que relatem o que sentiram, as dificuldades que enfrentaram, dentre outras questões.

Dicas
    Trabalhar sobre a fala e as dificuldades que eles apresentam. As frases são sugestões, pode-se criar novas.

Salada de frutas[14] (adaptado)

Objetivos
Promover a descontração e a integração dos participantes. Refletir sobre a importância do trabalho em equipe. Refletir sobre o acolhimento às pessoas como componente essencial do ambiente de trabalho.
Aspectos que podem ser trabalhados
Dificuldade de relacionamento no trabalho, equipe, família. Sobre a comunicação humana. Comunicação para pessoas com necessidades especiais.
Número de participantes
Aproximadamente 30 pessoas.
Materiais utilizados
Etiquetas, fita crepe e canetas.
Espaço físico
Sala ampla onde as pessoas possam se movimentar com liberdade.
Tempo de execução
Aproximadamente 30 minutos.
Desenvolvimento da técnica
Em pé e em círculo, distribuir etiquetas e solicitar aos participantes que escrevam o nome de uma fruta de que eles gostem e coloquem em local visível. Pedir aos participantes que observem os outros e os nomes de frutas escritas nas etiquetas. Após, o facilitador deve orientar que todos tenham cuidado com as frutas conforme ele for descrevê-las: comece a falar sobre o sabor delas, o tamanho, como elas caem no chão e como ficam. Ao dizer como elas caem do pé, o participante que tem o nome da fruta deverá cair também. Os outros participantes devem observar atentamente, pois a "fruta" não pode cair e se machucar, deve-se socorrê-la. Observar a reação dos participantes e terminar a técnica quando todas as frutas forem chamadas. Comentar sobre a dinâmica e ouvir os participantes sobre os sentimentos e percepções, facilidades e dificuldades, confiança e acolhimento.
Dicas
O grupo deve ficar atento para o caso de haver duplicidade de frutas, pois nenhuma das frutas pode cair no chão.

Para ser feliz[14] (adaptado)

Objetivos
Utilizar o corpo de forma lúdica. Propiciar coordenação visual, motora e auditiva. Relaxar e integrar os participantes. Dissipar ou minimizar a timidez.
Aspecto que pode ser trabalhado
Integração da equipe.

Número de participantes
   Até 20 pessoas.
Material utilizado
   Nenhum.
Espaço físico
   Sala ampla onde as pessoas possam se movimentar com liberdade.
Tempo de execução
   Aproximadamente 20 minutos.
Desenvolvimento da técnica
   Solicitar que o grupo forme um círculo e cante a música *Para ser feliz*, de domínio público, acompanhando cada frase com gestos, como segue:
   Para ser feliz (fazer gestos de sorriso em frente ao rosto)
   É preciso ter (fazer o gesto de abaixar as mãos unidas)
   Este céu azul (mostrar o céu com o dedo indicador, dirigido para o lado direito, formando um semicírculo)
   Na imensidão (mostrar o céu com o dedo indicador, dirigido para o lado esquerdo, formando um semicírculo)
   É fazer das tristezas (colocar as duas mãos no rosto, como quem está chorando)
   Estrelas a mais (levantar os dois braços sobre a cabeça, abrindo e fechando as mãos para simbolizar o brilho das estrelas)
   E do pranto (feição de choro)
   Uma canção (duas mãos na frente da boca, mostrando que está cantando)
   Há um mundo (fazer um círculo com ambas as mãos)
   Bem melhor (sinal de legal)
   Todo feito pra você (apontar para cada participante, olhando-os nos olhos)
   É um mundo pequenino (círculo feito com ambas as mãos e mostrar sinal de pequeno com os dedos polegar e indicador)
   Que a ternura fez (abraço geral)

   Cantar duas ou três vezes até que decorem a letra e os gestos. Pedir que verbalizem a vivência e a emoção experimentada ou cada participante pode analisar o significado da letra da música.
Dicas
   Caso alguém não queira participar da atividade, respeitar a sua decisão.

Carro e motorista

Objetivos
   Promover confiança entre os pares. Discutir a importância do trabalho partilhado. Relaxar e integrar os participantes.

Aspectos que podem ser trabalhados
Dificuldade de relacionamento no trabalho, equipe, família. Comunicação humana. Comunicação para pessoas com necessidades especiais. Integração da equipe.
Número de participantes
Até 30 pessoas.
Material utilizado
Nenhum.
Espaço físico
Sala ampla onde as pessoas possam se movimentar com liberdade.
Tempo de execução
Aproximadamente 40 minutos.
Desenvolvimento da técnica
Formar duplas em fila indiana (um atrás do outro). Solicitar que, nas duplas, um participante represente um carro e o outro participante represente o motorista. O "carro" deve ficar na frente do "motorista". O "carro" andará quando sentir a mão do "motorista" em seu ombro. Explicar que serão dados alguns comandos para serem executados por todos:

- Para seguir em frente, o "motorista" deve colocar as duas mãos sobre o ombro do "carro".
- Para parar, o "motorista" deve retirar as duas mãos do ombro do "carro".
- Para virar à direita, o "motorista" deve colocar somente a mão direita no ombro direito do "carro".
- Para virar à esquerda, o "motorista" deve colocar somente a mão esquerda no ombro esquerdo do "carro".
- Imaginar que estão no trânsito de uma avenida na cidade de São Paulo.
- Após algum tempo, inverter os papéis: quem foi motorista será carro e vice-versa.

Observar a reação dos participantes e terminar a técnica deixando que os participantes relatem sobre o comando do motorista e o papel de "carro", o vínculo das duplas, a confiança e parceria, as facilidades e dificuldades.
Dicas
Atenção especial para os participantes que apresentarem problemas de saúde e dificuldades para execução da técnica, aos pisos irregulares ou escorregadios. Caso alguém não queira participar, pedir que observe e no final relate o que viu.

Fazer e desfazer

Objetivos
Identificar os pontos antagônicos e complementares no cotidiano de trabalho ou do cuidado à saúde. Discutir com os participantes as relações no cotidiano

de trabalho e o seu significado para o trabalho em equipe ou o significado do autocuidado à saúde. Promover confiança entre os pares, da família, no apoio ao cuidado à família. Relaxar e integrar os participantes.

Aspectos que podem ser trabalhados

Momentos de descontração. Pontos antagônicos e complementares no cotidiano de trabalho ou no dia a dia do participante. Relações no cotidiano de trabalho e o seu significado para o trabalho em equipe. A importância da responsabilidade no autocuidado à saúde. A necessidade de apoio familiar no autocuidado.

Número de participantes

Até 50 pessoas.

Materiais utilizados

Filipetas contendo as instruções em número suficiente para todos os participantes, todo tipo de material necessário dependendo do que o facilitador escolher para as informações das filipetas (lixeira, pente, sucata, giz, apagador e outros).

Espaço físico

Sala ampla onde as pessoas possam se movimentar com liberdade.

Tempo de execução

Aproximadamente 30 minutos.

Desenvolvimento da técnica

Formar um círculo. Entregar uma filipeta a cada participante. Solicitar que todos leiam a tarefa. Executar as tarefas. Observar o desenvolvimento das atividades e, ao final de algum tempo, abrir em assembleia e discutir os resultados. Deixar os participantes falarem o que sentiram – suas facilidades e dificuldades. Iniciar o tema previsto e suas relações com o cotidiano e o trabalho em equipe.

Exemplos de tarefas (filipetas)
- Acender a luz.
- Apagar a luz.
- Levantar o braço direito.
- Abaixar o braço direito.
- Abrir a janela ou a gaveta.
- Fechar a janela (ou a gaveta).
- Desabotoar o botão da calça/camisa.
- Abotoar o botão da calça/camisa de quem estiver abotoando.
- Jogar papel no chão.
- Retirar o papel do chão.
- Imitar o miado de um gato.
- Não deixar o gato miar.
- Empilhar papéis.
- Desempilhar papéis.
- Dançar uma música animada.

- Ficar parado sem se mexer.

Dicas

Atenção especial aos participantes, caso haja dificuldade na execução das tarefas. Para algumas tarefas são necessárias várias pessoas com a mesma informação na filipeta (por exemplo: "Dance uma música animada"). Nessas tarefas também podem se ligar temas em saúde – por exemplo: atividade física, aplicar insulina, lavar as mãos. O facilitador deve sempre fazer o fechamento da atividade perguntando como foi participar, o que suscitou a ação, entre outras, conduzindo ao tema estudado.

Meu, seu, nosso quadrado

Objetivos

Trabalhar equilíbrio corporal. Estimular cooperação e união no grupo.

Aspectos que podem ser trabalhados

Acolhimento. Simpatia/empatia/interação de pessoas. Integração com a equipe.

Número de participantes

10-30 pessoas.

Material utilizado

Quadrados de EVA (60 cm por 60 cm), cartolinas ou folhas de jornal, um para cada participante.

Espaço físico

Sala ampla para que todos os participantes possam se posicionar em círculos com o seu "quadrado" posicionado à sua frente.

Tempo de execução

Até 30 minutos.

Desenvolvimento da técnica

Cada pessoa recebe um "quadrado" e coloca no chão à sua frente. O monitor dá o comando: "Dentro" – a pessoa pisa sobre o quadrado. Depois dá o comando: "Fora" – a pessoa sai de cima. Por fim, dá o comando "Trocando de lugar" – a pessoa pisa no quadrado do colega ao lado. Após alguns comandos, o monitor retira um dos quadrados e quem sobrar deverá encontrar "abrigo" junto a outro colega no quadrado dele. E, assim, sucessivamente, vai tirando outros quadrados até que todos tenham que ficar dentro de um só quadrado. O facilitador deve sempre fazer o fechamento da atividade perguntando como foi participar, o que suscitou a ação, entre outras, conduzindo ao tema estudado.

Dicas

Cuidado com o chão de superfície lisa, que pode fazer com que pessoas idosas ou com problemas de equilíbrio escorreguem e se machuquem. O EVA é antiderrapante.

Caminho de casa

Objetivo
   Predispor às mudanças.
Aspectos que podem ser trabalhados
   Visões diferentes sobre algo. Mudanças.
Número de participantes
   Sem limite de pessoas.
Materiais utilizados
   Folha em branco e caneta.
Espaço físico
   Espaço suficiente para acomodar os participantes.
Tempo de execução
   Aproximadamente 20 minutos.
Desenvolvimento da técnica
   Entregar uma folha para cada participante. Explicar o que deve ser feito: pedir que eles pensem como é o trajeto de casa até a unidade ou reunião. Colocar as coisas boas e as coisas ruins, casas, lojas, avenidas, pessoas, situações e outras. Dar um tempo para que todos possam lembrar-se do caminho. Escolher algumas pessoas menos tímidas para falarem a respeito do que encontraram e discutir relacionando ao tema previsto.
Dicas
   Esse aquecimento é bom para turmas muito grandes e em salas sem condições de separar grupos.

Desenho em grupo

Objetivos
   Discutir a importância do trabalho partilhado e ajustar divergências. Entrosamento dos participantes. Expressar ideias e opiniões.
Aspectos que podem ser trabalhados
   Qualquer tema. Divergências em grupo. Integração dos participantes.
Número de participantes
   Até 30 pessoas.
Materiais utilizados
   Tudo o que estiver disponível: cola, tesoura, revistas, jornais, pincéis, tintas, canetas coloridas, folhas sulfite.
Tempo de execução
   Aproximadamente 30 minutos.
Espaço físico
   Sala com cadeiras suficientes para os participantes.

Desenvolvimento da técnica

Com o tema escolhido, o facilitador deve conversar sobre ele para estimular a participação. Dividir a sala em grupo e distribuir o material conseguido. Pedir para criarem um desenho coletivo que se reporte ao tema. Após o tempo determinado de 20 minutos, abrir para discussão em assembleia.

Dicas

O facilitador analisa o conteúdo do desenho ou a dinâmica do próprio grupo, sua distribuição, seus papéis, trabalho em equipe (quem comanda, quem ficou de fora). No final, o grupo educativo pode retomar, entregando o mesmo desenho ou pedindo para fazerem outro e comparar com o primeiro.

O baile[14] (adaptado)

Objetivos

Identificar o papel de cada um dentro do grupo e estabelecer regras frente a esses papéis. Trabalhar as relações afetivas dentro do grupo. Relacionar com a situação de saúde pessoal.

Aspectos que podem ser trabalhados

Sentimentos que aparecem ao assumirmos o papel do outro. Facilidades e dificuldades ao tentar interpretar outra característica (física, emocional) que não a nossa.

Número de participantes

15-20 pessoas.

Materiais utilizados

Folhas sulfite, canetas coloridas, caixinha ou saquinho para o sorteio, multimídia e música dançante, filipetas com as características do grupo a ser trabalhado. Exemplos: sexo, idade e características de adolescentes.

Tempo de execução

Aproximadamente 50 minutos.

Espaço físico

Sala ampla onde as pessoas possam se movimentar com liberdade.

Desenvolvimento da técnica

Distribuir filipetas que contenham alguns dados, que devem ser assumidos pelo participante, por exemplo: adolescente (faixa etária de 10-21 anos), sexo e características da adolescência. Estabelecer regras para que cada participante assuma determinado personagem ou determinada característica da adolescência, de acordo com a filipeta sorteada. Perguntar se todos entenderam as instruções. Colocar uma música que propicie o clima para o baile. Convidar o grupo para que, representando o personagem sorteado, vivencie o baile.

Dicas

Observar as dificuldades dos participantes em assumir o papel preestabelecido e anotar para posterior reflexão. Pode ser utilizada com outras faixas etárias, com suas características específicas. Essa técnica também pode ser de aquecimento, de aprofundamento ou de reflexão.

Identificando conceito[14] (adaptado)

Objetivos

Identificar os conceitos-chave, referentes a determinado tema. Introduzir a discussão de um conceito a partir da percepção individual e grupal sobre este. Refletir sobre a formação de conceitos a partir da percepção da situação apresentada como sobre o significado de certas doenças, por exemplo, HAS ou DIA.

Temas que podem ser trabalhados

Qualquer tema que necessite ter como base o seu conceito. Temas para os grupos educativos (diabéticos, gestantes, lactantes, adolescentes e outros).

Número de participantes

20-40 pessoas.

Materiais utilizados

Folhas de papel sulfite cortadas em tiras de 16 cm e 7 cm e em quantidade suficiente para todos os participantes; canetas coloridas (mais de uma por participante); papel Kraft ou sulfitão; cola; tesoura; pincel atômico; fita crepe; painel para afixar murais.

Espaço físico

Sala ampla, com cadeiras removíveis que permitam a movimentação das pessoas, trabalho em pequenos grupos e plenária.

Tempo de execução

Aproximadamente 60 minutos, divididos em três momentos: 1º momento, 10 minutos; 2º momento, 20 minutos; 3º momento, 30 minutos.

Desenvolvimento da técnica

1º momento: Na sala, distribuir a todos os participantes um sulfite cortado de 7 cm e uma ou mais canetas coloridas. Introduzir o tema em discussão, por exemplo: método em educação, vigilância em saúde, visita domiciliar. Solicitar que, utilizando apenas uma palavra, escrevam na tira de sulfite a primeira ideia sobre o referido tema. Recolher as filipetas e reservar. Distribuir o outro sulfite de 7 cm e pedir que redijam uma frase sobre o mesmo tema. Novamente recolher e reservar, distribuindo a seguir o sulfite de 16 cm. Informar que devem registrar suas ideias sobre o mesmo tema, mas na forma de desenho. Recolher e reservar.

2º momento: Dividir o grupo em quatro subgrupos (dependendo do número de pessoas, pode ser mais). Orientar que eles receberão um conjunto dos sulfites: palavras ou frases ou desenhos. Solicitar que tomem conhecimento do conteúdo destes e, após analisar e discutir, montar um mural que represente as ideias de todos. Informar que devem usar todas as palavras, frases e desenhos, podendo complementar com outras opiniões do grupo. Distribuir um conjunto de sulfites (palavras ou frases ou desenhos) para os grupos. Fornecer material para a montagem do mural (cola, tesoura, pincel atômico, papel sulfitão e outros). Dar atenção aos grupos para esclarecimentos de dúvidas e solicitar a escolha de um relator para a apresentação do mural em plenária.

3º momento: Iniciar com a apresentação do mural das palavras e, a seguir, das frases e desenhos. Sistematizar os pontos complementares e discutir os divergentes se for o caso. Introduzir a próxima etapa para continuidade do tema, a critério dos responsáveis.

Dicas

Explicar o 1º momento antes de entregar as filipetas, e o 2º e o 3º momentos antes da divisão dos grupos. O facilitador deve sempre fechar o assunto. Essa técnica também pode ser de aprofundamento ou de reflexão.

Gostei ou não gostei?

Objetivos

Introduzir a discussão de um conceito a partir da percepção individual e grupal sobre ele. Refletir sobre conceitos pessoais e sua posição perante o grupo. Mostrar que existem vários pontos de vista sobre um mesmo tema. Quebrar paradigmas pessoais. Desenvolver o trabalho em equipe.

Aspectos que podem ser trabalhados

Dificuldade de resolução de problemas em equipe, em família, na prevenção ou promoção da saúde. Organização do trabalho. Gerenciamento e gestão do trabalho em saúde.

Número de participantes

Até 40 pessoas.

Materiais utilizados

Folhas de papel sulfite, canetas coloridas em quantidade suficiente para todos os participantes.

Espaço físico

Sala ampla, com cadeiras removíveis, permitindo a movimentação das pessoas.

Tempo de execução

Até 30 minutos.

Desenvolvimento da técnica

Na sala, distribuir a todos os participantes uma folha de sulfite e uma caneta colorida e pedir que anotem o nome na folha. Fazer a introdução do tema escolhido e dar uns minutos para que representem com um desenho o que sentem a respeito do tema, por exemplo: "O que o SUS significa para você?" Ou: "Represente a sua Unidade Básica de Saúde", "Como posso construir uma vida saudável, mesmo tendo hipertensão?". Após uns minutos, peça que troquem os papéis com o companheiro ao lado e continuem a desenhar, mesmo sem saber qual o desejo do outro, no papel do amigo. Assim, em sequência, troque quantas vezes forem necessárias e, após algum tempo, peça que procurem a sua folha inicial. Peça que observem o desenho que se formou e se gostaram ou não da participação do grupo na sua ideia original. Pergunte qual era a ideia original e se ficou melhor ou não. Trabalhe o conteúdo e os significados das respostas, mostrando que nunca estamos sozinhos e que cada um interfere no dia a dia do próximo.

Dicas

Observar quem não dá muita importância ao desenho do outro quando este está na sua mão, quem faz sempre o mesmo desenho, não importando o que já está desenhado, quem não quer participar e outros. Registrar e perguntar o porquê. Essa técnica também pode ser de aquecimento/entrosamento, de aprofundamento ou de reflexão.

Olhares

Objetivos

Desenvolver percepção para mudanças. Possibilitar a observação do outro.

Temas que podem ser trabalhados

Diversos temas, mas que necessitam de estímulo para mudanças, como, por exemplo, assumir os cuidados na hipertensão arterial ou no diabete melito. Preconceito. Sexualidade. Mudanças.

Número de participantes

Aproximadamente 60 pessoas, pois o trabalho pode ser individual.

Materiais utilizados

Multimídia, texto e óculos de papel com lentes coloridas. Preparo: texto interessante, escrito com letras pretas e propositalmente algumas palavras coloridas. Sua apresentação aos participantes deve ser em multimídia (telão) ou em folha de papel. Óculos: fazer em cartolina (como no modelo da Figura 4), óculos cujas lentes serão revestidas com papel celofane colorido e em número suficiente para todos os participantes.

Espaço físico
   Sala com cadeiras suficientes para acolher os participantes.
Tempo de execução
   Até 10 minutos.
Desenvolvimento da técnica
   O facilitador pede que os participantes coloquem os óculos e não tirem. Coloca o texto preparado em PowerPoint e pede que um dos participantes leia. Com os óculos, algumas palavras desaparecem e o texto perde o sentido ou ganha outro, sendo diferentes para cada um, dependendo da cor de lente escolhida. Se o facilitador for criativo, pode escolher tema, poesia ou simplesmente frases que serão provocativas para o tema objeto de sua reunião. Pode pedir que vários leiam. Alguns podem ficar até sem os óculos e verão que as palavras existem. O facilitador, depois das leituras truncadas, pedirá que retirem os óculos e fará a leitura corretamente. Deve pedir que os participantes falem e discutam sobre os seus sentimentos e introduzam o assunto do tema estudado programado.
Dica
   As cores das letras são importantes para "desaparecerem" ao serem lidas com o uso dos óculos, portanto teste antes de apresentar ao grupo.

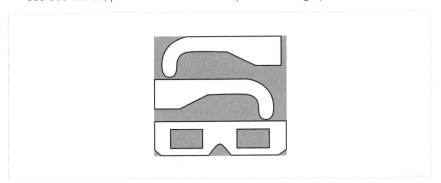

Figura 4. Desenho de óculos em cartolina.[16]

Construindo prioridades

Objetivos
   Levantar prioridades. Desenvolver aptidão para o trabalho em equipe. Aquecer o grupo.
Temas que podem ser trabalhados
   Temas que precisam de método ou de colocar em ordem algo. Grupos educativos (diabetes, hipertensão e outros).

Número de participantes
    Até 30 pessoas.
Materiais utilizados
    Trenzinho de papel, folhas de sulfite cortadas em quatro, fita crepe, canetas coloridas e painel para colagem. Modelo para recortar em papel: todos os vagões e a locomotiva podem ser soltos para facilitar a colagem na lousa ou em um painel.
Tempo de execução
    Até 30 minutos.
Espaço físico
    Sala com cadeiras suficientes, onde as pessoas possam se movimentar com liberdade.
Desenvolvimento da técnica
    O facilitador introduz o assunto e separa os grupos de estudo. Entrega as folhas cortadas. Depois cola o trenzinho na lousa e inicia, por exemplo: "Precisamos rever nossas prioridades em relação à nossa saúde", "Tal tarefa...". Pedir para escreverem o que acham importante nas filipetas de papel (que serão as cargas), discutir com o grupo o que deve ser a maior prioridade para colocar no primeiro vagão, depois no segundo, no terceiro, e assim por diante. Após o tempo predeterminado, abre uma assembleia e pede aos participantes de cada grupo que colem as folhas como se fossem cargas dos vagões e as priorizem. Em seguida, filtra as cargas deixando uma ou duas por vagão, segundo os objetivos propostos para aquela reunião.
Dica
    Essa técnica também pode ser de aquecimento/entrosamento, de aprofundamento ou mesmo de reflexão.

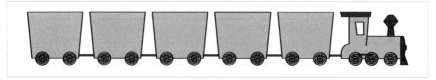

Figura 5. Trenzinho de papel.[17]

Criatividade

Objetivos
    Propiciar reconhecimento da autocriatividade. Desenvolver a criatividade e o trabalho em equipe. Ampliar autoestima. Ativar o esforço e a vontade.
Aspectos que podem ser trabalhados
    Quando se pretende desenvolver algo. Criatividade.

Número de participantes
Aproximadamente 60 pessoas, pois o trabalho pode ser individual.
Material utilizado
Texto de Buckey (1961),[18] *O menininho e a flor.*
Espaço físico
Sala com cadeiras suficientes para acolher os participantes.
Tempo de execução
Até 30 minutos.
Desenvolvimento da técnica

O texto pode ser lido de diferentes maneiras: com leitura individual, leitura em *slides* ou em pequenos grupos. Pode ser trabalhado com perguntas, segundo os objetivos a que o tema escolhido se propõe, ou relacionado aos sentimentos suscitados quando da leitura. O facilitador faz o fechamento, segundo os objetivos propostos.

Texto
O menininho e a flor[18]

"Era uma vez um menino bastante pequeno que contrastava com a escola bastante grande. Quando o menininho descobriu que poderia ir à sua sala caminhando pela porta da rua, ficou feliz. A escola não parecia tão grande quanto antes.
Uma manhã, a professora disse:
– Hoje nós vamos fazer um desenho.
– Que bom! – pensou o menininho. Ele gostava de desenhar leões, tigres, galinhas, vacas, trens, barcos... Pegou a sua caixa de lápis de cor e começou a desenhar. A professora, então, disse:
– Esperem, ainda não é hora de começar! – Ela esperou até que todos estivessem prontos.
– Agora – disse a professora –, nós vamos desenhar flores.
Começou a desenhar lindas flores com seus lápis rosa, laranja e azul. A professora disse:
– Esperem! Vou mostrar como fazer! – E a flor era vermelha com o caule verde.
– Assim – disse a professora –, agora vocês podem começar.
O menininho olhou para a flor da professora, depois olhou para a sua flor. Gostou mais da sua flor, mas não podia dizer isso... Virou o papel e desenhou uma flor igual à da professora. Era vermelha com caule verde.
Num outro dia, quando o menininho estava em aula ao ar livre, a professora disse:
– Hoje vamos fazer alguma coisa com o barro.
– Que bom! – pensou o menininho. Ele gostava de trabalhar com o barro. Podia fazer com ele todo tipo de coisa: elefantes, camundongos, carros e caminhões. Começou a juntar e amassar a sua bola de barro. Então, a professora disse:

– Esperem! Não é hora de começar.
Ela esperou até que todos estivessem prontos.
– Agora – disse a professora –, nós vamos fazer um prato.
– Que bom! – pensou o menininho. Ele gostava de fazer pratos de todas as formas e tamanhos. A professora disse:
– Esperem! Vou mostrar como se faz. Agora vocês podem começar. – E o prato era um prato fundo.
O menino olhou para o prato da professora, olhou para o próprio prato e gostou mais do seu, mas ele não podia dizer isso.
Amassou o seu barro numa grande bola novamente e fez um prato fundo, igual ao da professora.
E muito cedo o menino aprendeu a esperar e a olhar e fazer as coisas exatamente como a professora. E muito cedo ele não fazia mais coisas por si próprio. Então, aconteceu que o menino teve que mudar de escola; essa escola era ainda maior que a primeira. Ele tinha que subir uma grande escada até a sua sala.
Um dia, a professora disse:
– Hoje nós vamos fazer um desenho.
– Que bom! – pensou o menino e esperou que a professora dissesse o que fazer.
Ela não disse. Apenas andava pela sala.
Quando veio até o menino, disse:
– Você não quer desenhar?
– Sim, o que é que nós vamos fazer?
– Eu não sei até que o faça.
– Como eu posso fazê-lo?
– Da maneira que você gostar.
– E de que cor?
– Se todo mundo fizer o mesmo desenho e usar as mesmas cores, como eu posso saber qual o desenho de cada um?
– Eu não sei!
E começou a desenhar uma flor vermelha com o caule verde."

Dicas

Observar que o texto pode ser relativo ao grau de instrução dos participantes. Toda leitura deve ser acompanhada pelo facilitador. Essa técnica pode ser também de aquecimento/entrosamento.

TÉCNICAS COM EXERCÍCIOS DE DESAFIOS

Essas técnicas usam modelos, charadas, desafios ou competição para aprofundar, estimular ou desenvolver assuntos ou temas. Pode ser de caráter individual ou coletivo.

O avião

Objetivos
　Propiciar a socialização dos envolvidos na dinâmica. Aquecer e ativar o grupo. Estimular o raciocínio rápido e a atenção.
Aspectos que podem ser trabalhados
　Raciocínio rápido. Concentração e memória. Exposição de sentimentos.
Número de participantes
　10-30 participantes.
Material utilizado
　Um avião de brinquedo.
Espaço físico
　Sala ampla que comporte todos sentados nas cadeiras (ou no chão) em roda.
Tempo de execução
　20-30 minutos.
Desenvolvimento da técnica
　O monitor solicita aos participantes que se posicionem em círculo, integrando-o também. Com o avião em mãos, o facilitador inicia o jogo dizendo: "Lá vai o avião carregando a letra __ (mencionar uma letra qualquer)". Imediatamente joga o avião para um dos participantes, que deverá dizer rapidamente uma palavra com a letra mencionada. Quem falou a palavra continua o jogo com o avião em mãos e dizendo a mesma frase, porém agora com outra letra.
Dicas
　O monitor pode combinar anteriormente com o grupo que, apesar de a letra mudar, apenas um tema será elencado, por exemplo: objetos, nomes próprios, utensílios de cozinha, nome de alimentos permitidos ou não, entre outros. A partir do que foi levantado, o facilitador trabalhará o tema proposto para a reunião. Essa técnica também pode ser de aquecimento.

Equilíbrio do grupo

Objetivos
　Demonstrar que a união e o equilíbrio do grupo dependem de cada pessoa que o compõe. Introduzir ou finalizar reuniões, atividades grupais.
Aspectos que podem ser trabalhados
　Percepção da realização de tarefas realizadas pelo outro. Dificuldades e facilidades do trabalho em equipe. A importância de cada indivíduo, grupo ou família.
Número de participantes
　Indeterminado, tanto serve para pequenos grupos como para grandes.
Material utilizado
　Nenhum.

Espaço físico
   Sala ampla que permita aos participantes movimentarem-se.
Tempo de execução
   20 minutos.
Desenvolvimento da técnica
   Separar as pessoas em subgrupos de até seis. Pedir que elas fiquem em pé e se deem as mãos. Coloque música, invente... Peça, em seguida, após o grupo quebrar o gelo, que, segurando firmemente as mãos, joguem a cabeça para trás, caiam para trás sem deixar que um derrube o outro e que o círculo deve ser mantido. Para facilitar, diga que eles podem entrelaçar os braços. Dessa forma, todos terão cabeça, pescoço e tronco caídos para trás e apoiados uns nos outros. De repente, peça que um elemento do grupo caia para a frente. Com isso haverá um desequilíbrio no grupo e todos deverão sair da posição para se reequilibrarem novamente. Às vezes, uns caem, outros tentam manter o grupo... É possível que o grupo se desfaça... Trabalhe isso, pergunte o que sentiram, mostre que um elemento desequilibrado no grupo afeta a todos.
Dicas
   Conduzir com segurança, explicando devagar o que deseja. A condução dessa dinâmica dependerá muito do facilitador. Se necessário, pedir que alguém do grupo sirva de ajudante, principalmente quando o grupo tiver número grande de pessoas. Essa técnica pode ser de aquecimento.

Quando o problema é concentração

Objetivo
   Demonstrar ao participante os vários tipos de concentração e a necessidade de apoio do educador para a melhor concentração.
Tema que pode ser trabalhado
   Concentração. Memória. Perda de memória.
Número de participantes
   Até 20 pessoas.
Material utilizado
   Texto com enigma ou um problema complicado preparado anteriormente.
Espaço físico
   Sala com cadeiras suficientes para os participantes.
Tempo de execução
   20 minutos.
Desenvolvimento da técnica
   Dar aos grupos/indivíduos um texto complicado, uma charada ou uma equação matemática daquelas que saem em revistas para se achar a solução. Nos primeiros instantes, o grupo se concentra (o que chamamos de atenção dirigi-

da), tentando fazer a tarefa solicitada. Após alguns instantes, pela dificuldade da equação, o grupo começa a se dispersar (chamamos de atenção periférica) e reclama, desliga-se da tarefa. Se algum grupo conseguir resolver o problema, tudo bem, se não, dê a solução e lembre-os da vivência de concentrar-se e de dispersar-se. O facilitador dá a resposta se não foi descoberta ainda, pergunta como foi participar da dinâmica e introduz o tema relacionado ao dia.

Dicas

Essa dinâmica pode ser realizada em pequenos grupos ou individualmente. A técnica também pode ser de aquecimento.

Passando a fita

Objetivos

Iniciar um curso, atividade. Descobrir líderes na turma. Unificar o grupo.

Aspectos que podem ser trabalhados

Descontração das pessoas. Reconhecimento de líderes na equipe. Possibilidade de confraternização entre a equipe.

Número de participantes

Até 40 pessoas.

Materiais utilizados

Fita crepe ou estojo, bolsinha e outros (algo leve que se possa segurar com as mãos).

Espaço físico

Sala ampla com cadeiras em círculo suficientes para os participantes.

Tempo de execução

30 minutos.

Desenvolvimento da técnica

Fazer um círculo com cadeiras e pedir que o grupo se sente. Explicar que devem observar o objeto que você vai passar. Usar uma fita crepe ou estojo de lápis ou bolsinha. O primeiro da roda observa e passa para o da direita, e assim por diante. A fita passa por todos que a observam... Quando chegar novamente a você, pegue a fita e diga: "Não podem pegar nem passar a fita segurando-a com as mãos." E passa novamente a fita para o primeiro que está à sua direita esperando que ele resolva como quer pegá-la (talvez com os cotovelos) e novamente ele vai passar sem pegar com as mãos. Assim, cada vez que o grupo usar mãos, boca, fronte, joelhos para passar a fita para o companheiro, na próxima rodada você diz que não podem usar mais esses recursos físicos, cada vez mais exigindo criatividade e companheirismo do grupo. Regras: a fita não pode cair no chão. Se acontecer, você pega e continua na sequência. Durante as rodadas, pode-se mudar o estilo de passar a fita (assim, você identifica líderes e quem gosta ou não de acompanhá-los). Termina quando o grupo esgota todas as possibilidades ou quando você percebe que o entusiasmo diminuiu.

Dicas

Essa técnica pode ser aplicada a grupos de todas as idades. A experiência revela que em todos os grupos em que essa técnica foi aplicada o resultado foi muito interessante. Algumas vezes, alguns participantes até deitavam no chão para não perder a vez e parar com a dinâmica. Essa técnica também pode ser de aquecimento.

Indústria de envelopes

Objetivos

Determinar lideranças. Demonstrar como a busca do consenso melhora a decisão no processo de trabalho. Organizar o processo de trabalho. Organização pessoal visando à saúde.

Aspectos que podem ser trabalhados

Relacionamento no trabalho. Tomada de decisões. Resolução de problemas, por exemplo, relacionados à saúde pessoal. Motivação ao trabalho e à promoção da saúde. Organização do trabalho ou família.

Número de participantes

Até 20 pessoas.

Materiais utilizados

Separar o material por grupo (até oito pessoas): 30 folhas sulfite, um tubo de cola, uma tesoura, uma régua, um envelope pequeno aberto, sem estar colado (para servir de modelo), um lápis e uma borracha.

Espaço físico

Cadeiras e mesas suficientes para os participantes.

Tempo de execução

Aproximadamente 30 minutos.

Desenvolvimento da técnica

O facilitador divide grupos com oito pessoas. Escolher sigilosamente uma pessoa (grupo de observação) para estar atenta a determinada equipe, observando quem é o líder, como fizeram a organização do trabalho, se alguém ficou ocioso, e outros. Explicar que o gerente/chefe necessita urgentemente de envelopes para fazer uma remessa grande e importante. Distribuir o material e determinar o tempo (mais curto possível) para que os participantes confeccionem a maior quantidade de envelopes que puderem. Após o tempo decorrido, recolher os envelopes confeccionados e avaliar a qualidade. Anotar na lousa, por grupos, quantos foram entregues, quantos estão perfeitos e quantos deverão ser jogados fora (tortos, mal colados, com defeitos). Comparar as equipes. Sai vencedora a que produzir maior quantidade com melhor qualidade. Trabalhe a organização, a liderança, a responsabilidade, a organização do tempo e as dificuldades em se manter saudável. Os observadores devem dar opiniões.

Dicas

Pode-se trabalhar somente a liderança e postura da equipe/família. Você pode pedir que o observador (em sigilo) aponte no decorrer da atividade quem está liderando em cada grupo e diga que fulano está doente e o retira da equipe. Deixar o observador novamente continuar verificando quem assume a liderança, como a equipe se posiciona agora.

Planejar um dia

Objetivos

Demonstrar a necessidade de planejamento pessoal, familiar, profissional. Demonstrar como a busca do consenso melhora a decisão no processo de trabalho. Organizar o processo de trabalho/família/pessoal.

Aspectos que podem ser trabalhados

Organização do trabalho e das atividades de vida diária.

Número de participantes

Até 30 pessoas.

Materiais utilizados

Uma folha com o texto para cada participante e canetas.

Espaço físico

Cadeiras e mesas suficientes para os participantes.

Tempo de execução

Aproximadamente 30 minutos.

Desenvolvimento da técnica

O facilitador entrega o texto "Tarefas" para os participantes e cada um terá, no mínimo, 10 minutos para pessoalmente ordenar as tarefas. Depois, de dois em dois, terão 20 minutos e, em seguida, o grupo procurará chegar a um consenso. Em plenária, analisar os fatores que devem ser levados em conta para bem realizarem as tarefas.

Texto

Tarefas

Você deve sair de casa às 9h30 da manhã, fazer uma série de tarefas e estar de volta às 13 horas. Para percorrer o caminho de casa até o aeroporto, você gasta 30 minutos. O banco onde você deve pagar os impostos fecha às 11 horas. As casas de comércio e o correio fecham às 12 horas e a padaria abre depois das

11 horas. Todo o percurso deve ser feito a pé. As tarefas são as seguintes: levar uns sapatos ao sapateiro; buscar um *notebook* na loja; levar duas calças à costureira; mandar um pacote de 10 quilos pelo correio; pagar os impostos no banco; comprar pão; comprar meio quilo de café; esperar, no aeroporto, uns amigos que chegam de viagem às 12h30; comprar um livro; comprar dois litros de vinho no supermercado.

Após a leitura de alguns elementos do grupo ou de alguns grupos, introduz-se o tema pretendido, como atividades de vida diária de idosos.

Dicas

Ao facilitador, a ordem das tarefas: 1°, banco; 2°, correio; 3°, sapateiro; 4°, costureira; 5°, livraria; 6°, padaria; 7°, supermercado; 8°, loja de café; 9°, oficina. Observar a idade do grupo e mudar as atividades do texto para facilitar o entendimento dos participantes.

Quantos quadrados você vê?

Objetivos

Melhorar a concentração. Predispor às mudanças. Mostrar as diferenças entre pessoas e os diversos significados das mesmas coisas.

Aspectos que podem ser trabalhados

Relacionamento no trabalho. Percepções diferentes. Motivação para o trabalho e a promoção da saúde.

Número de participantes

Sem limite de pessoas.

Material utilizado

Nenhum.

Espaço físico

Sala ampla com cadeiras suficientes para os participantes.

Tempo de execução

Aproximadamente 10 minutos.

Desenvolvimento da técnica

O facilitador mostra o quadrado e pergunta: "Quantos quadrados têm aqui?" Deixa a classe livre para as respostas e vai anotando na lousa os números que eles falam.

No final, o aluno que viu mais quadrados, sem repeti-los, vai até a lousa e mostra onde os encontrou. Observam-se, no mínimo, 28 quadrados. Deixar que os observadores falem sobre as suas impressões e motive-os dizendo que existem várias visões de um mesmo objeto/objetivo da dificuldade de enxergar coisas novas entre outras.

Dicas

O quadrado pode ser apresentado em folha de *flip-chart* ou *slides*. Essa técnica pode ser utilizada para turmas muito grandes e em salas cujas cadeiras não permitam separação em grupos de estudos.

O jogo dos pontos

Objetivos
   Melhorar a concentração. Predispor às mudanças.
Aspectos que podem ser trabalhados
   Diferentes percepções. Criatividade.
Número de participantes
   Até 60 pessoas.
Material utilizado
   Nenhum.
Espaço físico
   Sala ampla com cadeiras suficientes para os participantes e lousa ou similar.
Tempo de execução
   Aproximadamente 10 minutos.
Desenvolvimento da técnica
   Ordem: unir os nove pontos com quatro retas sem tirar a caneta do lugar:

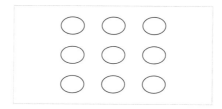

Após algum tempo, observar se alguém conseguiu e deixá-lo fazer na lousa. Caso contrário, demonstrar como fazer e discutir sobre as situações em que

sempre partimos de coisas que conhecemos e não arriscamos a sair do "quadrado", das dificuldades do autocuidado, da quebra dos paradigmas pessoais.
Dicas
Coloque os pontos desenhados no quadro de giz ou em *slides*. Para o facilitador, a solução do problema:

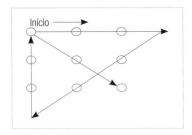

Essa técnica pode ser utilizada para turmas muito grandes e em sala cujas cadeiras não permitam separação em grupos de estudos.

Avenida complicada

Objetivo
Facilitar o relacionamento entre os participantes. Aumentar a concentração dos participantes.
Aspecto que pode ser trabalhado
Concentração.
Número de participantes
Até 50 pessoas.
Material utilizado
Texto para todos os participantes.
Espaço físico
Sala com cadeiras suficientes para todos os participantes.
Tempo de execução
Aproximadamente 20 minutos.
Desenvolvimento da técnica
O texto deve ser entregue a todos os participantes. Quem resolver o problema em primeiro lugar deverá ir até a lousa/*flip-chart* e mostrar como foi a solução. O facilitador estimula as discussões e introduz o tema proposto para a reunião do dia.
Texto
A tarefa do grupo consiste em encontrar um método de trabalho que possa resolver, com a máxima brevidade possível, o problema da avenida complicada. As informações que permitirão a solução da avenida complicada são:
As cinco casas estão localizadas sobre a mesma avenida.

O mexicano mora na casa vermelha.
O peruano tem um carro Mercedes.
O argentino possui um cachorro.
O chileno bebe Coca-Cola.
Os coelhos estão à mesma distância do Kia e da cerveja.
O gato não bebe café e não mora na casa azul.
Na casa verde bebe-se uísque.
A vaca é vizinha da casa onde se bebe Coca-cola.
A casa verde é vizinha da casa direita, cinza.
O peruano e o argentino são vizinhos.
O proprietário do Volkswagen cria coelhos.
O Chevrolet pertence à casa de cor rosa.
Bebe-se Pepsi-cola na terceira casa.
O brasileiro é vizinho da casa azul.
O proprietário do carro Ford bebe cerveja.
O proprietário do carro Chevrolet é vizinho do dono do cavalo.
O proprietário da vaca é vizinho do dono do Kia.

CASA	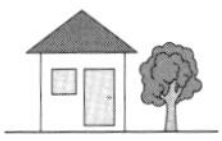 1	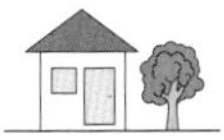 2	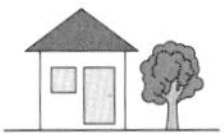 3	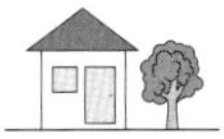 4	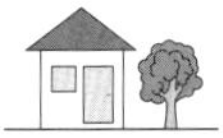 5
Cor					
Carro					
Bebida					
Animal					
Proprietário					

Figura 6. Avenida complicada.

Dicas

Pode ser utilizada individualmente e, depois de algum tempo, pedir que formem dupla com o companheiro do lado, após juntar mais duas duplas, e assim por diante, até a solução do problema. Para o facilitador, a solução do problema está no Quadro 1.

Quadro 1. Respostas

Cor	Verde	Cinza	Vermelha	Azul	Rosa
Carro	Mercedes	Ford	Volkswagen	Kia	Chevrolet
Bebida	Uísque	Cerveja	Pepsi	Coca-cola	Café
Animal	Gato	Cachorro	Coelho	Cavalo	Vaca
Proprietário	Peruano	Argentino	Mexicano	Chileno	Brasileiro

Abrigo subterrâneo

Objetivo
   Trazer visões diferentes sobre determinado assunto.
Aspectos que podem ser trabalhados
   Reconhecimento das diferenças entre as pessoas. Preconceitos e estigmas. Organização e objetividade no trabalho, na família e pessoais.
Número de participantes
   Até 20 pessoas.
Materiais utilizados
   Texto em folha de papel, canetas.
Espaço físico
   Sala com cadeiras suficientes.
Tempo de execução
   20 minutos
Desenvolvimento da técnica
   O facilitador pede aos participantes individualmente que escolham seis pessoas na lista. Tempo de dois minutos. Novamente solicita que formem um grupo de quatro pessoas e discutam as escolhas e o porquê delas. Se houver muitos participantes, novamente pode-se formar outros grupos de oito pessoas. O facilitador abre em assembleia e discute com os grupos o motivo das escolhas e o porquê. O facilitador deve conduzir as respostas objetivando a finalidade de seu tema.
Texto
   Construindo um novo mundo
   A Terra sofreu um abalo sísmico e a vida humana corre risco. Você recebe a ordem de morar num abrigo subterrâneo com apenas seis pessoas, entretanto há 12 pessoas querendo entrar no abrigo. Qual delas você escolheria e por quê?
   - Um engenheiro homossexual inteligente de 46 anos de idade.
   - Um sacerdote católico de 60 anos.
   - Um professor com 26 anos de idade, bonito, atlético, simpático.

- A esposa do professor, de 25 anos. Ela acabou de sair do hospício, é psicótica. Ambos preferem ficar juntos no abrigo ou fora dele.
- Uma prostituta negra.
- Um hemofílico de 19 anos de idade.
- Uma universitária que fez voto de castidade.
- Uma enfermeira recém-formada.
- Uma criança de 5 anos.
- Um psicótico nudista.
- Um médico com disfunção erétil.
- Uma excelente dona de casa. É moralista e preconceituosa.
- Um estudante de medicina, forte e bissexual.
- Um travesti, jovem e bonito.
- Uma lésbica assumida.

Planejamento de vida

Objetivos
 Realizar planejamento pessoal, familiar, em qualquer área com dificuldade. Reflexão sobre mudanças. Propor reorganização do trabalho individual.
Aspectos que podem ser trabalhados
 Dificuldades do planejamento e organização do trabalho. Desenvolvimento pessoal, físico, espiritual e emocional. Organização do tempo. Planejamento com qualidade de vida.
Número de participantes
 Até 60 pessoas.
Materiais utilizados
 Folhas de papel e caneta.
Espaço físico
 Sala com cadeiras suficientes para todos os participantes.
Tempo de execução
 Aproximadamente 20 minutos.
Desenvolvimento da técnica
 O facilitador desenha um círculo, coloca as linhas, indicando uma graduação que vai de 0 a 10. No centro do círculo, o valor é 0 (muito ruim) e na periferia é 10 (muito bom). O facilitador pode colocar os nomes nas linhas ou pedir que as pessoas coloquem o que acharem importante, nomeando as áreas do tema escolhido (pessoal, do trabalho e outros). Orienta que as pessoas elejam uma linha, por exemplo, a da "família", e marquem com um pontinho nela mostrando como está a sua relação, representando consecutivamente de 0 a 10. E, assim, todas as linhas devem ter uma pontuação, caracterizando o

que os participantes sentem a respeito. Em seguida, devem traçar uma linha entre os pontinhos que determinaram a pontuação escolhida. O visual ficará marcado onde as pessoas necessitam trabalhar mais os seus conceitos, aplicar mais esforços onde é preciso ocorrer mudanças, ou seja, desenvolverem ou não aquela área.

Modelo

Exemplo de atividades que se deseja observar (Figura 7).

Dicas

Dependendo dos temas escolhidos para fazerem parte do círculo, o facilitador pode trabalhar casos individuais ou em duplas, em trio ou mais elementos. Os temas podem ser selecionados conforme o assunto a ser trabalhado na reunião. Há muitas possibilidades de se aproximar com grupos de educação em saúde.

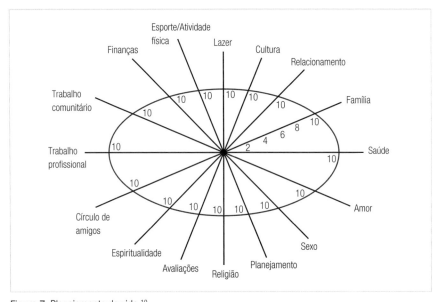

Figura 7. Planejamento de vida.[19]

A bandeira

Objetivos

Realizar planejamento. Refletir sobre mudanças. Propor reorganização do trabalho individual. Desenvolver o trabalho em equipe mais coerente. Facilitar a percepção do outro.

Aspectos que podem ser trabalhados
Dificuldades do planejamento e organização do trabalho. Desenvolvimento pessoal, familiar e educativo. Organização do trabalho. Entrosamento entre os participantes.

Número de participantes
Até 20 pessoas.

Materiais utilizados
5 envelopes, 1 lápis preto sem ponta, 1 borracha, 1 tesoura, 1 tubo de cola, 1 régua, canetas coloridas, 1 apontador, folhas de papel sulfite, 1 palito grande, 1 modelo de bandeira brasileira pequena. Preparo do material: cada envelope deve conter apenas alguns itens para a construção da bandeira; por exemplo: um terá tesoura e cola; outro, modelo e palito; ainda outro, canetas coloridas e apontador; mais outro, lápis preto sem ponta e régua. Alterar a disponibilidade conforme o número de participantes.

Espaço físico
Sala com cadeiras e que permita a movimentação dos participantes.

Tempo de execução
30 minutos.

Desenvolvimento da técnica
Separar o grupo em cinco subgrupos (ou mais, se for o caso), entregar um envelope para cada grupo com o seguinte enunciado: "O grupo deverá confeccionar uma bandeira." Nenhuma instrução será dada a seguir. Observar a cooperação, a organização do trabalho, se os grupos trocam de boa vontade o material e se há recusa em ceder algum. O facilitador, depois de 15 minutos, deverá encerrar a atividade e discutir em assembleia a realização da tarefa. Se o grupo for cooperativo, uma bandeira deve ser construída.

Dicas
Caso o número de pessoas seja grande, cada envelope pode ter mais itens, pois facilitará na construção das bandeiras, sem muita movimentação na sala, e várias bandeiras poderão ser construídas. Pode-se pedir a alguns dos participantes que ajudem na observação.

Imagine só!

Objetivos
Estimular o grupo. Mostrar diferenças entre crenças e conhecimento. Demonstrar que cada cabeça é uma sentença ou cada pessoa é única.

Aspectos que podem ser trabalhados
Diferenças de opiniões entre as pessoas.

Número de participantes
   Até 60 pessoas.
Material utilizado
   Uma toalha de banho ou algo que dê movimento ou volume.
Espaço físico
   Sala com cadeiras suficientes para os participantes.
Tempo de execução
   Até 10 minutos.
Desenvolvimento da técnica
   Mostrar uma toalha de banho para a turma, que se encontra em uma cadeira. Apontar para um dos participantes e perguntar, pedindo que ele venha até a frente e demonstre: "Para que serve?" Assim, com a resposta e a gesticulação, o facilitador deve repetir a pergunta quantas vezes achar necessário, pois a criatividade é surpreendente. O facilitador deve fechar o tema explorando o conteúdo das diferenças, dos ideais diversos e inovação, da educação, da saúde.
Dicas
   O facilitador pode pedir a um dos participantes que vá à lousa e escreva as respostas dos amigos, para facilitar a assimilação. Pode ser usado outro tipo de objeto.

O barco

Objetivos
   Motivar o grupo. Definir prioridades. Desenvolver sentido de educação e organização. Envolver o grupo em problemática atualizada.
Aspectos que podem ser trabalhados
   Qualquer tema.
Número de participantes
   Aproximadamente 30 pessoas.
Materiais utilizados
   Cópia de textos e faixas com os itens selecionados.
Espaço físico
   Sala suficiente para acolher os participantes e com cadeiras removíveis.
Tempo de execução
   Até 30 minutos.
Desenvolvimento da técnica
   O facilitador pede aos participantes que cada um escolha seis itens da lista. Tempo de dois minutos. Solicita que formem um grupo de quatro pessoas e discutam as escolhas e o porquê delas. Se houver muitos participantes pode-se formar grupos de oito pessoas. O facilitador abre em assembleia e discute com

os grupos a lista de itens escolhidos e o porquê. O facilitador deve conduzir as respostas aos objetivos do tema.

Texto

"Num passeio, o barco em que você se encontra está afundando. Você recebe a ordem de partir em uma balsa com as outras pessoas para sobreviver ao naufrágio. Há a possibilidade de levar com você seis itens da lista a seguir. Qual deles você escolheria e por quê?

- 1 sextante
- 1 quebra-cabeça
- 1 âncora
- 1 guarda-chuva
- Remos
- 1 *kit* de primeiros socorros
- 1 *kit* de higiene
- 1 livro
- 5 metros de corrente
- 3 abrigos de lã
- 5 pacotes de sopa
- 5 litros de água
- 1 caixa de isopor
- 6 cestos
- 5 metros de corda
- 1 lanterna

Dicas

Observe que há escolha de itens pessoais e coletivos. Trabalhe isso. Normalmente, o sextante é pouco escolhido, mas é um instrumento de navegação marítima e que mede as distâncias. Trabalhe o desconhecimento de palavras também. Trabalhe as prioridades, relacionando-as com a saúde, a educação ou ao tema a que se propôs.

TÉCNICAS DE REFLEXÃO E APROFUNDAMENTO

Essas técnicas dão a possibilidade ao grupo de aprofundar e refletir sobre determinado assunto, sobre seus comportamentos e atitudes ou sobre diferentes temas cujo propósito o facilitador deve escolher e orientar. Nas atividades em que são necessários textos ou mesmo um livro todo para se atingir determinado objetivo, o facilitador deve ter bem definido o objetivo que pretende com a leitura preparando questionamentos, perguntas e conclusões pertinentes à sua meta. Esses estudos podem ser individuais ou coletivos.

De quem estamos falando?

Objetivos
   Quebrar barreiras e preconceitos referentes à diversidade de opiniões e pessoas.
   Perceber que os sentimentos interferem nas relações de trabalho, pessoais, familiares, de saúde ou de educação.

Aspectos que podem ser trabalhados
   Atitudes profissionais. Dificuldades de relacionamento no trabalho. Preconceitos e estigmas. Aperfeiçoamento pessoal.

Número de participantes
   Até 15 pessoas.

Material utilizado
   Um texto para cada grupo e um para o facilitador.

Espaço físico
   Cadeiras suficientes para os participantes.

Tempo de execução
   20 minutos.

Desenvolvimento da técnica
   O facilitador divide os participantes em quatro grupos e entrega os textos 1, 2, 3 e 4. Solicita aos grupos que leiam e discutam sobre a pessoa citada no texto (tempo de três minutos). O facilitador abre em assembleia e pede para cada equipe descrever quem ela acha que é o rapaz. Após os comentários, o facilitador lê o texto 5 sobre a visão do rapaz naquele dia. Depois trabalha os objetivos do tema escolhido.

Texto do grupo 1
   A mãe
   Ele é um ótimo menino. Trabalha tanto todo dia que, às vezes, não vem me ver. Outras vezes fica até sem almoçar... Hoje, provavelmente por conta de problemas no trabalho, saiu de casa sem tomar o café da manhã, apressado, bateu a porta, me deixando com a xícara na mão. É um filho maravilhoso...

Texto do grupo 2
   O zelador
   Ele é um tipo muito estranho. Não imagino o que ele faz... Porém, não deve ser coisa boa. É um entra e sai do seu apartamento...
   Eu já estava desconfiado. Quando ouvi o grito, subi rápido as escadas, abri a porta do apartamento e a cena que vi foi inesquecível. Tinha sangue e sujeira por todos os lados. O rapaz na sala, em pé, com a faca na mão, gritando e gesticulando. A loira estava caída no sofá da sala, seminua, coberta por um pano, com os olhos esbugalhados...
   Fechei imediatamente a porta e saí gritando:

– Assassino, assassino! E corri para chamar a polícia...

Texto do grupo 3

O *barman*

Ele veio aqui umas quatro ou cinco vezes. Cada dia com uma mulher diferente. E que mulheres: morenas, loiras, lindíssimas, altas, de fechar o comércio...

Ontem ele entrou às 21h30, com uma morena muito bonita. Sentou-se à mesa e quando a loira acompanhada pelo rapaz grandalhão entrou ele não desgrudou os olhos dela.

Que cara de pau! Não aguentou e veio me perguntar se eu conhecia a garota... Respondi que não. Ele não teve dúvida, o garanhão, foi até a mesa dos dois e puxou conversa, o maior papo...

Deixou a morena de lado, o sem-vergonha...

Quando fui levar as bebidas para a mesa, não é que o atrevido passava o número do telefone dele para a loira, na frente do grandalhão!

Depois de algum tempo saiu sozinho, deixando a loira para trás...

Texto do grupo 4

O taxista

Quando ele entrou no meu táxi, percebi pelo jeito das roupas e pelo comprimento dos cabelos que ele era um mal-educado, maconheiro ou coisa assim...

Para manter conversa, perguntei como estava o dia e se ele havia assistido ao jogo de futebol. Ele não me respondeu. Nem olhou para a minha cara. Mal se sentou no carro, remexia nos cabelos e só olhava para o relógio, sem parar.

Quando o carro parou no destino, pagou, desceu e já saindo do carro olhou firme para mim e disse: "Quem procura, acha!"

Senti até um calafrio, parece um drogado...

Texto 5 do facilitador

Para a polícia

Sou artista plástico e me especializei em figurar rostos de pessoas. Ontem estava num bar que frequento há pouco tempo, mas que gosto muito, com a última modelo que contratei. Para surpresa minha, reconheci num rosto de uma pessoa a estética que procuro há muito tempo e que desejo pintar: a mãe de Jesus, a Madona. Fui até a sua mesa e, conversando com ela, uma moça loira de traços muito delicados, deixei o meu telefone para contato, afirmando a necessidade de um encontro no dia seguinte, caso ela consentisse...

Naquela noite eu nem dormi, imaginando o que faria, como, qual traço usaria, que tipo de textura, característica e técnica. Cedo, nem café da manhã tomei e num táxi voei para o ateliê. Meus pensamentos eram somente voltados para a tela que já havia preenchido com tintas da minha imaginação. Pensei que quem procura acha e eu havia encontrado a modelo ideal!

A moça chegou, conforme combinamos, e iniciamos o quadro. Foram horas de trabalho exaustivo e, quando me aproximei para exigir um olhar sereno da modelo, ela conseguiu, e o resultado de sua expressão era o ápice da minha realização. Eu gritei de emoção! Somente não entendi por que o zelador, nesse momento, abriu a porta de meu ateliê, entrou e me chamou de assassino!

Método da cumbuca[19]

Objetivos
Promover a integração dos participantes de um grupo. Discutir temas propostos com ou sem a experiência dos participantes. Incentivar os grupos a estudar/aprender. Desenvolver atitudes de responsabilidade e mudanças perante o grupo. Desenvolver compromisso com o grupo ou determinada ação.

Aspectos que podem ser trabalhados
Dificuldade em estudar temas teóricos.

Número de participantes
4-6 pessoas.

Espaço físico
Cadeiras suficientes para o número de pessoas.

Materiais utilizados
Cópias do texto a ser trabalhado. Cumbuca com os nomes dos participantes anotados em um papel. Se necessário, multimídia.

Tempo de execução
30 minutos a 2 horas, dependendo do tema e do grupo. Esse estudo deve ser periódico (por exemplo, semanal, no mesmo dia da semana e sempre com o mesmo tempo).

Desenvolvimento da técnica
O facilitador forma um grupo de até seis pessoas. Deixar preparado o material de apoio (cópia de textos, material em PowerPoint). Todos os membros do grupo estudam um tema específico, selecionado para aquele dia. Um dos membros do grupo é sorteado na hora do encontro para apresentar o tema da semana para os outros. Como todos estudam o tema, a discussão é sempre proveitosa. Caso o apresentador não tenha estudado, a reunião é desfeita. Não se deve sortear ou indicar outro, nem mesmo aceitar voluntários para apresentação. O método é baseado no compromisso de todos. Após o sorteio, o nome volta para a cumbuca. Uma pessoa que apresentar o capítulo em uma semana pode ser sorteada novamente na outra. No final, o facilitador pode orientar e será determinado um novo tema.

Dicas

Esse método é bom para reuniões de grupos de pessoas com hipertensão arterial, diabete melito ou gestantes, assim como reuniões da equipe de saúde. Cada grupo pode escolher o tema para a semana seguinte.

Grupo de verbalização e grupo de observação (GV e GO)[20] (adaptado)

Objetivos

Promover a integração dos participantes de um grupo. Discutir as dificuldades individuais e grupais.

Aspectos que podem ser trabalhados

Indiferença do grupo em reunião, estudos, saúde, família, educação. Dificuldades pessoais ou grupais em trabalhar em equipe, cuidar da saúde, entre outros.

Número de participantes

30-60 pessoas.

Material

Texto a ser trabalhado.

Espaço físico

Sala com espaço livre permitindo a movimentação dos participantes, que permanecerão sentados em círculo.

Tempo de execução

Aproximadamente 30 minutos.

Desenvolvimento da técnica

O facilitador prepara-se para a reunião organizando detalhadamente cada minúcia, cada passo. Deve dividir a classe em grupos e escolher de cada grupo, em sigilo, um elemento que será do grupo de observação (GO). Orienta o GO sobre analisar as pessoas do grupo de verbalização (GV), o que e como observar, não podendo conversar com o grupo nem entre si durante o tempo de verbalização. Os grupos de verbalização (GV) precisam ter claro o que devem discutir, o tempo de discussão e o objetivo. O GO observa o GV: se os conceitos do texto estão todos discutidos, se há emprego adequado dos conceitos, se há aprendizagem sobre o tema, se todos os participantes falam ou tiveram as mesmas oportunidades para se expor, se foi necessário gritar para ser ouvido, se o grupo precisa se organizar em relação ao tempo/tema, se existem normas no funcionamento do grupo, entre outros. Após a discussão feita pelo GV e em assembleia, serão apresentados os resultados, o GO fará a "sua" apresentação: como sentiram os grupos ou o grupo, falando cada um de uma vez; no momento de ouvir os relatos dos observadores, não poderá haver nenhuma interferência de apoio, de protesto ou de interrogação. No final, o facilitador chega às conclusões conceituais e discute os problemas levantados pelo GO.

Atribuindo valores

Objetivos
Examinar a forma como podemos resolver problemas. Compreender a maneira como cada um resolve seus problemas. Propor resolução de problemas de forma mais produtiva.
Aspectos que podem ser trabalhados
Formas de se lidar com as situações estressantes do cotidiano. Grau de importância que é dado aos acontecimentos diários e como é possível readequar essa energia.
Número de participantes
5-20 pessoas.
Materiais utilizados
Papel sulfite, caneta e notas de dinheiro falsas (utilizadas em jogos como Banco Imobiliário) ou, ainda, moedas/notas reais, porém de baixo valor (R$ 1,00 ou R$ 2,00), totalizando 5-10 moedas/notas para cada participante.
Espaço físico
Sala que comporte os participantes sentados.
Tempo de execução
10-15 minutos.
Desenvolvimento da técnica
O monitor informará aos participantes que eles vão atribuir preços aos seus problemas. Os participantes vão identificar e registrar na folha de sulfite quais são os grandes e os pequenos problemas enfrentados diariamente. Com o dinheiro trocado em mãos (R$ 1,00 ou R$ 2,00), os participantes deverão destinar parcelas do dinheiro aos problemas que eles identificarem. As quantidades alocadas devem representar a quantidade de tempo que empregam todos os dias para resolver especificamente cada um dos problemas descritos na folha sulfite. Quando todos tiverem completado essa etapa, pedir que registrem no sulfite, abaixo do problema anotado, os valores que alocaram para cada um deles. Os participantes devem recolher o dinheiro e repensar sobre os problemas e de acordo com o que acham que seria um investimento mais lógico do tempo e dos recursos de que dispõem para cada problema. Eles devem registrar as novas quantias e comparar com as quantias originais. A realocação desses recursos deve ser discutida, e os participantes devem anotar quais mudanças vão fazer após o término do treinamento.
Dicas
No caso de dificuldades de dispor do dinheiro (falso ou verdadeiro), é possível que as pessoas apenas anotem a energia gasta para cada um dos problemas em uma escala de 0 a 10.

Discussão[20] (adaptado)

Objetivos
 Estimular os participantes a refletirem sobre os sentimentos gerados em uma situação de estresse. Encontrar alternativas para mudar a sintonia do ambiente.
Aspectos que podem ser trabalhados
 Sentimentos que afloram quando o outro não executa a tarefa que eu peço (ou ordeno). Dificuldades e facilidades do trabalho em equipe. Obstáculos a serem enfrentados no dia a dia, sejam pessoais, sejam familiares, de educação e de saúde. Regras de hierarquia no ambiente de trabalho. Harmonização no ambiente de trabalho.
Número de participantes
 5-30 pessoas.
Material utilizado
 Nenhum.
Espaço físico
 Sala que comporte o número de participantes em pé ou sentados.
Tempo de execução
 30 minutos.
Desenvolvimento da técnica
 Solicitar aos participantes que se acomodem (se a sala tiver cadeiras, que sentem-se; caso contrário, que façam um círculo). Com todos sentados ou em círculo, o monitor (que já combinou com algum integrante do grupo sobre uma discussão a respeito de qualquer assunto), chama o integrante e pergunta: "Onde está aquele material que você ficou de trazer para me ajudar?" Ou afirma: "Agora, fulano, você pode pegar os materiais para iniciarmos a dinâmica." O integrante diz que não providenciou nada e inicia-se uma discussão na frente de todos os participantes. Depois de algum tempo, o integrante que estava discutindo sai da sala, e o monitor pergunta como estão se sentindo os demais. É dado um tempo para que cada um se manifeste e, em seguida, o integrante que saiu volta e deixa claro que tudo havia sido combinado. Ao final, o monitor conduz uma discussão dirigida sobre a importância de manter a energia e o bem-estar do grupo, pois as coisas que não têm diretamente relação com a nossa vida podem, sim, nos influenciar negativamente.
Dicas
 Essa dinâmica é mais bem aplicada em grupo de funcionários (ou grupos) novos ou que se conhecem pouco, como alguns grupos de educação em saúde.

Piquenique na montanha[14] (adaptado)

Objetivos
Identificar as diferentes etapas do planejamento, em diferentes momentos pessoais ou profissionais. Vivenciar o processo de transformação de conceitos, ideias e valores para o aperfeiçoamento pessoal e profissional, bem como temas relacionados à organização de serviços, pessoa, família e problema que envolve doença na família.

Aspectos que podem ser trabalhados
Integração dos participantes em situação descontraída e prazerosa. Planejamento de tarefas e atividades rotineiras. Consequências de um planejamento inadequado. Criatividade e flexibilidade na superação da falta de planejamento, sejam pessoais, sejam familiares.

Número de participantes
Aproximadamente 20 pessoas.

Materiais utilizados
Caneta esferográfica, folha sulfite, papel Kraft, pincel atômico, giz ou caneta, lousa.

Espaço físico
Sala ampla pela qual as pessoas possam se movimentar com liberdade.

Tempo de execução
Aproximadamente 40 minutos.

Desenvolvimento da técnica
Solicitar aos participantes que formem um círculo para discutir a realização de um piquenique. Sugerir as etapas para a organização do evento. Por exemplo: quem leva o quê, quais objetos irão dentro da mochila, o que não será levado, entre outros. Anotar o que cada um vai levar. Pedir aos participantes que imaginem a subida da montanha e o que ocorre nessa caminhada, carregando os objetos escolhidos. Pedir aos participantes que imaginem a realização do piquenique, o que aconteceu, o que comeram, o que sobrou, o que foi dividido e o que deu errado. Relatar ao grupo o término do piquenique. Pedir para retornar ao início da jornada.

Dicas
O monitor deverá escrever um roteiro dos itens necessários para a subida da montanha ou compor as listas com a colaboração dos participantes. Deve haver duas ou mais pessoas para a aplicação da técnica, facilitando assim o trabalho dos coordenadores e a vivência dos participantes. Pode haver anotação única em *flip-chart* ou lousa.

Brainstorming ou tempestade cerebral ou tempestade de ideias[20] (adaptado)

Objetivos
　Promover a integração dos participantes de um grupo. Verificar o conhecimento anterior do grupo sobre determinado tema ou assunto. Estimular os participantes ao tema e ao autodescobrimento.

Temas que podem ser trabalhados
　Temas mais gerais.

Número de participantes
　Até 60 pessoas.

Materiais utilizados
　Lousa, giz ou *flip-chart*, folhas e caneta. Cadeiras suficientes para todos os participantes.

Espaço físico
　Sala com espaço suficiente para o número de pessoas.

Tempo de execução
　Aproximadamente 30 minutos.

Desenvolvimento da técnica
　É a técnica em que, aproveitando-se das ideias geradas pelos alunos, o facilitador compõe a sua ação educativa em saúde. Por esse motivo, o facilitador deverá estar bem informado sobre o assunto. Assim, o facilitador:
- Lança o tema, estimula a classe para dar informações sobre o tema escolhido.
- Os participantes dizem o que acham do tema.
- O professor anota na lousa/*flip-chart* todos os assuntos de forma dispersa ou organizada, segundo a sua visão do tema.
- Analisa, avalia, resume e compõe os objetivos do tema, tirados daquilo que todos falaram.

Dicas
　Essa técnica exige concentração e agilidade mental por parte do monitor, que deve estar atento a todas as informações dadas pelos alunos para serem aproveitadas no momento oportuno. Nada do que os participantes falaram deve ser descartado, tudo deve ser anotado e usado na sua discussão.

Acertou/tente outra vez

Objetivos
　Proporcionar aprendizagem individual ou em duplas com estudo dirigido. Estimular os participantes ao tema.

Temas que podem ser trabalhados
Temas gerais.
Número de participantes
Uma ou duas pessoas a serem capacitadas, como em grupos de insulinodependentes ou gestantes ou funcionários de setores pequenos quando o tempo é escasso.
Material utilizado
Caderno com tema elaborado pelo facilitador.
Espaço físico
Onde o aprendiz e o facilitador dispuserem.
Tempo de execução
Determinado pelo participante.
Desenvolvimento da técnica
A técnica é elaborada anteriormente pelo facilitador e entregue à pessoa que for orientar. O participante dá o ritmo ao trabalho de aprendizagem conforme o seu interesse e somente passa para outra fase do estudo quando terminar a primeira. Criar anteriormente um caderno com texto, uma capa com o título do tema. A primeira folha deve ter orientações e o participante somente deve passar para a folha seguinte quando conseguir respondê-las. Nas folhas seguintes, o facilitador coloca a introdução de um tema que deseja desenvolver, uma pergunta sobre o assunto e duas alternativas (A e B). Em seguida, se respondeu "A", vai para a página x e se respondeu "B", vai para a página x1. Exemplo de uma página:

- A nutrição de uma pessoa com diabetes deve ser especial por causa das quantidades de açúcar e gordura existentes nos alimentos. Responda:
  - A: Os alimentos devem ser fracionados e consumidos a cada três horas.
  - B: As frutas são proibidas para a pessoa com diabetes.
- Se você respondeu A, vá para a página 3.
- Se você respondeu B, vá para a página 4.
- Na página 3, você começa com um elogio e desenvolve mais alguma orientação e faz outra vez nova pergunta, como explicado acima.
- Na página 4 você começa dizendo que a resposta estava errada, mas explica algo mais sobre o tema e pede que volte para a página inicial novamente.

Dicas
Excelente técnica para atualização de funcionários em serviço quando a equipe é pequena e as conversas se tornam cansativas. Para grupos em que as pessoas devem ser sensibilizadas individualmente, como, por exemplo, as gestantes. Nesse caso, o trabalho do facilitador é realizado antes, com o preparo do material.

Os impedidos[14] (adaptado)

Objetivos
   Identificar os diferentes conceitos e tipos de participação e/ou exclusão social. Analisar situações que levam a prejulgamento de situações/pessoas. Promover o estudo/análise da situação/problema do dia a dia da equipe de saúde. Discorrer sobre doenças estigmatizantes.

Aspectos que podem ser trabalhados
   Exclusão. Trabalho em equipe. Dificuldade em realizar tarefas.

Número de participantes
   15-30 pessoas.

Materiais utilizados
   Bexigas ou balões coloridos, três lenços para vedar os olhos, seis ataduras de crepe, três cabos de vassoura ou similar.

Espaço físico
   Sala ampla que permita a movimentação dos participantes.

Tempo de execução
   30 minutos.

Desenvolvimento da técnica
   Convidar o grupo para uma atividade lúdica: jogar balões. Solicitar três voluntários preparando-os para participar da atividade:
   - Prender os braços e mãos de cada um dos voluntários até a ponta dos dedos com o auxílio de ataduras de crepe.
   - Prender também a perna direita contando com o auxílio do cabo de vassoura.
   - Vendar os olhos.

   Formar um círculo com os outros participantes, deixando os três voluntários no centro. Entregar a todos, inclusive aos voluntários, uma bexiga e pedir que cada um encha a sua. Quando todas estiverem cheias, convidar os participantes a jogá-las para cima, tomando conta para que a sua bexiga não caia no chão. Observar a reação dos três voluntários impedidos e do grupo em relação a eles. Após um minuto, mais ou menos, aproximar-se de um dos participantes, pedir que saia do jogo, mas deixe a sua bexiga. Repetir várias vezes essa ação ao mesmo tempo em que dá o comando: "Bexigas para o ar, nenhuma no chão." Observar a reação dos participantes. O jogo terminará com os três personagens impedidos tendo que tomar conta da maioria das bexigas. Encerrar a atividade e abrir para reflexão com a participação de todos. Observar a participação e a fala de todos.

Dicas
   Se o grupo for grande, pedir mais de três voluntários, preparando o material com antecedência. Avaliar a pessoa voluntária, pois a exclusão, o encasulamento pode provocar desequilíbrio tanto físico, com quedas, como psíquico, por isso no caso de idosos é preciso tomar cuidado.

Deixando o principal

Objetivos
Facilitar o aprendizado de determinado tema. Deixar os conceitos principais fixados.
Temas que podem ser trabalhados
Qualquer conteúdo/tema.
Número de participantes
Indeterminado.
Materiais utilizados
Lousa e giz/caneta.
Espaço físico
Sala com cadeiras suficientes para os participantes.
Tempo de execução
Período previsto para a aula ou encontro.
Desenvolvimento da técnica
Escrever na lousa um texto que planejou para a aula. Sublinhar ou grifar as palavras-chave. Após discutir todo o conteúdo com a classe, apagar a lousa da direita para a esquerda, só deixando as palavras-chave que estavam em destaque. As pessoas ficam surpresas, pois terão na sua frente o resumo da aula.
Dicas
Muitas vezes, se a sala não permite o uso de dinâmicas de grupo por ser grande, por ser uma palestra, porque as cadeiras são fixadas no chão ou por não possuir recursos audiovisuais disponíveis, essa dinâmica é excelente para suprir essas dificuldades e/ou limitações.

As cores para identificação de problema[14] (adaptado)

Objetivo
Reconhecer, por meio de uma síntese e uso de um sistema de cores, mudanças significativas quando relacionadas a problemas ou ao tema estudado.
Aspectos que podem ser trabalhados
Problemas ou necessidade de mudanças no comportamento das pessoas.
Número de participantes
Indeterminado. O trabalho é individual.
Materiais utilizados
Etiquetas adesivas redondas nas cores azul, vermelho, verde e amarelo em número suficiente para cada participante. Um sulfitão com as quatro cores (azul, verde, amarelo e vermelho) e a seguinte explicação dos seus significados:
- Azul: nada mudou na minha vida com o advento do problema estudado pelo grupo (por exemplo: hipertensão arterial, diabetes melito, hanseníase, tuberculose, parto, amamentação, casamento e outros).

- Verde: minha vida se modificou, mas estou sabendo conviver com a situação.
- Amarelo: minha vida mudou e estou sabendo lidar apenas em parte com as dificuldades, necessidades e sentimentos afetados pelo tema proposto.
- Vermelho: minha vida mudou e não estou sabendo como lidar com as dificuldades, necessidades e sentimentos afetados.

Dar uma folha para cada participante com uma lista com os tipos de mudanças passíveis de ocorrer e serem experimentadas por ele sobre o tema estudado, como, por exemplo: alimentação, atividades manuais, atividades de lazer, atividades de deambular, mudanças no corpo, no sono, na estética ou beleza pessoal, na convivência com a dor, na expectativa do futuro, nos sonhos. Ao lado de todas as palavras, deixar espaço para a colocação de etiquetas adesivas nas cores azul, verde, amarelo e vermelho.

Espaço físico

Sala com cadeiras suficientes para os participantes.

Tempo de execução

Aproximadamente 30 minutos.

Desenvolvimento da técnica

Cada participante receberá uma folha com uma lista com as dificuldades que o facilitador acredita que necessita trabalhar, na qual serão evidenciados tipos de mudanças passíveis de ocorrer e serem experimentadas por eles. Explicar o significado de cada cor e como o participante deve fazer a colagem das etiquetas coloridas relacionando-as com mudanças ocorridas após o surgimento dos eventos (hipertensão, diabetes e outros). Além disso, um pequeno painel explicativo com as cores e o seu significado deve estar disponível para tirar as dúvidas. A partir daí, o facilitador deverá perguntar ao participante: "O que modificou na sua vida durante a doença/tema em relação a... ?" (por exemplo, alimentação). O participante deve escolher a alternativa que mais se identifica com a situação que estava vivendo no momento e colar a respectiva etiqueta no item. Após a colagem de todas as etiquetas, introduzir o assunto, verificando as dificuldades que eles verbalizarem.

Dicas

Essa técnica vale para qualquer situação, bastando que se tenha alguma coisa a perguntar, que a pessoa tenha dúvida da resposta ou outra situação semelhante. Ótima também para trabalhar com pessoas analfabetas ou com dificuldades de entendimento ou leitura, pois após a colagem ficam claros os pontos que devem ser cuidados.

Qual é o ideal?

Objetivo
Apontar diferentes percepções (diversos dos padrões idealizados), especialmente das minorias.
Aspectos que podem ser trabalhados
Problemas ou necessidade de mudanças no comportamento das pessoas. Comunicação entre as pessoas.
Número de participantes
Indeterminado. O trabalho é individual.
Materiais utilizados
Lousa e giz/caneta ou *flip-chart* e pincel atômico.
Espaço físico
Sala com cadeiras suficientes para os participantes.
Tempo de execução
Até 30 minutos.
Desenvolvimento da técnica
Escrever na lousa: "Quais são o homem e a mulher ideais atualmente?". Fazer um risco vertical e, na parte de cima, escrever "metade do homem" e, na outra, "metade da mulher". Pedir que cada pessoa do grupo levante-se e desenhe uma parte tanto do homem ideal como também da mulher ideal e dizer o porquê.
Dicas
A construção do desenho coletivo vai mostrando as qualidades, os defeitos, as opiniões dos participantes, e a figura que vai se formando serve de apoio para as discussões posteriores. Os temas podem surgir das necessidades do grupo em questão, como, por exemplo, "Como trato a hipertensão arterial?", "Como me alimento?".

Philips 6/6[20] (adaptado)

Objetivos
Promover a participação de todos os membros do grupo. Trabalhar em grupo com turmas amplas. Favorecer a troca de ideias sobre determinado tema.
Temas que podem ser trabalhados
Qualquer tema.
Número de participantes
Até 30 pessoas.
Material utilizado
Nenhum.

Espaço físico
Sala ampla para todos os participantes com cadeiras removíveis.
Tempo de execução
Aproximadamente 20 minutos.
Desenvolvimento da técnica
Dividir os grupos com seis pessoas cada. Um relator deve ser escolhido. Cada pessoa tem direito de falar um minuto sobre o assunto escolhido. No final, o relator de cada grupo deve fazer um resumo de um minuto em assembleia.
Dicas
Vários podem ser os desdobramentos dessa técnica, como, por exemplo: cada pergunta pode levar seis minutos e mais seis para as apresentações. Voltam os grupos a discutir outro tema, dependendo dos objetivos propostos pelo facilitador. Pode-se associar a técnica "painel integrado".

Painel integrado[20] (adaptado)

Objetivos
Promover a participação de todos os membros do grupo. Trabalhar em grupo com turmas amplas. Favorecer a troca de ideias sobre determinado tema. Estudar vários temas ao mesmo tempo ou um tema muito longo e que necessita ser fracionado.
Tema que podem ser trabalhados
Qualquer tema a ser estudado.
Número de participantes
Até 60 pessoas.
Material utilizado
Cartõezinhos numerados de 1 a 6 em número suficiente para todos os participantes.
Espaço físico
Sala ampla para acomodar todos os participantes com cadeiras removíveis.
Tempo de execução
Aproximadamente 40 minutos.
Desenvolvimento da técnica
Entregar para cada participante um cartão com números de 1 a 6. Formar grupos em que cada elemento deverá ser numerado de 1 a 6. Estudar o tema proposto, podendo ser um tema para cada grupo formado ou não. Após o tempo determinado de 15 minutos, redividir os grupos, agora formando com os números iguais: todos os números 1, todos os 2, e assim por diante. Cada elemento deve relatar o que foi estudado em seu grupo original e, após, abrir em assembleia para discussão geral.

Dicas

Caso a sua turma seja muito grande, fazer os cartões com números de 1 a 10, por exemplo. O tempo será maior em ambas as formações. Se o tema for conhecido pela maioria, pode-se dar o tempo do Philips 6/6.

Assembleia[20] (adaptado)

Objetivo

Unir o grupo em torno de um assunto. Introduzir ou finalizar uma discussão de um conceito. Refletir sobre a formação de conceitos como saúde, saudável, doença, adoecer, entre outros.

Tema que pode ser trabalhado

Qualquer tema.

Número de participantes

Até 60 pessoas.

Material utilizado

Nenhum.

Espaço físico

Sala ampla, com cadeiras removíveis permitindo a movimentação das pessoas.

Tempo de execução

A depender do assunto escolhido.

Desenvolvimento da técnica

O facilitador posiciona a turma em círculo ou semicírculo e permanece na posição de líder, como coordenador dos estudos/temas. Ele faz perguntas, introduz assuntos, organiza a ordem das respostas, resume e outros.

Dicas

O facilitador deverá manter o grupo motivado, sem conversas paralelas e com todos envolvidos. Deverá ter tato para que todos tenham a oportunidade de se manifestar, sem monopolizar o ambiente. Se necessário, no final da assembleia ele poderá utilizar recursos audiovisuais para resumir ou argumentar o que foi levantado.

Debate[20] (adaptado)

Objetivos

Debater assuntos polêmicos. Refletir sobre a formação de conceitos, como saudável, doenças e adoecer, hipertensão, hanseníase, tuberculose, gestação.

Aspectos que podem ser trabalhados

Aqueles que gerem polêmicas (pena de morte, aborto, legalização da maconha, uso de bebidas alcoólicas, exercícios físicos, ingestão de medicamentos, entre outros).

Número de participantes
    Até 60 pessoas.
Material utilizado
    Nenhum.
Espaço físico
    Sala ampla, com cadeiras removíveis, permitindo a movimentação das pessoas.
Tempo de execução
    A depender do assunto escolhido.
Desenvolvimento da técnica
    As cadeiras devem ser colocadas em semicírculo à direita e à esquerda na sala. Duas cadeiras colocadas na frente dos semicírculos onde os participantes se posicionarão. De lado, o júri. A turma é dividida em dois grandes grupos: os a favor e os contra. São escolhidas uma pessoa de cada grupo para conduzir o debate e mais três como jurados. Apenas o representante de cada grupo poderá falar, mas poderá pedir ajuda ao grupo que ficará no fundo. Delimitar o tempo para os representantes discutirem com o seu respectivo grupo sobre o assunto. O representante terá tempo para expor as ideias do grupo. O júri vai determinar qual o grupo com melhor argumentação. Serão argumentações rápidas.
Dicas
    O facilitador deverá manter o grupo motivado, sem conversas paralelas e com todos envolvidos. Novas normas poderão ser adotadas conforme a necessidade do grupo e do assunto.

O patinho que não sabia voar[21] (adaptado)

Objetivos
    Envolver o grupo em problemática atualizada. Mostrar a necessidade de mudanças e esforço pessoal e do grupo. Desenvolver trabalho de grupo educativo.
Aspectos que podem ser trabalhados
    Qualquer tema (diabete melito, hipertensão arterial, gestão, hanseníase, tuberculose, organização de serviços, promoção da saúde e outros).
Número de participantes
    Aproximadamente 30 pessoas.
Material utilizado
    Livro infantil: *O patinho que não sabia voar*.
Espaço físico
    Sala suficiente para acolher os participantes e com cadeiras removíveis.
Tempo de execução
    Até 30 minutos.

Desenvolvimento da técnica
    Dividir a turma em grupos de até quatro pessoas, pedir que façam a leitura do livrinho e respondam às questões. Após, o facilitador inicia o tema proposto para a reunião do dia relacionado ao esforço, à perseverança, à ousadia, à vontade.
Questões sugeridas
- Qual o objetivo de ser um pato selvagem? E para os filhotes?
- O que era liberdade para o pai? O que era o inverso de liberdade? Como os filhotes conseguiram "liberdade"? Essa história quis dizer que...

Dicas
    Excelente para grupos, pois motiva as mudanças.

O gambá que não sabia sorrir[22] (adaptado)

Objetivos
    Envolver o grupo em problemática atualizada. Mostrar a necessidade de mudanças e interiorizar-se. Realizar trabalho de grupo de educação em saúde.
Temas que podem ser trabalhados
    Qualquer tema (diabete melito, hipertensão arterial, gestão, hanseníase, tuberculose, organização de serviços, promoção da saúde, educação e metodologia científica, diagnóstico da realidade, regras e intervenções).
Número de participantes
    Aproximadamente 30 pessoas.
Material utilizado
    Livro infantil: *O gambá que não sabia sorrir*.
Espaço físico
    Sala suficiente para acolher os participantes e com cadeiras removíveis.
Tempo de execução
    Até 30 minutos.
Desenvolvimento da técnica
    Dividir a turma em grupos de até quatro pessoas, pedir que façam a leitura do livrinho e respondam às questões. Após, o facilitador inicia o tema proposto para a reunião do dia.
Dicas
    Fazer questões relativas ao tema a fim de desvendar o que as frases e as figuras lembram. Qual a verdade que o desfecho da história dá?

O passado, o presente e o futuro

Objetivos
    Trabalhar em grupo. Discutir vários temas, principalmente os relacionados a mudanças de atitudes/comportamento em saúde.

Temas que podem ser trabalhados
   Diabetes melito, hipertensão arterial, gestão, hanseníase, tuberculose, organização de serviços, promoção da saúde, educação e metodologia científica, diagnóstico da realidade, regras, intervenções e outros.
Número de participantes
   Aproximadamente 30 pessoas.
Materiais utilizados
   Papel de *flip-chart*, canetas hidrocolor, pincéis atômicos, cola, revistas, tesoura, música suave e animada, multimídia.
Espaço físico
   Sala suficiente para acolher os participantes e com cadeiras removíveis.
Tempo de execução
   Até 30 minutos.
Desenvolvimento da técnica
   Dividir a turma em grupos e pedir que separem três folhas de sulfitão, colocando os seguintes títulos em cada uma, dependendo do objetivo proposto para a reunião, como, por exemplo, na primeira: "Que educação eu tive?" ou "Que tipo de alimentação eu tinha?" ou "Qual a gestão que nós tínhamos?" e outros. Na segunda folha, o título: "Que tipo de educação eu/nós estamos tendo?". E na terceira folha: "Que educação eu/nós gostaríamos de ter?". Com o material disponível, o grupo deve trabalhar as ideias sugeridas, segundo o tema do dia. O facilitador, após algum tempo, deve abrir em assembleia e deixar que os grupos exponham as suas ideias, trabalhando em cima do que foi realizado. No próximo momento, se houver tempo disponível, refazer os grupos e perguntar: "O que me impede de realizar isso?". Novamente, após algum tempo, abrir em assembleia e contextualizar os resultados alcançados pelos grupos.
Dicas
   Colocar uma música suave no início da reunião dos grupos e outra mais animada no final. Estar atento para as transformações apresentadas em cada folha e contextualizar sempre.

O método do arco – problematizando[23] (adaptado)

Objetivos
   Propiciar reconhecimento dos problemas geradores do momento. Trabalhar efetivamente com resultados alcançáveis. Envolver o grupo em problemática atualizada. Resolver conflitos.
Temas que podem ser trabalhados
   Diabetes melito, hipertensão arterial, gestão, hanseníase, tuberculose, organização de serviços, promoção da saúde, entre outros.

Número de participantes
Aproximadamente 30 pessoas.
Material utilizado
Textos sobre o tema escolhido.
Espaço físico
Sala suficiente para acolher os participantes e com cadeiras removíveis.
Tempo de execução
No mínimo, 60 minutos; dependendo do assunto, mais tempo.
Desenvolvimento da técnica
Dividir a turma em grupos de até seis pessoas, mas deixar os grupos em pequenos semicírculos.
1ª etapa. Observação da realidade: o facilitador inicia o tema tornando palpável o conhecimento do aluno, deixando-o real, contextualizando o tema. Nesse aspecto, ele pode utilizar recursos audiovisuais como figuras, filmes, multimídia e outros. Os participantes começam a descrever e a julgar os aspectos importantes do tema gerado, direcionado aos objetivos do encontro. Pode-se pedir que anotem os pontos importantes levantados em cada grupo. Abre-se em assembleia.
2ª etapa. Observação sobre o modelo: cada grupo relata os pontos levantados e escolhe os pontos-chave mais importantes e que retratam a realidade de forma clara. Esse momento pode ser apresentado em formato de desenho na lousa ou com palavras-chave anotadas, o que gera problemas ou os "nós" na temática escolhida. O facilitador poderá anotar conforme falam ou escolher alguém para anotar, enquanto coordena a assembleia.
3ª etapa. Discussão do modelo: os grupos se refazem e iniciam a fase de solucionar, explicar os pontos-chave levantados ou os "nós" da temática escolhida. O facilitador proporciona orientação e textos de apoio. É a etapa de teorização.
4ª etapa. Aplicação sobre o modelo: o facilitador pede que o grupo relacione e crie um exemplo sobre como resolveria a problemática com as informações teóricas e discussões conseguidas. Há soluções para os problemas?
5ª etapa. Aplicação sobre a realidade: o facilitador abre em assembleia novamente e os grupos relatam a que conclusões chegaram. Novamente, discutem qual a melhor forma para realmente solucionar os problemas levantados.
Dicas
Usar textos de apoio relativos ao grau de instrução dos participantes. Para grupos educativos em saúde, pode-se utilizar, também, figuras, esquemas ilustrativos, cartazes. Essa técnica também é considerada de reflexão e aprofundamento.

TÉCNICAS DE DRAMATIZAÇÃO

São técnicas de simulação de uma situação real ou não, em que os participantes atuam como personagens, de forma teatral. Os assuntos podem ser de aquecimento, sensibilização, reflexão ou aprofundamento. A dramatização pode ser planejada ou espontânea. No teatro planejado, o facilitador instrui o grupo sobre o assunto, os papéis e de que forma deve atuar. Determina quem serão os atores e a plateia. Alguns aspectos da teoria acerca da dramatização se colocam a seguir.

O teatro espontâneo

Moreno (1889-1974)[24] criou o psicodrama a partir de uma ciência por ele elaborada, a socionomia, cujo nome vem do latim *sociu* (= companheiro, grupo) e do grego *nomos* (= regra, lei). Junta diferentes métodos e teorias com a ideia de que "o homem é um homem cósmico", não apenas um homem social ou um homem individual. A espontaneidade (catalisador), do latim *spont* (livre-arbítrio), é a capacidade que o sujeito tem de escolher, com responsabilidade, uma resposta coerente para uma situação antiga ou nova. O teatro espontâneo cria situações que permitem ao indivíduo atuar em diversos papéis, revelando em qual fase de desenvolvimento esse sujeito e/ou grupo está. São diversas as suas aplicações: como "ato terapêutico" do tipo vivências, psicodrama público, *workshop*, teatro, sessões abertas, jornal vivo, que valem como psicoterapia de sensibilização, mobilização sociodinâmica e como estudo diagnóstico e terapêutico de grupos sociais identificados, comunidades, grupos raciais, clubes, associações, escolas, partidos políticos. Pode ser utilizado também como processo pedagógico, metodologia de ensino, aperfeiçoamento das relações humanas em casa, na escola, no trabalho e na convivência social de modo geral, como procedimento de treinamento de lideranças grupais e comunitárias, metodologia de pesquisa no campo da assistência e do trabalho social ou como técnica de treinamento específico de pessoal e equipes profissionais e grupos de educação em saúde.

Na pele do outro

Objetivos
Envolver o grupo em problemática atualizada. Desenvolver a empatia ou a capacidade de desempenhar papéis. Analisar conflitos a partir do seu e do ponto de vista do outro. Tornar a realidade evidente. Desinibir e dar liberdade de expressão. Trabalhar em equipe.

Temas que podem ser trabalhados
   Agravos (diabetes melito, hipertensão arterial, gestão, hanseníase, tuberculose), organização de serviços.
Número de participantes
   Até 20 pessoas.
Material utilizado
   Multimídia, músicas, roupas.
Espaço físico
   Sala suficiente para acolher os participantes e com cadeiras removíveis.
Tempo de execução
   Até 50 minutos.
Desenvolvimento da técnica
   O facilitador deve criar um espaço onde os personagens façam o inverso do que fazem na realidade, dependendo dos objetivos propostos pelo tema do dia: se são chefes, passam a fazer o papel de faxineiro, por exemplo; se são pacientes, o papel de enfermeiros ou médicos, e assim por diante. O facilitador dá o tom que deseja, pois seus objetivos têm que ser atingidos (observar erros de medicação, trabalhar a alimentação saudável, comportamento vicioso, controle e desgastes da profissão, e outros). Após a apresentação, a plateia deve participar, dando a sua opinião sobre os personagens.
Dicas
   Pode-se deixar as falas livres, mas as orientações do objetivo devem estar claras para os personagens, caso contrário não se atinge o objetivo do tema.

Você responde

Objetivos
   Envolver o grupo em problemática atualizada. Desenvolver a empatia ou a capacidade de desempenhar papéis. Analisar conflitos a partir do seu e do ponto de vista do outro. Trazer a realidade à tona. Desinibir e dar liberdade de expressão. Trabalhar em equipe e em grupos educativos em saúde.
Temas que podem ser trabalhados
   Qualquer tema (diabetes melito, hipertensão arterial, gestão, hanseníase, tuberculose, organização de serviços, promoção da saúde).
Número de participantes
   Até 30 pessoas.
Material utilizado
   Nenhum.
Espaço físico
   Sala suficiente para acolher os participantes e com cadeiras removíveis.

Tempo de execução
　Até 50 minutos.
Desenvolvimento da técnica
　O facilitador deve dividir o grupo em dois subgrupos. O primeiro subgrupo dramatizará uma equipe que promove um programa de rádio que responde questões sobre álcool e drogas de seus ouvintes ou outro tema. Escolha um "locutor" e três "especialistas" que responderão às perguntas. A cada duas perguntas, os "especialistas" podem ser trocados por outros integrantes do subgrupo. É importante que o facilitador deixe claro que os "especialistas" devem responder às perguntas da forma que acreditem ser a melhor e que essas respostas, bem como as questões, sejam discutidas e corrigidas, se necessário. O segundo grupo dramatizará os "ouvintes". Deverão elaborar as perguntas sobre o tema e dramatizar como se estivessem fazendo suas perguntas por telefone, sendo que a equipe de rádio deve dar continuidade à dramatização respondendo às perguntas. Dessa forma, o educador poderá avaliar se o seu objetivo foi alcançado e se conseguiu passar informações sobre o tema discutido anteriormente, fechando a discussão com opiniões formuladas pelos indivíduos presentes.
Dicas
　Pode-se escolher um terceiro grupo dos que serão os "ouvintes do rádio" e julgarão se as repostas estão certas ou erradas.

Você diferente

Objetivos
　Envolver o grupo em problemática atualizada. Desenvolver a empatia ou a capacidade de desempenhar papéis. Analisar conflitos a partir do seu e do ponto de vista do outro. Desinibir e dar liberdade de expressão. Trabalhar em equipe.
Temas que podem ser trabalhados
　Diabete melito, hipertensão arterial, gestão, hanseníase, tuberculose, organização de serviços, promoção da saúde.
Número de participantes
　Até 30 pessoas.
Material utilizado
　Nenhum.
Espaço físico
　Sala suficiente para acolher os participantes e com cadeiras removíveis.
Tempo de execução
　Até 50 minutos.

Desenvolvimento da técnica
O facilitador deve dividir os grupos. Eles devem escolher um tema. Grupo 1: crianças. Grupo 2: idosos. Grupo 3: adultos. Grupo 4: gestantes. Grupo 5: trabalhadores. Grupo 6: adolescentes. E outros. Pedir que criem um personagem com o tema escolhido e sintam na pele, vivenciem, ajam com empatia com o personagem. Escrevam como ele é, o que pensa, onde mora, dentre outros, de forma que, ao passar para os demais dramatizando, se possa conhecê-lo.

Dicas
Se ocorrer monotonia nas apresentações, fazer perguntas ao personagem citado, como se você quisesse conhecê-lo.

Sociodrama das mudanças

Objetivos
Desenvolver aspectos pessoais e profissionais. Conscientizar sobre as mudanças na empresa. Trabalhar mudanças. Desenvolver a empatia ou a capacidade de desempenhar papéis. Analisar conflitos a partir do seu e do ponto de vista do outro. Desinibir e dar liberdade de expressão. Trabalhar em equipe.

Aspectos que podem ser trabalhados
Mudanças pessoais e empresariais, dificuldades em grupos de trabalhos, temas relacionados com saúde ou doença, gestão, organização de serviços, promoção da saúde, educação e metodologia científica, diagnóstico da realidade, regras e intervenções, família e outros.

Número de participantes
Até 30 pessoas.

Materiais utilizados
Multimídia e *slides*, folhas sulfite, canetas.

Espaço físico
Sala suficiente para acolher os participantes e com cadeiras removíveis.

Tempo de execução
Até 50 minutos.

Desenvolvimento da técnica
O facilitador inicia com a apresentação dos *slides* preparados para provocarem lembranças sobre o tema escolhido, principalmente com visão de mudanças. Ele introduz e comenta o assunto. Pede, em seguida, que cada participante escreva uma frase que expresse o sentimento das lembranças vivenciadas no momento da apresentação. O facilitador divide a classe em pequenos grupos e solicita que escolham a melhor lembrança dos membros do grupo e preparem uma dramatização representando-a.

Dicas
Os outros membros que assistem à dramatização podem participar da representação.

Sinergia

Objetivos
Desenvolver aspectos pessoais e profissionais. Conscientizar sobre as mudanças da empresa. Trabalhar mudanças pessoais e familiares. Desenvolver a empatia ou a capacidade de desempenhar papéis. Analisar conflitos a partir do seu e do ponto de vista do outro. Desinibir e dar liberdade de expressão. Trabalhar em equipe.

Aspectos que podem ser trabalhados
Mudanças pessoais e empresariais, dificuldades em grupos de trabalhos, temas relacionados com saúde ou doença, gestão, organização de serviços, promoção da saúde, educação, diagnóstico da realidade, regras e intervenções, família, entre outros.

Número de participantes
Até 30 pessoas.

Materiais utilizados
Roupas, tecidos, chapéus, de acordo com o tema escolhido.

Espaço físico
Sala suficiente para acolher os participantes e com cadeiras removíveis.

Tempo de execução
Até 50 minutos.

Desenvolvimento da técnica
Inicia-se com a apresentação do tema escolhido. Divida a classe em grupos de dramatização e solicite que determinem os personagens, as falas, as posturas que representam aquela cena, por exemplo: a sala de um escritório ou um centro cirúrgico ou a família de uma pessoa com diabetes ou alcoólatra ou o ambiente de trabalho ou a gestante no momento do banho do bebê e outros. O facilitador deve sempre estar atento nas representações, levando o foco principal para os objetivos propostos.

Dicas
Demais membros que assistem à dramatização podem participar da representação.

TÉCNICAS DE AVALIAÇÃO

Utilizadas para facilitar o entendimento do contexto, do tema, de alguma ação, como, por exemplo, compreender os resultados.

Decisão consensual

Objetivos
Desenvolver a conduta individual na busca de consenso coletivo. Trabalhar cooperação, confiança, equilíbrio e poder de argumentação.

Aspectos que podem ser trabalhados
Avaliação da disponibilidade individual de ceder a uma decisão em grupo. Sentimentos vivenciados quando as opiniões são diferentes do coletivo. Preconceitos e estigmas. Sentimentos individual e coletivo que o poder traz.

Número de participantes
Mínimo de cinco e máximo de 20 pessoas.

Material utilizado
Filipetas de papel sulfite com a descrição de cada um dos "funcionários da empresa" (descritos adiante). Uma filipeta com o escrito "demitidos".

Espaço físico
O ideal é uma sala com mesa e cadeiras onde todos possam sentar em círculo.

Tempo de execução
30-40 minutos (quanto maior o grupo, mais tempo para fechar a dinâmica).

Desenvolvimento da técnica
O monitor inicia a dinâmica pedindo a cada um dos participantes que se coloquem na seguinte situação:
Você acaba de assumir a gerência de uma empresa que está extremamente desorganizada. Sua missão é corrigir as irregularidades e proporcionar um ambiente mais saudável, harmônico, gerando eficiência nos resultados. Você foi informado de que mediante o quadro de funcionários existente poderá demitir metade deles. Portanto, de acordo com a descrição a seguir de cada um dos funcionários, você deverá escolher cinco que permanecerão com você na empresa e cinco que serão demitidos.

- O senhor "A" passa o dia contando piadas ou fazendo brincadeiras de mau gosto. Sua única vantagem é a força física descomunal que possui, útil para trabalhos pesados, mas tem a desvantagem de ser muito preguiçoso.
- O jovem "B" tem 19 anos, não é pontual e é indisciplinado, porém apresenta bom potencial. O jovem é apadrinhado de um dos diretores, e as várias punições que recebeu não surtiram efeito na melhora de disciplina.
- O senhor "C" é muito competente, mas nervoso e violento, grita com frequência com as pessoas de seu convívio.
- A senhora "D" é excelente digitadora, mas ocupa o telefone o dia inteiro fazendo fofocas e conversando sobre os problemas alheios. Apresenta saúde fraca, o que a faz ausentar-se com frequência.

- O funcionário "E" foi usuário de droga e saiu de uma clínica de reabilitação pouco antes de ser admitido pela empresa há menos de um mês. Apesar de interessado, não mostrou suas qualidades.
- O senhor "F" é um competente economista, mas é alcoólatra, anda sempre armado e falta ao serviço.
- A senhorita "G" tem 26 anos, é assídua e pontual. Trabalha como secretária, é muito bonita, mas com dificuldades de compreensão e de digitação.
- A senhorita "H" mudou de emprego quatro vezes nos últimos 12 meses, pois o seu grande sonho é ser atriz de televisão. Apesar de ser secretária bilíngue, não leva o trabalho muito a sério.
- A senhora "I" é a funcionária mais antiga da empresa, é viúva e tem 59 anos. Exímia arquivista, mas de péssimo relacionamento. Tem sérios problemas cardíacos e, em razão disso, não pode ser contrariada, pois passa mal, tendo que ser levada ao pronto-socorro.
- O funcionário "J" tem 50 anos de idade, sendo 20 no emprego. Tem o péssimo hábito de ser mal-humorado, lento e, por vezes, indisciplinado.

Dicas
O monitor também pode fazer com que cada um chegue a seu consenso e depois a um consenso em grupo.

Bicho esquisito

Objetivos
   Estabelecer paralelos e semelhanças de opiniões. Trabalhar as diferenças individuais. Refletir sobre as diferentes interpretações na comunicação verbal.
Aspectos que podem ser trabalhados
   Diferentes interpretações para uma mesma situação. Influência de experiências passadas na interpretação dos fatos. Diferentes visões de mundo.
Número de participantes
   5-30 pessoas.
Materiais utilizados
   Papel sulfite, canetas coloridas ou lápis de cor.
Espaço físico
   Local amplo que acomode todos os participantes e com mesa ou similar para desenhar.
Tempo de execução
   20-40 minutos.
Desenvolvimento da técnica
   Distribuir a cada participante uma canetinha ou lápis de cor e uma folha sulfite em branco. A seguir, solicitar a todos que desenhem um animal que possua as

seguintes características: animal grande, olhos pequenos, rabo comprido, orelhas salientes, patas enormes cobertas de pelos. Depois que todos terminarem de desenhar, pedir que coloquem os desenhos um ao lado do outro no centro da mesa, de forma que todo o grupo possa visualizar todos os desenhos. Depois, o monitor mostra ao grupo como cada um reage de forma diferente, diante da mesma ordem, como, por exemplo, quando se tem uma orientação para melhorar a qualidade de vida.

Dicas

Essa dinâmica estimula o deboche entre os participantes. Esse pode ser um alerta ao monitor sobre o grau de competição entre o grupo e como as pessoas reagem a críticas e brincadeiras.

Expressão de sentimentos

Objetivos

Facilitar o relacionamento entre os participantes. Promover integração e descontração de um grupo.

Aspectos que podem ser trabalhados

Timidez e expressão verbal. Dificuldades e facilidades de manifestar sentimentos aos outros. Influência dos sentimentos na captação de uma mensagem.

Número de participantes

5-10 pessoas.

Material utilizado

Garrafa com líquido amarelo.

Espaço físico

Sala que comporte todos os participantes em pé e em círculo.

Tempo de execução

30 minutos.

Desenvolvimento da técnica

O monitor deverá solicitar aos participantes que se posicionem em um círculo e apresentar a um deles uma garrafa de plástico com líquido amarelo, explicando que ele deve dizer ao colega do lado: "Eu achei essa garrafa na garagem da minha casa." O colega, por sua vez, deverá perguntar: "Esse líquido amarelo é suco de abacaxi?" O primeiro responderá: "Não sei." Um a um, os participantes passam a garrafa e repetem as frases acima. Após a garrafa voltar ao primeiro participante, o monitor explica que, dessa vez, farão a mesma coisa, porém todos deverão falar as frases chorando ou em tom de choro. Terminada a rodada, o monitor pede que repitam a tarefa, dessa vez gaguejando ao repetirem as frases. Ao término da dinâmica, o facilitador conduz uma discussão dirigida sobre os aprendizados, sentimentos e dificuldades que cada um encontrou.

Dicas

É possível utilizar outros objetos em vez de uma "garrafa com líquido amarelo". As frases também podem ser substituídas ou adaptadas.

Sinceridade a toda prova

Objetivos

Ampliar o conhecimento interpessoal do grupo. Trabalhar a intimidade/sinceridade frente ao grupo por meio do desnudamento de opiniões.

Aspectos que podem ser trabalhados

Autoconhecimento, sinceridade e timidez. Dificuldade de exposição das opiniões em grupo. Conhecimento mútuo, intimidade e confiança no ambiente de convívio. Respeito à opinião do outro. Medo de confronto quando as opiniões são adversas.

Número de participantes

Mínimo cinco pessoas.

Materiais utilizados

Cartões preparados, cada um com uma pergunta. Por exemplo: O que você mais gostaria de fazer e não pode? Se avisassem que o mundo iria acabar em 10 minutos, o que você faria? Qual programa você acha perfeito para um casal? O que te fez mais feliz até hoje? O que faz você dar mais risada? Cite brevemente duas coisas que você faria se ganhasse na loteria. Se você pudesse ser qualquer outra pessoa, quem gostaria de ser? Quais são os seus dois maiores desejos? Se você pudesse deletar (excluir) alguém deste mundo, quem seria? Para você, o trabalho é um deleite ou um fardo?

Espaço físico

Ambiente aconchegante com cadeiras ou almofadas no chão.

Tempo de execução

Até 20 minutos.

Desenvolvimento da técnica

Com os participantes em círculo, o monitor coloca os cartões com as perguntas no centro deste e virados para baixo, e explica que cada cartão tem uma pergunta no verso. Cada participante pega um cartão e, um a um, responde à pergunta nele contida com o máximo de sinceridade. O monitor deve deixar claro que, se alguém não se sentir em condições de responder à pergunta contida no cartão, poderá trocá-la por outra.

Dicas

O monitor deve estar atento a confrontos desnecessários ao longo da dinâmica. Uma variação dessa técnica é, em vez de simplesmente o participante responder à pergunta do cartão e os demais ficarem calados, deixar que os outros membros manifestem sua opinião frente àquela pergunta, favorecendo, dessa forma, o diálogo aberto.

As carinhas[14] (adaptado)

Objetivos

Avaliar qualitativamente as atividades educativas em saúde a partir das emoções/percepções dos participantes de grupos educativos em saúde.

Aspectos que podem ser trabalhados

Avaliação de início ou final de grupos educativos, curso, aulas e outros.

Número de participantes

Até 20 pessoas.

Tempo de execução

Cinco minutos, em média, para avaliação individual.

Materiais utilizados

Filipeta com xerox das carinhas para todos os participantes contendo oito carinhas, representando as seguintes emoções: preocupação, satisfação, surpresa, cansaço, dúvida, desejo, indiferença e outros. Escolher quais representam melhor suas expectativas. Canetas esferográficas azuis ou pretas, caixa e/ou cesta para colocar as filipetas preenchidas, conforme a Figura 8.

Espaço físico

Qualquer tipo de ambiente.

Tempo de execução

20 minutos, no mínimo.

Desenvolvimento da técnica

Dependendo dos objetivos que se deseja avaliar, durante e/ou término de uma atividade, oficina, evento, explicar aos participantes a finalidade da filipeta e solicitar que anotem nela "como se sentem", colocando uma marca (x) em quantas carinhas desejarem. Distribuir as filipetas a todos os participantes, indicando o local onde devem colocá-las após o seu preenchimento. Informar que, ao final da atividade/oficina/evento, os participantes conhecerão os resultados globais (você pode criar gráficos de avaliação e, conforme os seus objetivos, fixá-los na saída ou discutir os resultados com a turma). Nos grupos educativos com maior dificuldade de entendimento, colocar poucas carinhas para facilitar as respostas.

Dicas

Deixar espaço nas filipetas para observações e sugestões para os próximos eventos. Caso não seja conveniente a entrega de filipetas com público muito grande, atraso no horário do evento, entre outras dificuldades, você poderá fazer as mesmas carinhas coladas em um cartaz grande, na sala do evento, e pedir que as pessoas anotem "como estão se sentindo" na saída do evento, aula, entre outras. Nesse caso, deixe disponível uma caneta.

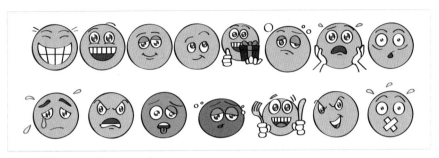

Figura 8. Representação de emoções.
Fonte: SES/SP.[14]

Pranchas problematizadoras[14] (adaptado)

Objetivos
Identificar a percepção dos participantes para dada situação ou agravo de saúde. Discutir relações interpessoais entre equipes de trabalho. Descrever a organização de serviços de diferentes instituições. Resgatar a história da saúde pública em suas diferentes vertentes, associando-a a fatores biológicos, socioeconômicos, políticos, culturais, educacionais e ambientais. Criar situações de ensino-aprendizagem a partir da percepção da realidade concreta dos próprios participantes.

Aspectos que podem ser trabalhados
Avaliação do serviço. Avaliação do sistema de saúde local, municipal e outros.

Número de participantes
20-40 pessoas.

Materiais utilizados
Fotos ou cópia de fotos, desenhos, figuras ou colagens, representando situações relevantes do(s) tema(s) a ser(em) discutido(s) e problematizado(s) convertidos em pranchas, fita crepe; papel Kraft ou sulfitão. Roteiro com perguntas para facilitar a discussão (caso ache necessário).

Espaço físico
Sala ampla, com cadeiras removíveis, que permita a formação de grupos e atividade em plenária.

Tempo de execução
Aproximadamente 60 minutos, divididos em dois momentos: o primeiro em subgrupos e o segundo em plenária.

Desenvolvimento da técnica
Montar um conjunto de pranchas sobre determinado tema. Por exemplo: "trabalhando com gestantes", "o processo saúde/doença e a vigilância da saúde", "organização de serviços e as relações interpessoais", "conselhos de saúde e sua história", "a saúde do indígena" e outros. Estabelecer um roteiro para a análise e discussão do(s) tema(s) proposto(s) para o encontro. Orientar o grupo sobre a análise de mensagens não verbais utilizando pranchas problematizadoras. Dividir os participantes em grupos aleatórios e de acordo com o objetivo pretendido. Distribuir as pranchas (iguais ou diferentes) para todos os membros do grupo. Solicitar que observem a(s) prancha(s), opinando sobre o seu significado, de acordo com a sua percepção sobre o cenário representado (desenho, foto, história em quadrinhos, figuras, montagens), incentivando todos a opinarem mesmo com ideias divergentes, analisando, discutindo e concluindo sobre o significado real e concreto, ideal e subjetivo, associados a fatores intervenientes de natureza biológica, socioeconômica, cultural, educacional, política e/ou de relações interpessoais. Pedir que relacionem as imagens com experiências pessoais e/ou familiares, que reforcem ou não a ideia contida na(s) prancha(s). Solicitar que o grupo anote suas conclusões e escolha um relator ou outra forma para apresentar as pranchas e sua história em plenária. Após a apresentação de todos os grupos, cada um com sua "história", sistematizar os conceitos-chave da temática em discussão.

Dicas
Ter clareza do objetivo pretendido, a fim de apoiar o grupo na análise, se necessário. Pode-se propor a leitura coletiva ou não de um texto de apoio sobre o assunto em pauta.

Aprisionados

Objetivos
Desenvolver confiança e cooperação no grupo. Trabalhar relações de poder dentro de um grupo de pessoas. Observar e desenvolver a resiliência, o relacionamento interpessoal. Compreender a resistência às mudanças. Estabelecer o grau de importância da liberdade individual, do cuidado com a saúde e qualidade de vida.

Aspectos que podem ser trabalhados
Sentimentos dos que se aprisionaram e dos que foram aprisionados. Facilidades e dificuldades de atendermos às regras num contexto de trabalho. Refletir sobre as atitudes controladoras. Sentimentos experimentados quando "roubam" a liberdade. Grau de resistência no trabalho sob limites e quais as atitudes nesse contexto.

Número de participantes
 Mínimo de 16 pessoas.
Material utilizado
 Nenhum.
Espaço físico
 Sala ampla para que os participantes possam caminhar livremente.
Tempo de execução
 20-30 minutos.
Desenvolvimento da técnica
 Solicitar ao grupo que se divida em duas equipes: A e B. A equipe A formará um círculo e cada membro da equipe ficará a distância de um braço esticado do colega. Essa equipe representará uma jaula (ou similar). A equipe B representará os animais. O monitor dá o sinal, e os integrantes da equipe A ficam em pé parados nos seus lugares, porém formando um círculo (sem dar as mãos), e os participantes da equipe B andam livremente pela sala e, obrigatoriamente, devem entrar e sair da jaula durante suas andanças. Após 1-2 minutos, o monitor deve dar outro sinal, e os participantes da equipe A deverão dar as mãos, fechando assim a jaula, e os animais que porventura estejam dentro dela. Os integrantes da equipe B que forem presos não poderão mais sair. A dinâmica reinicia e só termina quando todos os "animais" ficarem presos dentro da jaula.
Dicas
 Explicar a função dos participantes das equipes A e B separadamente, sem que uma saiba o que acontecerá com a outra, evitando que os participantes da equipe B ("animais") fiquem constrangidos ou temerosos de entrar na "jaula".

Salve-se quem puder

Objetivos
 Trabalhar equilíbrio corporal. Propiciar a descontração e a integração entre as pessoas. Verificar o nível de competitividade em um grupo.
Aspectos que podem ser trabalhados
 Interpretação correta de comandos recebidos. As diferenças entre ouvir e escutar. Competitividade. Importância de discutir as metas antes de agir e de tomar decisões em grupo. Importância da união/cooperação. Reflexão sobre quanto quero/gosto/preciso sobressair frente às atividades rotineiras. Estratégias para minimizar a competição natural.
Número de participantes
 Mínimo de cinco pessoas. Pode ser aplicada em grupos grandes.
Materiais utilizados
 Uma bexiga e um barbante de 30-40 cm para cada participante. Um bombom ou prêmio similar em quantidade suficiente para o número de participantes.

Espaço físico
A sala deve comportar os participantes, possibilitando boa movimentação de todos do grupo.
Tempo de execução
20-40 minutos (quanto menor o grupo, mais rápida a execução da dinâmica).
Desenvolvimento da técnica
Cada pessoa recebe uma bexiga e o barbante, previamente cortado, de aproximadamente 30-40 cm. O monitor solicita que cada participante encha a sua bexiga, amarre a ponta do barbante na ponta da bexiga e depois amarre o barbante no próprio tornozelo. Após todos os participantes estarem com a bexiga cheia amarrada no seu próprio tornozelo, eles devem ir para o centro da sala. O monitor então fala: "Quem apresentar a bexiga cheia, ganha um prêmio." É de se esperar que, ao ouvir o comando, todos os participantes saiam tentando estourar a bexiga um do outro, ao passo que bastaria que todos apresentassem suas bexigas. Dessa forma, todos poderiam ganhar o prêmio e teriam executado o comando dado pelo monitor.
Dicas
Limitar-se a dar o comando descrito pura e simplesmente sem demais explicações. Cautela especial se deve ter com pessoas idosas e com problemas de locomoção e equilíbrio.

Conhece a ti mesmo e a seu colega

Objetivos
Trabalhar o autoconhecimento dos integrantes da equipe. Analisar as diferenças entre as pessoas numa equipe. Entender a gestão do trabalho em equipe/grupos educativos.
Aspectos que podem ser trabalhados
Trabalho em equipe. Participação pessoal. Diferenças entre os membros de uma equipe/grupos educativos.
Número de participantes
Até 30 pessoas
Materiais utilizados
Folha xerocada e caneta.
Espaço físico
Sala com número de cadeiras suficientes para os participantes.
Tempo de execução
20-40 minutos.
Desenvolvimento da técnica
Entregar a folha xerocada e explicar o que se pretende, segundo os seus objetivos, apresentados nos Quadros 2 e 3.

1. Escolha entre os componentes o que mais se identifica com você. Observe que você pode ter mais de um aspecto.

Quadro 2. Características suas e do colega.

P	Pragmático	Realiza, constrói, produz, executa e implanta
A	Administrador	Registra e organiza
E	Empreendedor	Visiona, idealiza e tem sempre muitas ideias
I	Integrador	Interage e integra, socializa e flexibiliza

2. Agora, coloque um X onde os aspectos (PAEI) são mais fortes, médios ou fracos (Quadro 3).

Quadro 3. Características suas e do colega.

	Forte	Médio	Fraco
P			
A			
E			
I			

O meu perfil é:_____. O perfil do meu colega é:_____.
O facilitador pode, após o tempo de concentração individual, formar duplas ou mais com os elementos da equipe, dependendo do tema. Os participantes podem focar o mesmo exercício num membro da equipe. Caso necessite, o grupo pode também determinar quais perfis são necessários para determinada tarefa. Discutir as diferenças pessoais e a sua importância na formação de uma equipe.
Dicas
Caso resolva fazer somente o individual, o facilitador deve ficar atento e solicitar que os menos tímidos leiam as suas escolhas e, a partir daí, começar as discussões.

Organização do tempo[25] (adaptado)

Objetivos
Propor melhor administração do tempo. Definir prioridades. Orientar sobre o melhor aproveitamento dos dias de sua existência. Organizar processo de trabalho.
Aspectos que podem ser trabalhados
Conhecimento pessoal. Organização do tempo. Organização do trabalho em equipe.

Número de participantes
Sem limitação.
Materiais utilizados
Folhas copiadas e dobradas ao meio com o título de Folha 1 e Folha 2, caneta.
Espaço físico
Sala com número de cadeiras suficientes para os participantes.
Tempo de execução
20-40 minutos.
Desenvolvimento da técnica
Entregar a folha dobrada e pedir que observem as atividades e os seus significados: urgente e não urgente, importantes e não importantes (Folha 1 – Quadro 4). Pedir que o participante identifique em qual se encaixa melhor as suas atividades de trabalho. Pedir que anotem a atividade escolhida. Depois de um tempo, entregar ou pedir que abram a Folha 2 (Quadro 5) e explicar o que cada atividade do quadrante significa. Discutir de forma geral ou formar novamente duplas, dependendo do tema que se pretende. Deixar os participantes verbalizarem. Pedir para colocarem as dificuldades em resolver os seus problemas pessoais, familiares e sociais, relacionando, por exemplo, com a sua qualidade de vida.
Dicas
Dependendo do tema, trabalhar de forma individual ou em número maior, conforme o que pretende.

Quadro 4. Folha 1. Atividades urgentes e não urgentes.

	I. Atividades	II. Atividades
IMPORTANTE	Crises Problemas urgentes e projetos com hora marcada	Prevenção Atividades CP* Desenvolvimento de relacionamentos Identificação de novas oportunidades Planejamento Recreação
	III. Atividades	IV. Atividades
NÃO IMPORTANTE	Interrupções Telefonemas Relatórios e correspondência Questões urgentes próximas Atividades populares	Detalhes Pequenas tarefas Correspondência Perda de tempo Atividades agradáveis Telefonemas inúteis

*Atividade CP: círculo de influência que a pessoa tem.

Quadro 5. Folha 2. Resultados de Atividades urgentes e não urgentes.

I. Atividades	Quadrante I
Crises Problemas urgentes Projetos com hora marcada	Estresse Esgotamento Administração de crises Sempre "apagando incêndios"
III. Atividades	Quadrante III
Interrupções, telefonemas Relatórios e correspondência Questões urgentes próximas Atividades populares	Foco no curto prazo Administração de crises Caráter e reputação de camaleão Considera planos e metas inúteis Faz papel de vítima, não controla a vida Relacionamentos superficiais ou rompidos
IV. Atividades	Quadrante IV
Detalhes, pequenas tarefas Correspondência Perda de tempo Atividades agradáveis Telefonemas inúteis	Total irresponsabilidade Demissões de empregos Dependência de outros ou de instituições para os itens básicos
II. Atividades	Quadrante II
Prevenção Atividades CP Desenvolvimento de relacionamentos Identificação de novas oportunidades Planejamento Recreação	Visão Perspectiva Equilíbrio Disciplina Controle Poucas crises

Nossos problemas

Objetivo
   Trabalhar temas relacionados aos problemas enfrentados pelo grupo ou indivíduo.
Aspecto que pode ser trabalhado
   Autoconhecimento.
Número de participantes
   10-30 pessoas.
Materiais utilizados
   Lousa e giz.

Espaço físico
   Sala que comporte o número de participantes possibilitando a visão da lousa.
Tempo de execução
   30-60 minutos (quanto menor o grupo, mais rápida a execução da dinâmica).
Desenvolvimento da técnica
   Iniciar com a fala do tema escolhido. Por exemplo: "Por que temos dificuldade em manter o nível de glicemia normal?". A partir daí, as respostas dadas pelos participantes devem ser anotadas na lousa e selecionadas, se possível, as principais, circulando-as com giz/caneta. Novamente, o facilitador, apontando um dos círculos, deve inquirir ao grupo: "E por quê?" Por exemplo: se uma das respostas foi "Não consigo ficar sem comer doces", anotar as respostas ligando-as com setas à resposta inicial. Assim, o facilitador vai criando na lousa uma rede de respostas para as questões que geram o problema, tornando mais claro para o grupo os motivos que levam ao problema inicial: "Alteração do nível de glicemia", sempre perguntando "E por quê?". Pode, também, revelar pelas respostas dadas que existem nós críticos (problemas que, se resolvidos, podem eliminar muitas das questões levantadas) e discuti-los com os participantes. No final, como conclusão, o facilitador deve pedir que os participantes revejam como "tarefa" todas as opções sugeridas e como resolveriam o caso.
Dicas
   Conhecer bem o tema. Anotar todas as respostas dadas sem desprezar nenhuma fala dos participantes. Estar bem atento às respostas e discuti-las todas as vezes que achar necessário, para não perder a oportunidade.

Onde eu estou[14] (adaptado)

Objetivos
   Identificar a percepção dos participantes frente a determinado agravo à saúde. Refletir sobre a questão do estigma/preconceito. Desvendar as mudanças ocorridas após intervenções educativas em saúde. Verificar o conhecimento dos participantes sobre determinado assunto.
Aspectos que podem ser trabalhados
   Mudanças ocorridas após a participação em grupos de educação em saúde sobre a alimentação saudável, para gestantes, adolescentes, pessoas com diabetes melito, hipertensão arterial, entre outros. Avaliação de conhecimentos anteriormente adquiridos.
Número de participantes
   10-30 pessoas.

Materiais utilizados

Duas folhas de cartolina iguais. Riscar quadrados com o pincel atômico e proceder com a colagem de figuras em cada quadrado, deixando um espaço para posterior colagem pelos participantes: uma Unidade Básica de Saúde, um hospital, uma família, um local de trabalho, um local de lazer, um cemitério (ou outros que achar conveniente para o tema). Dois recortes de boneco de papel (sulfite ou cartolina) de duas cores, pequenos, em número suficiente para distribuição a todos os participantes, pincel atômico ou similar, fita crepe, cavalete ou painel para afixar murais.

Espaço físico

Sala que comporte o total de participantes sentados em círculo.

Tempo de execução

30 minutos divididos em dois momentos de 15 minutos cada: o primeiro no início da atividade e o outro após a discussão do tema em estudo.

Desenvolvimento da técnica

1º momento: Iniciar a apresentação do tema em discussão. Por exemplo: hepatite. Colocar no painel ou na parede o mural montado com as figuras representativas. Distribuir aos participantes os bonecos de papel (apenas uma cor), associando-os ao "portador de hepatite". Solicitar que cada um coloque o boneco no mural, no espaço em que achar ser o melhor ou onde ele deve ficar. Verificar o resultado final anotando os comentários ou observações do grupo, se for o caso.

2º momento: Discutir conceitos sobre o tema. Por exemplo: sinais, sintomas, transmissão e outros sobre hepatite.

3º momento: No final da atividade/reunião, afixar o outro mural montado, igual ao primeiro. Distribuir novos bonecos de outra cor, solicitando que cada um o coloque no mural, no espaço em que julgar adequado. Informar que os participantes têm a liberdade de deixá-lo no mesmo espaço em que o colocou da primeira vez ou mudá-lo. Comparar o cenário dos dois murais e, conjuntamente, refletir sobre as mudanças ocorridas e o porquê.

Dicas

As figuras escolhidas coladas nos dois cartazes, antes e depois, são importantíssimas para facilitar a discussão dos objetivos propostos. Portanto, determine bem o que deseja conduzir com o tema.

Eu sei

Objetivos

Avaliar conteúdo no momento intermediário ou final de uma ação de educação em saúde.

Aspectos que podem ser trabalhados
Avaliação de conteúdo de um curso, grupo de educação em saúde. Verificar se os participantes compreendem os conteúdos ou temas ministrados.
Número de participantes
Até 60 pessoas.
Material utilizado
Bola ou outro material a ser jogado sem machucar as pessoas.
Espaço físico
Sala que comporte o total de participantes sentados em círculo.
Tempo de execução
Até 30 minutos.
Desenvolvimento da técnica
Formar um círculo com os participantes sentados e explicar que quem estiver com a bola nas mãos deverá formular uma questão sobre o tema do dia, jogando a bola para um dos colegas. O colega que recebeu a bola deve responder à pergunta, levantar-se e novamente questionar outro, e assim por diante. Caso um não consiga responder corretamente à interrogação, deve questionar e jogar a bola, mas permanecer sentado. Os que estiverem em pé não recebem mais a bola.
Dicas
Observar as atitudes dos companheiros e se fazem perguntas mais fáceis para quem está sentado, se ajudam nas respostas.

ACESSO À INTERNET

Atualmente, é uma realidade o uso indiscriminado da excelente ferramenta de divulgação e comunicação: a internet. Não se pode fechar os olhos para a oportunidade educativa de *sites*, páginas e *blogs* cada vez mais utilizados por aparelhos como iPod, iPad, iPhone e sistema Android ou enviados para os computadores por e-mail, Facebook e outros meios que ainda estão por vir.

O papel do facilitador, nesse caso, não está nas possibilidades das tecnologias. Ele atua facilitando o acesso ao meio, de desenvolvimento do processo de construção e de exploração de múltiplas representações ou perspectivas, favorecendo assim sua imersão em um contexto favorável para o aprendizado, assumindo um perfil de intervenção muito baixo.[26]

Criar um blog não é uma tarefa difícil, mas é grátis e pode atingir número muito elevado de pessoas. Portanto, acredita-se ser uma ferramenta de importância fundamental para a educação e, possivelmente, também para a educação em saúde.

A criação de um sistema de informação poderá atingir os usuários da Atenção Primária à Saúde e profissionais de saúde, assim como os grupos de educação em saúde de sua área de abrangência. Da mesma forma que a condução de uma reunião educativa em saúde, qualquer que seja ela – aulas, grupos, rodas de conversas –, precisa de planejamento e organização, a criação e a postagem de informação também devem ser decididas com reflexão.

CONSIDERAÇÕES FINAIS

As técnicas didáticas não substituem o objetivo da ação de educação em saúde. Elas ampliam as possibilidades e funcionam apoiando a discussão de um tema em saúde, permitindo que todos participem.

O facilitador de grupos educativos em saúde deve exercer o seu papel em todos os momentos da ação educativa, na criação da escolha de um tema ou gerador de temas, na colocação da técnica pertinente e adequada ao grupo, tema, espaço físico e material existente, entre outros; na maneira de abordar a importância da criatividade e da participação do grupo; de ajudar no desenrolar do momento educativo, providenciando ideias novas, caminhos, teorias, diretrizes, sem perder o foco do objetivo daquele encontro.

Para tanto, o facilitador deve observar que muitas técnicas provêm da pedagogia, da administração, da psicologia já consolidadas e publicadas, e outras criadas pela necessidade prática, e que o sucesso de sua aplicação está no planejamento, na criatividade, na transformação dela em relação aos grupos educativos. Em técnicas didáticas nada é fechado, quase tudo pode ser utilizado, desde que o facilitador saiba como gerenciar o grupo que se reúne, sobretudo na educação em saúde.

REFERÊNCIAS

1. http://www.esoterikha.com/coaching-pnl/curso-de-dinamicas-de-grupo-online-gratuito-gratis.php. Acesso em: 25 maio 2013.
2. Incontri D (Org.). Educação e espiritualidade, interfaces e perspectivas. Bragança Paulista: Comenius; 2010.
3. Moretto VP. Prova: um momento privilegiado de estudo, *não um acerto de contas*. 6. ed. Rio de Janeiro: DP&A; 2005.
4. http://grupodeayudaparamujeresmaltratadas.blogspot.com.br/2011/04/debate-caso-1-y-el-triangulo--dramatico.html. Acesso em: 25 maio 2013.
5. Bunker Roy, Universidade dos Pés Descalços. Disponível em: <https://www.youtube.com/watch?v=oC5FMJID_EQ>. Acesso em: 25 maio 2013.
6. Freire P. Pedagogia da autonomia: saberes necessários à prática educativa. São Paulo: Paz e Terra; 1996.
7. Ministério da Saúde (BR). Secretaria de Gestão Estrátegia e Participativa. Departamento de Apoio à Gestão Participativa. Caderno de educação popular e saúde. Pacientes impacientes: Paulo Freire. Apresentação Ricardo Burg Ceccim. 2007. Série B. Textos básicos de Saúde.

8. Brandão DHS, Crema R (orgs.). Visão holística da psicologia e educação. 3. ed. São Paulo: Summus; 1991.
9. Ministério da Saúde (BR). Coordenação de Informação, Educação e Comunicação. Informações epidemiológicas como instrumento de planejamento e gerência dos serviços de saúde. In: Incentivo à participação popular e controle social no SUS: textos técnicos para conselheiros de saúde. Brasília: IEC; 1994.
10. Somera EAS, Somera Junior R, Rondina JM. Uma proposta da andragogia para a educação continuada na área da saúde. Arq Ciênc Saúde. 2010; 17(2):96-100.
11. <http://espacodser.blogspot.com.br/2012/01/novas-vagas-grupo-de-crescimento.html>. Acesso em: 25 maio 2013.
12. Bloom B, Krathwohl DR, Masia BB. Taxonomia de objetivos educacionais: domínio afetivo. Porto Alegre: Globo Comunicações e Participações; 1972.
13. Anderson LW, Krathwohl DR, Airasian PW (orgs.). A taxonomy for learning, teaching, and assessing — a revision of Bloom's taxonomy of educational objectives. Addison Wesley Longman, Inc. 2001. ISBN 978080131903.
14. São Paulo. CVE/SES/SP Educação em saúde: coletânea de técnicas. Volume II: *Núcleo de educação em saúde* (versão para internet, ago 2003).
15. Ministério da Saúde (BR). Secretaria da Gestão do Trabalho e da Educação em Saúde. Departamento de Gestão da Educação na Saúde. Curso de formação de formadores da educação permanente em saúde. Unidade de aprendizagem: trabalho e relações na produção do cuidado em saúde/Brasil. Ministério da Saúde: Fiocruz; 2005.
16. <http://www.comprarocullos.net/files/2010/12/oculos-papel-1.jpg>. Acesso em: 20 out. 2015.
17. <http://www.smartkids.com.br/desenhos-para-colorir/desenhos-divertidos-trenzinho-caipira.html>. Acesso em: 20 out. 2015.
18. Buckley HE. The little boy. School Arts Magazine, 1961.
19. Campos VF. Gerenciamento da rotina do trabalho do dia a dia. Nova Lima: INDG Tecnologia e Serviços; 2004.
20. Mendonça LB, Pires MLT, Piovan ML. Didática: treinamento para instrutores. Apostila elaborada pela Fazesp, Escola Fazendária do Estado de São Paulo. s/d.
21. Alves R. O patinho que não aprendeu a voar. São Paulo: Paulus; 1987. 24 p.
22. Alves R. O gambá que não sabia sorrir. 5. ed. São Paulo: Loyola; 1987. 40 p.
23. Bordenave JD, Pereira AM. Estratégias de ensino-aprendizagem. São Paulo: Vozes; 1991.
24. Datner Y. Jogos para educação empresarial: jogos, jogos dramáticos, *role-playing*, jogos de empresa. São Paulo: Ágora; 2006.
25. Covey JR. Os sete hábitos das pessoas altamente eficazes. 32. ed. Rio de Janeiro: BestSeller; 444 p.
26. Coll C, Monereo O (orgs.). Psicologia da educação virtual. Aprender e ensinar com as tecnologias da informação e da comunicação. Porto Alegre: Artmed; 2010.

7

Práticas de educação em saúde e qualidade de vida

Eunice Almeida da Silva
Maria Helena Salgado Bagnato
Ana Maritza Gómez Ochoa
Álvaro da Silva Santos

PONTOS A APRENDER

1. A possibilidade e os limites da qualidade de vida por meio das práticas educativas em saúde.
2. Pontos na prática educativa em saúde que a possa tornar uma prática exitosa.

PALAVRAS-CHAVE

Educação em saúde, qualidade de vida, promoção da saúde, prevenção de agravos.

ESTRUTURA DOS TÓPICOS

Introdução. Da prevenção de agravos à promoção da saúde: breve reconstituição histórica. Contextualizando as práticas de educação em saúde. Contextualizando o conceito de qualidade de vida. Sobre o método de mensuração de qualidade de vida da OMS. PES e qualidade de vida: questões ideológicas. Agregando conhecimentos nas PES: cultural, local, global. PES, qualidade de vida e diversidade cultural e social. Considerações finais. Referências.

INTRODUÇÃO

Práticas de educação em saúde (PES) e qualidade de vida são compreendidas, neste capítulo, como componentes do campo de prevenção de agravos e promoção da saúde. Assim, numa primeira etapa são analisados aspectos históricos das práticas de educação em saúde, entendendo-as como espaços de enfrentamento de novos desafios decorrentes dos problemas de saúde da população, na relação que essas práticas estabelecem com os conceitos de prevenção de agravos e promoção da saúde.

Em um segundo momento apresenta-se o conceito de qualidade de vida como "reconceitualização" do movimento de prevenção de agravos e promoção da saúde, que de maneira significativa representa a relação entre educação e saúde.

Os conceitos de prevenção de agravos e de promoção da saúde são marcados por comportamentos, maneiras de pensar e de ser de uma época. Verifica-se que esses conceitos apresentam relação direta com as PES e a qualidade de vida, tomando força e visibilidade a partir de meados do século XX.

Descrever-se-á, de maneira breve, as condições em que se estabeleceram as relações entre educação e saúde, no Brasil, e como essa relação se caracterizou como um campo de saber e produção de identidades. Em especial, serão analisadas a primeira metade e parte da segunda metade do século XX, no que diz respeito às relações entre produção de identidades e qualidade de vida instaurada na sociedade. Essa análise será trabalhada por meio de fontes secundárias de estudos que dão conta das relações, tensões, continuidades, emergências e rupturas na construção de efeitos de verdade, visando a um sujeito higiênico, saudável, considerando a formação de um sujeito forte na primeira metade do século e um sujeito competitivo e globalizado na segunda metade.

Pretende-se problematizar certas práticas e refletir em direção a outras que propiciam mudanças significativas individuais e coletivas nas condições de vida e de saúde.

DA PREVENÇÃO DE AGRAVOS À PROMOÇÃO DA SAÚDE: BREVE RECONSTITUIÇÃO HISTÓRICA

A relação educação-saúde se faz presente em muitos momentos no cenário das práticas de saúde; no entanto, há que se problematizar a concepção de saúde aqui defendida. Compreender a saúde de maneira mais abrangente não é uma tarefa fácil de ser concretizada; o conceito saúde-doença mudou de uma óptica unicausal para formas multicausais, demandando novos olhares para a complexidade da realidade e para novas categorias e práticas específicas enfocadas pelo paradigma de promoção da saúde.

O conceito de saúde é dinâmico, histórico e muda de acordo com a época e as condições sociais e ambientais. O significado da palavra saúde pode ser distinto de um grupo social a outro, de uma pessoa a outra.[1]

No Brasil, as discussões sobre o conceito de saúde tiveram um momento especial com a VIII Conferência Nacional de Saúde, em 1986, que a definiu como resultante das condições de alimentação, habitação, educação, renda, meio ambiente, trabalho, transporte, emprego, lazer, acesso e posse da terra, e acesso a serviços de saúde. É o resultado das formas de organização social da produção, as quais podem gerar dificuldades nos níveis de vida.[2] Essa concepção evidencia a necessidade de considerar as diversas dimensões da vida humana para o alcance e a manutenção da saúde, bem como a importância da ação conjunta dos vários setores sociais e econômicos no setor saúde. A compreensão de saúde relaciona-se, assim, com qualidade de vida.

Na segunda metade do século XX, a ênfase na promoção da saúde se evidencia no sentido de formar sujeitos saudáveis. É interessante perceber a relação que se estabelece entre os conceitos de promoção da saúde e educação quando a OMS[3] se refere ao primeiro como processo político, social e global que abarca não somente as ações voltadas a fortalecer as habilidades e capacidades dos indivíduos, mas também as direcionadas a modificar as condições sociais, ambientais e econômicas. Isso permite problematizar o papel da promoção da saúde na contemporaneidade, tendo em vista o fato de seu significado ser mais complexo, globalizado, totalizante, constituído por um eixo orientador associado a habilidades, desenvolvimento e capacidades.

Na atualidade, o conceito de saúde remete a discursos e práticas construídos na direção de responsabilizar o sujeito de maneira individual e coletiva por sua própria saúde, tendo como base o conceito de prevenção, na primeira metade do século XX, e de promoção, na segunda metade. Entende-se que esses conceitos têm sido os pilares sobre os quais a saúde e a educação encontraram sua razão para pensar a pedagogização da população. Nesses dois períodos, novos sujeitos, saberes e instituições emergiram materializados em práticas que se instauraram na contemporaneidade como verdade: ser sujeitos saudáveis.

Em uma breve reconstituição histórica, pode-se entender, por meio dos autores clássicos como Leavell e Clark,[4] o conceito de promoção da saúde como o nível "ótimo de saúde", considerando o modelo de história natural de doença, que comporta três níveis de prevenção: prevenção primária, que inclui a proteção específica; prevenção secundária, compreendendo o diagnóstico e o tratamento precoces; prevenção terciária, que inclui a limitação de dano e a reabilitação.

Na Figura 1 apresenta-se o esquema explicativo desses autores, adaptado por Pereira (2005).[5]

A concepção moderna de promoção da saúde e de sua prática surgiu e se desenvolveu de forma mais intensa nos últimos 25 anos, particularmente no Canadá, Estados Unidos e países da Europa Ocidental. Foram realizadas importantes Conferências Internacionais sobre Promoção da Saúde em Ottawa (1986), Adelaide (1988), Sundsvall (1991) e Jacarta (1997), sendo desenvolvi-

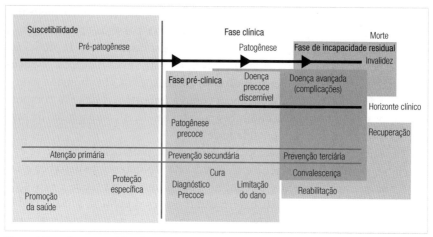

Figura 1 Desenho esquemático do conceito de história natural das doenças e promoção da saúde em níveis.
Fonte: Adaptada de Leavell e Clark (1965),[4] Pereira (2005).[5]

das as bases conceituais e políticas de promoção da saúde. Na América Latina, em 1992, realizou-se a Conferência Internacional de Promoção da Saúde, trazendo formalmente o tema para o contexto sub-regional.[6]

Promoção, na atualidade, significa compreender e controlar os determinantes das condições de saúde. Essas condições têm relações intrínsecas com qualidade de vida, alimentação, estilo de vida, nutrição, educação, recreação, habitação, saneamento e cuidados de saúde de maneira geral. O enfoque, portanto, é no indivíduo, e projeta-se para a família e a sociedade.[7]

Nesse mesmo enfoque, a Organização Mundial da Saúde (OMS) define promoção da saúde como processo que permite às pessoas aumentarem o controle sobre os determinantes de saúde, favorecendo a melhoria de seu bem-estar. Sob esse entendimento, a promoção da saúde representa um processo social e político, não somente incluindo ações direcionadas ao fortalecimento das capacidades e habilidades dos indivíduos, mas também ações direcionadas a mudanças das condições sociais, ambientais e econômicas para minimizar seu impacto na saúde individual e pública.[7]

A promoção da saúde envolve duas dimensões. Uma é conceitual, incluindo princípios, premissas e conceitos que sustentam o discurso de promoção da saúde. Portanto, consiste nas atividades dirigidas à transformação dos comportamentos dos indivíduos, com ênfase em seu estilo de vida, contextualizando-os em sua família, em sua cultura e na sociedade em que se encontram. Dessa maneira, os programas e as atividades de promoção da saúde tendem a se caracterizar como componentes educativos, primariamente relacionados com riscos comportamentais passíveis de mudanças, que estariam parcial ou totalmente sob o controle dos próprios indivíduos.[8] Assim, se reconhece a dificuldade de traduzir os conceitos que envolvem promoção da saúde em práticas coerentes. Apesar de haver algumas tentativas, o que prevalece são práticas dispersas e desarticuladas.

A outra dimensão da promoção da saúde é de caráter metodológico, referindo-se às práticas, planos de ação, estratégias, formas de intervenção e instrumental metodológico. Esse instrumental baseia-se no entendimento de que a saúde é produto de um amplo espectro de fatores relacionados com a qualidade de vida, incluindo um padrão adequado de alimentação e nutrição, habitação e saneamento; boas condições de trabalho; oportunidades de educação ao longo de toda a vida; ambiente físico limpo; apoio social para famílias e indivíduos; estilo de vida responsável; e um espectro adequado de cuidados de saúde.[9]

A promoção da saúde, na atualidade, se articula aos fenômenos do envelhecimento, ao processo de urbanização e a uma questão em relevância para a organização da prestação dos serviços de saúde: a frequência cada vez maior da multimorbidade. Em outras palavras, em um mundo industrializado, 25% das pessoas de 65-69 anos e 50% das de 80-84 anos padecem de afecções crônicas ao mesmo tempo;[3] os novos modos de vida em nível mundial contribuem para que as doenças crônicas e não transmissíveis – como a hipertensão arterial, a depressão, o diabete melito, as doenças cardiovasculares, o câncer e os traumatismos – sejam uma causa cada vez mais importante de morbidade e mortalidade.

Em 1986, a Carta de Ottawa evidenciou a promoção da saúde como uma nova maneira de pensar e fazer saúde pública. A saúde deixa de ser um objetivo para constituir um fim, de acordo com a premissa: "Percebe-se a saúde não como um objetivo, mas como a fonte de riqueza que se acredita e se vive na vida cotidiana."[9] Com esse propósito, a educação é a ferramenta que permitirá melhorá-la por meio do autocuidado, entendendo este como a forma que os membros de uma sociedade utilizam para cuidar de si mesmos e dos outros.

Czeresnia[10] faz uma reflexão acerca das conexões entre os conceitos de promoção e prevenção a partir de concepções filosóficas, científicas e técnico-científicas. Nessa perspectiva, estabelece diálogos com as diferentes dimensões que caracterizam as complexidades do campo da saúde, que geram efetivamente transformações sociais, ambientais e de condutas saudáveis. Questiona a aplicação de novos modelos e temas que têm relação com a educação e que passam a ocupar um lugar na qualidade da informação e da capacitação técnica.

CONTEXTUALIZANDO AS PRÁTICAS DE EDUCAÇÃO EM SAÚDE

No Brasil, epidemias como varicela, peste, febre amarela e tuberculose foram vistas como ameaça para a economia agroexportadora e em torno delas desenvolveram-se as práticas sistemáticas de educação em saúde direcionadas, principalmente, às classes subalternas sob um regime autoritário, com imposição de normas e medidas de saneamento e urbanização orientadas pelo discurso biologicista. Sob essa óptica, os sujeitos foram culpabilizados de maneira individual pelos problemas de saúde, atribuídos à não observância das normas de higiene.

Em 1922, os serviços do Estado voltados para a saúde pública passaram a desenvolver atividades inovadoras, por meio dos centros de saúde criados pela primeira vez no Brasil e na América Latina.[11] Esses serviços deveriam mudar a concepção de estáticos, na espera por pacientes, para serem mais dinâmicos, em busca de indivíduos aparentemente sãos ou com suspeita de alguma enfermidade. Seu trabalho consistia em fazer a população assimilar os preceitos necessários de higiene individual por meio da educação sanitária. Se a posição dos serviços de saúde pública ganhava dinamismo, a posição da população continuava estática em relação à assimilação das prescrições normativas de maneira passiva, sujeita a essas normas que buscavam moldar as condutas, controlar os pequenos vícios e corrigi-los. Era necessário adquirir bons hábitos, redimindo crianças e famílias por ações sobre o corpo, sobre os gestos e as condutas.[12]

O discurso sanitário no Brasil seguiu a tendência europeia, concentrando-se nas cidades sob a premissa da moralidade e disciplinamento higiênico. O hospital, o hospício, a prisão e a escola foram os espaços de atenção, de cuidado e de educação em saúde.[13]

Sampaio,[13] em seu trabalho sobre educação em saúde e a constituição de sujeitos, realiza uma descrição histórica sobre as práticas em saúde e as concepções adotadas nos discursos médicos no século XX. Discute os conceitos – dentre eles a prevenção e as práticas adotadas no Brasil – para o ensino da saúde e como eles foram utilizados para mudanças de hábitos e comportamentos da população.

A aplicação de estratégias operacionalizadas em práticas de saúde permitiu centralizar o olhar a partir da imposição, do disciplinamento de corpos, mentes e moral para a formação de um novo sujeito, um novo "homem brasileiro", representando a modernização, o desenvolvimento e a construção da nação.

As práticas de educação em saúde (PES), na primeira metade do século XX, foram impregnadas em diferentes situações como instrumentos de poder regulador para a conformação e manutenção dos corpos saudáveis, dóceis e aptos para o trabalho.[14] A ação de informar e orientar sobre questões de saúde incluía o papel de delimitar comportamentos e atitudes consideradas saudáveis, com a finalidade de criar e desenvolver uma consciência sanitária.

O desenvolvimento das PES no Brasil tem vários momentos conjunturais e emergenciais: no período anterior aos anos 1920, as PES se caracterizaram pela criação de unidades especializadas para resolver problemas específicos. A partir de 1923, dois eventos foram relevantes: a criação do Instituto de Higiene de São Paulo, em 1925, com a cooperação da Fundação Rockfeller, que promoveu a dicotomia entre a prestação de serviços preventivos e curativos. As escolas ocuparam um lugar importante para a implementação das medidas de prevenção por serem consideradas espaços, por excelência, para preparar cidadãos aptos para a vida e para a formação do "novo homem brasileiro", que contribuiria para o progresso da nação.[14]

Em 1925, um código de reforma sanitária criou, mediante o Decreto 3.876, de 11 de julho, o cargo de auxiliar de nível médio. Também foi proposta a inspeção de educação sanitária, que tinha como principal objetivo promover a formação da "consciência sanitária" da população em geral, centros de saúde e um curso de educação para a saúde no Instituto de Higiene da Faculdade de Medicina de São Paulo.

A expressão "consciência sanitária", na primeira metade do século XX, compreendia a difusão dos conhecimentos na área da saúde e era denominada "educação higiênica". Segundo Paula Souza, diretor do serviço sanitário no Brasil, a educação sanitária deveria se desenvolver da maneira mais ampla possível e por meio de processos práticos, com vistas a impressionar e convencer os educandos a implantarem os hábitos higiênicos; era voltada aos indivíduos e grupos nos centros de saúde e se realizava por meio de visitas domiciliares, estabelecimentos escolares, fábricas, entre outros.

Em 1926, o curso de educação sanitária de nível médio era voltado aos professores de escolas primárias. Seu principal objetivo era oferecer conhecimentos teóricos e práticos de higiene para que os professores os ensinassem nas escolas públicas, centros de saúde, a partir de uma proposta eminentemente profilática.[11]

A partir da década de 1960, essas prescrições passam de um sujeito particular a uma coletividade, com o advento da medicina comunitária. As práticas denominadas educação comunitária tinham como pressuposto que as comunidades seriam as responsáveis pelas soluções de seus problemas de saúde, devendo ser conscientizadas como tal.

Formar, especializar e titular novos agentes foram algumas das ações realizadas durante a reforma. Não obstante, questionava-se o papel que esse novo agente desenvolveu frente à redefinição das novas práticas de saúde instituídas pela reforma, com base nos programas de formação propostos nos Estados Unidos e a realidade brasileira.[12]

Pimenta,[12] em seu estudo sobre a higienização dos costumes no Brasil, descreve a maneira como ocorreu o ensino da higiene por meio da formação de normalistas para chegar a serem educadoras sanitárias. A autora diz:

> [...] a função das agentes educadoras sanitárias é como uma missão apostólica; se propõe a propagar a mensagem de higiene na escola com base nos preceitos da moderna ciência de higiene para legitimar sua atuação vinculando sua prática ao discurso da civilização e progresso proposto para o país.[12]

Pode-se compreender, de maneira geral, que para o Brasil foram determinantes as práticas de saúde como processo altamente persuasivo, a ponto de penetrar na consciência individual e coletiva, tendo como estratégia de marketing os professores, os educadores sanitários e os agentes, sendo as crianças o alvo a ser atingido.

Na realidade brasileira atual, o que se vê é um misto predominante de PES no formato bancário, prescritivo, biologizado e culpabilizante do usuário ou grupos de pessoas com agravos, em especial os crônicos degenerativos, com o aparecimento de PES mais democráticas, mais inclusivas, dialógicas e considerando os simbolismos e significados do usuário, como a luz no fim do túnel.

Por sua vez, esse movimento ainda tímido prescinde de uma transição que envolve a formação de profissionais em saúde, a capacitação permanente daqueles em campo e um aprendizado da área de saúde, de conhecimentos e técnicas já coroadas em outras áreas sociais, como educação, psicologia, antropologia e outras. Contudo, esse é um movimento em construção, em competição com aqueles já firmados e que sabidamente não criam impacto na vida dos seus participantes.

É como se falasse da educação sanitária (controladora, culpabilizante, biologicista, com base na doença) para a educação em saúde (que busca mudar comportamentos), mas agora de forma um pouco mais democrática, embora talvez tão inefetiva quanto a anterior, pois não ressignifica a realidade para a transformação consciente. Por sua vez, diante do histórico insucesso, vem revendo seu fazer para ser mais democrática e ligada à realidade, apoiando a compreensão e transformação protagonista e empoderada, até uma mais sofisticada – a educação popular em saúde (de difícil assimilação por atores de saúde e, mais ainda, pela população e espaços formadores), pois não tem foco na doença, mas na saúde, na contextualização da realidade para quando necessário transformá-la de forma consciente, e por isso não pode seguir padrões tão rígidos nos seus métodos (como o número de encontros de uma PES, como nas estratégias didáticas que devem ser mais participativas, dentre tantas outras questões que as diferenciam das anteriores). É como se houvesse três movimentos históricos nas PES, que podem conviver juntas ou podem estar em territórios diferentes na contemporaneidade.

CONTEXTUALIZANDO O CONCEITO DE QUALIDADE DE VIDA

O conceito de qualidade de vida tem visibilidade nos anos 1960 em conjunto com os debates do meio ambiente e as condições de vida urbana, no processo de industrialização nas sociedades. De maneira geral, esse conceito ganha força em muitas áreas do conhecimento, como a saúde, a educação, a economia, a política e as ciências sociais, entre outras.[15]

A partir dos anos 1970 e 1980, houve desenvolvimento do conceito de qualidade de vida, em termos de aperfeiçoamento dos indicadores, até atingir as condições de vida de uma pessoa com a satisfação que ela experimenta. Sendo assim, as formas como se tem mensurado e entendido a qualidade de vida da população passam por múltiplas interpretações:[16]

> [...] os indicadores mais usados atualmente são o Produto Interno Bruto (PIB), o qual é considerado pelos economistas como medida *per capita* e indicador de bem-estar humano e é, todavia, usado amplamente como medida de qualidade de vida quando se determina a política pública, o bem-estar, tanto no sentido restrito como em sentido amplo, as necessidades básicas, as capacidades básicas, a linha da pobreza, os estilos e os níveis de vida na sociedade, o indicador de bem-estar humano e a noção do que é mensurável, que também se conhece como índice de utilidade, a equidade e a justa distribuição de bens, as capacidades e funcionamentos humanos, os ganhos e liberdades humanas, ou a qualidade de vida urbana entendida como a qualidade ambiental exclusivamente."

Gómez,[17] em seu estudo sobre o conceito de qualidade de vida, descreve uma perspectiva integradora de âmbito multidimensional. Ele faz referência a condições objetivas e subjetivas quanto à mensuração da perspectiva de satisfação/insatisfação ponderada em uma escala de valores para serem interpretadas a partir de uma lógica proposta. Para esse autor, tem-se lançado mão de diferentes indicadores – social, psicológico, ecológico –, permitindo a evolução e o agrupamento por categorias de análises.

É necessário destacar as influências e orientações que permitem pensar e problematizar as bases que sustentam o conceito de qualidade de vida, considerando as múltiplas interpretações de cada área do conhecimento sobre esse conceito.

A noção de qualidade de vida transita em um campo semântico polissêmico. De um lado, está relacionada ao modo, condições e estilos de vida. De outro, inclui as ideias de desenvolvimento sustentável e ecologia humana. Também se relaciona ao campo da democracia, do desenvolvimento e dos direitos humanos e sociais.[18]

Um dos primeiros métodos para mensurar a qualidade de vida foi o Índice de Desenvolvimento Humano (IDH), criado por economistas em 1990 e utilizado desde 1993 pelo Programa das Nações Unidas para o Desenvolvimento (PNUD).[19]

O IDH foi criado com o objetivo de possibilitar o entendimento do termo no desenvolvimento de aspectos puramente econômicos, como, por exemplo, nível de renda, PIB e nível de emprego. Nesse índice está embutida a concepção de renda, saúde e educação, elementos fundamentais da qualidade de vida de uma população. Também considera-se o IDH um indicador sintético de qualidade de vida que, de certa forma, soma e divide por três os níveis de renda, saúde e educação de determinada população: a renda é avaliada pelo PIB do país; a saúde, pela esperança de vida ao nascer; a educação, pela taxa de alfabetização de adultos e taxas de matrículas nos níveis fundamental, médio e superior em conjunto.[20]

Outro método de mensurar a qualidade de vida é o da Organização Mundial da Saúde,[21] que tem característica multicêntrica por ser aplicável em diferentes sociedades/culturas. Foi criado por um grupo de especialistas de várias partes do mundo. Para a OMS, qualidade de vida é "a percepção do indivíduo de sua posição na vida, no contexto da cultura e sistema de valores nos quais ele vive e em relação aos seus objetivos, expectativas, padrões e preocupações".[21] Essa definição remete à concepção de qualidade de vida imbricada tanto em aspectos subjetivos quanto objetivos, que envolve a diversidade cultural, social e do meio ambiente.[22]

SOBRE O MÉTODO DE MENSURAÇÃO DE QUALIDADE DE VIDA DA OMS

O método de mensuração de qualidade de vida da OMS foi testado em vários centros de diferentes países, envolvendo diferentes culturas. Para tanto, os países envolvidos participaram da operacionalização do processo de avaliação de qualidade de vida, o que possibilitou "equacionar as dificuldades referentes à padronização, equivalência e tradução, à medida que se desenvolvia o instrumento". A escolha dos centros foi feita com base nos países com diferenças no patamar de desenvolvimento industrial, disponibilidade de serviços de saúde, importância da família e religião predominante, entre outros.[22]

O instrumento de mensuração da OMS de 1995 é composto por cem perguntas relacionadas a seis domínios: físico, psicológico, nível de independência, relação social, meio ambiente, espiritualidade/religiosidade/crenças pessoais. Esses domínios são divididos em 25 facetas (sendo uma de âmbito geral sobre qualidade de vida), que contêm perguntas de acordo com o sentido atribuído por diferentes culturas.[22] De maneira resumida, as áreas de domínios e as facetas estão representadas no Quadro 1.

O Quadro 1 mostra os esforços por parte dos órgãos governamentais para avaliar e monitorar como as sociedades/culturas expressam objetivamente e/ou subjetivamente o significado de qualidade de vida na óptica de suas

Quadro 1. Áreas de domínio e facetas abrangidas pelo instrumento de mensuração (OMS, 1995)[22]

I. Físico	1. Dor e desconforto 2. Energia e fadiga 3. Sono e repouso
II. Psicológico	4. Sentimentos positivos 5. Pensar, aprender, memória e concentração 6. Autoestima 7. Imagem corporal e aparência 8. Sentimentos negativos
III. Nível de independência	9. Mobilidade 10. Atividades da vida cotidiana 11. Dependência de medicação ou de tratamentos 12. Capacidade de trabalho
IV. Relações sociais	13. Relações pessoais 14. Suporte (apoio) social 15. Atividade sexual
V. Meio ambiente	16. Segurança física e proteção 17. Ambiente no lar 18. Recursos financeiros 19. Cuidados de saúde e sociais: disponibilidade e qualidade 20. Oportunidades de adquirir novas informações e habilidades 21. Participação e oportunidades de recreação/lazer 22. Ambiente físico: poluição/ruído/trânsito/clima 23. Transporte
VI. Aspecto espiritual, religião e crenças pessoais	24. Espiritualidade/religiosidade/crenças pessoais

Fonte: Fleck.[22]

realidades. Porém, fica em evidência a complexidade que abarca esse conceito, podendo as tentativas de mensurá-lo cair no vazio, revelando-se apenas em dados que, por si mesmos, não dão conta de trazer resultados capazes de diminuir a desigualdade social, a marginalidade, a preservação da saúde e outros fatores que distanciam o ser humano de sentir o seu próprio significado de qualidade de vida.

Diversos instrumentos têm sido construídos com a finalidade de mensurar a qualidade de vida, considerando a complexidade da sua concepção de diversidade cultural e social. Entretanto, a questão é problematizar se as relações teóricas e práticas têm permitido a mensuração da qualidade de vida que tem sido construída em um meio que cria condições e necessidades à população em termos de vivência e educação consideradas fundamentais para um ser humano, que respondam a políticas de globalização inseridas em uma sociedade que se identifica hoje como neoliberal, com maiores padrões de consumo e poder aquisitivo. Seus constructos partem da lógica de capital humano, social, produtividade, oferta e demanda para atender a necessidades desenvolvimentistas e mercadológicas.

Diante disso pode-se elaborar, dentre outras, questões sobre a qualidade de vida dentro desse marco. Considerando as condições mínimas de vida altamente afetadas pela pobreza, marginalização, processos de exclusão, deslocamentos forçados da população dos países em conflito, emergência de novas enfermidades e alteração do meio ambiente como problemas atuais, como conseguir visualizar um futuro promissor próximo?

PES E QUALIDADE DE VIDA: QUESTÕES IDEOLÓGICAS

Para abrir a discussão

Trataremos neste tópico de algumas questões ideológicas que trazem implicações para as PES e a qualidade de vida.

É importante conceituar ideologia como um termo criado e desenvolvido pela burguesia iluminista, que acreditava na liberdade como condição de igualdade dos cidadãos. Essa crença, que se caracteriza como burguesa, é a própria essência da ideologia.[23]

Pode-se compreender que a essência da ideologia é imersa em uma dimensão política, ou seja, a ideologia, "no sentido estrito, se dá nas relações de poder que não são intrinsecamente transparentes, mediatas e, nesse sentido, até atenuadas". A ideologia é constituída dialeticamente por elementos contrários, mas que se complementam: "A ideologia se manifesta 'como consciência objetivamente necessária' e ao mesmo tempo 'como consciência falsa', 'como ligação inseparável entre verdade e inverdade'; não é verdade total, mas também não é mentira."[23]

Considerar a educação em saúde e a sua relação com a qualidade de vida implica rastrear os enfoques ideológicos das intervenções sociais que se realizam nesses campos. PES e qualidade de vida inserem-se em políticas públicas emanadas do campo oficial, que nem sempre contemplam as demandas ou necessidades da população. Ao contrário, muitas vezes, elas podem vir acompanhadas por um discurso ideológico que busca o convencimento de determinadas ações e práticas em nome de um bem-estar da população e de um modelo de civilidade.

PES e qualidade de vida: avanços, possibilidades e limites

Embora o contexto atual apresente discretas melhorias nas condições sociais da população, segundo o Instituto Brasileiro de Geografia e Estatística (IBGE) o nível de instrução da população aumentou de 2000 para 2010, na população de 10 anos de idade ou mais, enquanto o percentual de pessoas sem instrução ou com o ensino fundamental incompleto caiu de 65,1% para 50,2%; já o de pessoas com o curso superior completo aumentou de 4,4% para 7,9%.[24] Apesar disso, ainda existem condições precárias de vida de uma parcela significativa da população brasileira. Verifica-se aumento no envelhecimento populacional; persistência das desigualdades sociais e de acesso aos serviços de saúde e de educação; percentual significativo de desemprego; falta de moradias; incidência de doenças crônicas degenerativas e psíquicas; poluição do meio ambiente; poucos recursos para investimento em infraestrutura; exclusão social; violência; assimetria na distribuição de renda, entre outros elementos que influenciam o viver bem.

Mesmo com a existência de preocupações por parte da OMS e de outros estudiosos em mensurar a qualidade de vida, nem sempre as medidas subsidiam a elaboração de políticas públicas. Isso explicita a complexidade para se vivenciar a qualidade de vida na sociedade, embora sejam notórias as melhorias de âmbito geral nas sociedades, resultantes do avanço tecnológico, sobretudo no campo da saúde.

Como profissionais de saúde, podemos assumir o compromisso com PES mais democráticas, direcionadas para a justiça social e a melhoria da qualidade de vida. Nessa perspectiva, é preciso avançar e renovar as práticas na contemporaneidade, agregando informações e conhecimentos na busca de mudanças significativas individuais e coletivas nas condições de saúde.

Sabe-se que as PES não têm capacidade por si só de mudar comportamentos (e isso não é a proposta inicial) porque, entre receber a informação e decidir mudar de forma consciente, muito se tem a percorrer, sobretudo se a meta (mudança esperada, amadurecida e negociada entre usuário e profissional) for buscar qualidade de vida de modo significativo para o mais interessado, o usuário.

Ao levar em conta o próprio conceito e prática de qualidade de vida, verifica-se que ele é carregado de aspectos subjetivos e objetivos, em olhares que podem ser diferentes de pessoa para pessoa. Dada a sua magnitude, seria esperar demais das PES o alcance da qualidade de vida no seu todo.

Por sua vez, ações e metas importantes podem ser trabalhadas nas PES, de forma por vezes coletiva (em grupo) ou individual, além de ser processual e crescente, respeitando a realidade do usuário em suas várias facetas.

Assim, as PES podem abordar questões macro e micro, sem biologizar e/ou medicalizar as orientações. A exemplo disso pode-se citar em nível macro as questões de cidadania, ambientais, de renda, de relações de poder e tantas outras, idealmente temas definidos pelo interesse do usuário. Em nível micro pode-se abordar aspectos mais relacionados ao agravo em consonância com o viver cotidiano desse usuário, de forma dialógica, interativa e de construção conjunta de conhecimentos significativos para o participante da PES.

O olhar puramente prescritivo, impositivo, normativo e comum à prática dos profissionais de saúde não cabe nessa proposta, nem perspectivas pedagógicas tradicionais, menos ainda ações muito pontuais. Ou seja, fala-se aqui de ações dialógicas, participativas e de construção conjunta, além de encontros/grupos/atividades em certo *continuum*.

Numa breve exemplificação, para uma pessoa com diabete melito (DM) e/ou hipertensão arterial (HAS) que vai para um grupo de educação em saúde que busque qualidade de vida, têm-se importantes questões: agravos não curáveis, com uso de terapêuticas para o controle pelo restante da vida (exames, medicamentos), com mudanças radicais em sua vida (dieta, necessidade de maior atenção sobre o corpo, inclusão de atividade física – numa comunidade, na sua maioria, com hábito sedentário).

Por outro lado, além dessa síntese contextual de um indivíduo portador de DM e/ou HAS, essa mesma pessoa não deixa de ser cidadã, tem deveres e direitos, ou seja, a vida continua, só que agora com adaptações, mudanças que precisam de um novo aprendizado da vida, acrescidas a toda a sua história (incluindo os problemas já existentes em outras esferas da vida). Aponta-se aqui uma verdadeira reengenharia de vida, com uma complexidade tal que a passagem de informação descolada da realidade desse usuário pode não surtir efeito na vida do portador de um ou outro agravo, sobretudo se for acrescida a qualidade de vida (independentemente da extensão conceitual que se adote), o que também pede uma reengenharia de práticas de saúde e, nelas, as PES.

Tanto o profissional de saúde quanto o usuário precisam ter consciência de que tal realidade (nova para o usuário e apenas estudada e trabalhada pelo profissional de saúde – formado no modelo biológico, medicocentrado e hospitalocêntrico) é carregada de complexidade e que não tem respostas imediatas, em especial a cura.

O mais comum é a fuga, tanto do profissional de saúde quanto do usuário. O primeiro dá breves orientações pontuais e espera mudanças radicais, e o segundo, ao se submeter às consultas de saúde (na melhor das hipóteses, seguindo corretamente a medicação e os exames), acha ter feito a sua parte. Um acha que com o seu mínimo de ação e o outro com o seu mínimo de autocuidado já fizeram suas obrigações. O que se observa é que tais fugas não resolvem o controle da DM nem da HAS (no exemplo) e menos ainda a inserção cidadã no novo modo de vida. Isso pede, então, PES em *continuum*, dialógicas, participativas, que vão além das ações do hiperdia (nas quais apenas se verificam alguns dados vitais e antropométricos, e se dá medicação, na sua maioria).

É preciso ouvir a realidade do usuário com interesse e sem pressa (mesmo considerando as responsabilidades do profissional de saúde) e buscar em conjunto (profissional de saúde e usuário) caminhos para melhor viver a vida, na nova realidade e com a busca de qualidade de vida. Fala-se de um novo aprender a fazer, tanto do profissional de saúde quanto do usuário, na perspectiva de empoderamento e autocuidado cidadão do mais interessado das PES, o usuário.

AGREGANDO CONHECIMENTOS NAS PES: CULTURAL, LOCAL, GLOBAL

Há diversas produções de conhecimentos sobre cultura local e cultura global. Apresentaremos aqui de maneira breve os conceitos que podem oferecer sustentação teórica para a relação entre cultura local, cultura global, PES e qualidade de vida.

As definições de cultura local tomam como base a concepção de que as culturas são em qualquer tempo e espaço heterogêneas e híbridas. O processo de globalização influencia diretamente as culturas locais tornando-as híbridas. Como consequência, essa hibridização cultural desencadeia mais dois processos: a desterritorialização e a reterritorialização. A desterritorialização é a desnaturalização da relação da cultura com os territórios geográficos e sociais, e, ao mesmo tempo, certas "relocalizações territoriais relativas, parciais, das velhas e novas produções simbólicas".[24]

O primeiro processo, a desterritorialização, pode ser entendido como uma imposição às culturas locais em nome do universalismo, levando-

-as à marginalização, à indiferença perante outras culturas; o segundo, a reterritorialização, nega a ideia de homogeneização, indo ao encontro de fixação de signos, símbolos que expressem as diferenças próprias da cultura local.[25]

A globalização constitui o fenômeno mais marcante das sociedades contemporâneas, pois exerce influência no cotidiano, no comportamento individual e coletivo, e em toda a estrutura organizacional das sociedades.[26] Não se pode pensar que a globalização esteja relacionada apenas "aos grandes sistemas, como a ordem financeira mundial", mas que é um fenômeno que se conecta às ações, ao pensamento, às subjetividades dos indivíduos.[27]

Assim, pode-se afirmar que os modelos econômicos capitalistas implantados nos diversos países da atualidade estabelecem relações da cultura local com a global, entre outras, por meio de políticas macroeconômicas, ou seja, o que acontece no mundo pode ter repercussões no cotidiano. Em muitas situações, essas políticas são de ajustes e não de desenvolvimento socioeconômico com foco na justiça social.

O desenvolvimento sustentável foi um conceito que conseguiu inspirar, sob uma visão evolucionista de progresso, as economias de países desenvolvidos e os sonhos de países subdesenvolvidos. Atualmente, o conceito de desenvolvimento sustentável parece demandar mais problemas do que soluções, uma vez que se globalizou fome, miséria, comprometimento com qualidade de vida, poluição, conflitos étnicos, desemprego de ordem estrutural, violência, drogas, esgotamento de recursos naturais e tantos outros problemas.[20]

O entendimento da relação entre cultura local, cultura global e qualidade de vida inclui a concepção de que é indissociável a qualidade de vida do comportamento individual e das culturas local e global. Isso significa que não se pode excluir o local em nome do global nem o global em nome do local, pois eles coexistem no mesmo tempo e espaço, embora possuam traços particularizados.

PES, QUALIDADE DE VIDA E DIVERSIDADE CULTURAL E SOCIAL

A sociologia clássica, desenvolvida no século XIX, na Europa, preocupou-se em estudar, fundamentalmente, as mudanças estruturais das sociedades/relações sociais, pelas quais passou a humanidade com o advento da Revolução Industrial. Diante de mudanças estruturais pairam sentimentos de incerteza e de desmoronamento de valores estabelecidos, de rumos que apontam para a direção do que é certo/incerto, de falta de estabelecimento de padrões de comportamentos e outros.

Atualmente, parece consenso que há mudanças estruturais de âmbito mundial, mudanças decorrentes, fundamentalmente, do desenvolvimento tecnológico e, consequentemente, da expansão de vários setores da sociedade, dentre eles o de informação/comunicação. Essas expansões despontaram iniciativas por parte de órgãos públicos e privados de várias ações de inclusão social, dentre elas a inclusão digital. Todavia, a inclusão social, de maneira geral, não garante a realização concreta das expectativas de maior bem-estar, de exercício pleno de cidadania, de equidade social, uma vez que essas expectativas enfrentam a concentração de riqueza, que estampa e destampa a sensação de injustiça social, enfraquecendo o exercício da democracia e, consequentemente, a exacerbação de conflitos.

Há grupos que, historicamente, em várias regiões do mundo, incluindo o Brasil, sofrem pela diferença de gênero, de etnia, de religião, de sexualidade, de cultura, entre outras. Esses grupos, tais como as crianças, mulheres, idosos, adolescentes, homossexuais, comunidades indígenas, comunidades quilombolas, moradores de rua e outros, geralmente não possuem reconhecimento político e cultural de seus valores, de suas expectativas e de seu estilo de vida. A falta de reconhecimento político e cultural se revela como injustiça social, que emerge, por exemplo, do escasso acesso a recursos básicos que garantem o sentimento de bem-estar, de crescimento conjugado à equidade.

Os profissionais de saúde comprometidos com PES críticas têm a concepção de que, na sociedade brasileira, mesmo com iniciativas disparadas por políticas sociais ainda se encontram vários grupos excluídos socialmente, pessoas que não têm voz, que vivem em condições precárias, que não têm acesso aos serviços de educação, saúde, moradia, infraestrutura, segurança, entre outros. Diante desse quadro, a execução de PES deve ser voltada também, e especialmente, para o questionamento da qualidade de vida, considerando a diversidade social e cultural.

CONSIDERAÇÕES FINAIS

Para o Brasil, a qualidade de vida tem sido uma variável utilizada como estratégia para justificar e validar ações de promoção da saúde implementadas no país. Suas ações se justificam a partir de lutas e conquistas para demonstrar uma política "saudável", que pode favorecer o alcance do melhoramento da saúde. No entanto, o campo de saúde coletiva é questionado atualmente, mesmo com a existência dos avanços tecnológicos e financeiros. Os processos de saúde-doença são assunto de preocupação para muitos profissionais e disciplinas.

A promoção da saúde utiliza a expressão qualidade de vida para apoiar a formulação de políticas nacionais, como o movimento da reforma sanitária no final da década de 1970 para a construção de uma nova concepção de saúde e de políticas nesse campo. No entanto, não existe uma política explícita, formalizada e instruída que compreenda todas as dimensões de promoção da saúde.[28]

A qualidade de vida se une à promoção da saúde para reinaugurar um novo debate nos problemas de saúde, mas sua construção fica atada a dinâmicas individuais e coletivas que tornam complexo o seu desenvolvimento. Estas devem ser de caráter social, cultural, econômico e político, carregando consigo relações de saber/poder integradas, descentralizadas e operadas tanto em seu sistema como fora dele.

Com base nas ideias de Foucault,[29] pode-se afirmar que o campo da saúde tem uma produção de conhecimentos cuja elaboração emana de um conjunto de instituições, especialistas e áreas destinadas a constituir um regime social normalizador. Assim, há um arcabouço de conhecimentos e instituições sociais voltadas para identificar, classificar e tipificar o grau de "anormalidade" dos indivíduos com o propósito de normalizá-los, modificá-los e acomodá-los a uma ordem social concebida pelo discurso advindo do poder do Estado. As medidas governamentais não têm o propósito central de castigar ou reprimir, mas de administrar a conduta dos indivíduos atuando sobre as suas possibilidades de ação, "conscientizando-os" de tais possibilidades e anormalidades.[30]

Os processos educativos devem penetrar de forma capilar em toda a sociedade. Só assim poderá ocorrer uma nova promoção da saúde, ou seja, aquela que é capaz de obter uma mudança de conduta,[8] que não se trata de impor aos homens e mulheres uma lei que represente o poder do soberano, mas de utilizar melhor as táticas que as leis, ou melhor, usar as próprias leis como táticas. Atuar de tal modo e através de certa quantidade de meios para alcançar esse ou aquele fim.[29]

A possibilidade de pensar de outra maneira significa desconstruir verdades para permitir o estranho e o assombro. A partir daí, construir outras que respondam a uma preocupação individual e coletiva, na qual a saúde ocupe um lugar, mas em outro jogo de relações entre pessoas, sistema e meio ambiente, para romper os laços de poder/saber, que muitas vezes não são evidentes e não deixam ver alternativas.

Essa abordagem histórica e contextualizada contribui para se repensar o papel das PES em favor da melhoria das condições de vida na conjuntura atual. Mesmo lembrando que as PES por si sós não dão conta de uma melhoria radical da qualidade de vida, porque atrelada a ela, há de vir um acompanhamento de mudanças nas condições de vida da população, de políticas sociais, políticas públicas.

REFERÊNCIAS

1. Santos VL, Osuna AF. Concepto de salud publica. In: Osuna AF. Salud publica y educación para la salud. Barcelona: Masson Elsevier; 2006. p. 3-14.
2. Motta JIJ. O processo saúde/doença. In: Teixeira P (org.). Curso de aperfeiçoamento em biossegurança on-line. Rio de Janeiro: EAD/ENSP, 2000. Unidade II. Módulo 7.
3. World Health Organization. Health promotion evaluation: recommendations to policymakers. Copenhagen: European Working Group on Health Promotion Evaluation; 1998.
4. Leavell HR, Clark EG. Preventive medicine for the doctor in his community. New York: McGraw-Hill Book Company; 1965.
5. Pereira MG. Epidemiologia, teoria e prática. Rio de Janeiro: Guanabara Koogan; 2005.
6. Buss PM. Promoção da saúde e qualidade de vida. Ciência e Saúde Coletiva. 2000; 5(1):163-77.
7. <http://www.healthpromotionagency.org.uk>. Acesso em: 20 nov. 2004.
8. Cerqueira MT. Promoción de la salud y educación para la salud: retos y perspectivas. In: Organización Mundial de la Salud. La promoción de la salud y la educación para la salud en América Latina: un análisis sectorial. Genebra: Editorial de La Universidad de Puerto Rico; 1997.
9. Ministério da Saúde (BR). Secretaria de Políticas de Saúde. Projeto Promoção da Saúde. As cartas da promoção da saúde. Brasília, 2002.
10. Czeresnia D. O conceito de saúde e a diferença entre promoção e prevenção. In: Promoção da saúde, conceitos, reflexões e tendências. 2. ed. Fiocruz; 2009.
11. Ferreira N. Evolução histórica da educação em saúde como disciplina de ensino na Faculdade de Saúde Pública da Universidade de São Paulo, 1925 a 1967. Rev Saúde Públ. 1988; 22(4):347-65.
12. Rocha HHP. A higienização dos costumes. Educação escolar e saúde no projeto do Instituto de Hygiene de São Paulo (1918-1925). São Paulo: Mercado de Letras, Fapesp; 2007. p. 191.
13. Alves VS. Educação em saúde e constituição de sujeitos: desafios ao cuidado no Programa Saúde da Família. Dissertação (mestrado) apresentada no Instituto de Saúde Coletiva da Universidade Federal da Bahia (UFBA), 2004.
14. Bagnato MHS, Renovato RD. Práticas educativas em saúde: um território de saber, poder e produção de identidades. In: Deitos RA, Rodrigues RM (org.). Estado, desenvolvimento, democracia & políticas sociais. Cascavel: Edunioeste; 2006. p. 87-104.
15. Arostegui I. Evaluación de la calidad de vida: en personas adultas com retraso mental em la comunidad autônoma del País Vasco. III Jornadas Científicas de Investigación sobre Personas con Discapacidad. Simposio "Retos en la respuesta al retraso mental en la vida adulta: Formación, oportunidades y calidad de vida". Salamanca, 19 de marzo de 1999. Universidad de Deusto-España. Disponível em: <http://campus.usal.es/~inico/investigacion/jornadas/jornada3/actas/simp29.pdf>. Acesso em: 25 out. 2014.
16. Tovar CAT. Calidad de vida: realidad y percepción. Editorial. Bogotá. Universidad Nacional de Colombia. Bitacorá. 2010; 17(2):7-12.
17. Gómez M. Calidad de vida. Evolución del concepto y su influencia en la investigación y la práctica. Instituto Universitario de Integración en la Comunidad. Facultad de Psicología, Universidad de Salamanca, 2008. Disponível em: <http://www.usal.es/~inico/investigacion/invesinico/calidad.htt>. Acesso em: 9 out. 2015.
18. Castellanos PD. Epidemiologia, saúde pública, situação de saúde e condições de vida. Considerações conceituais. In: Barata RB, Barreto ML, Almeida Filho N (orgs.). Equidade e saúde, contribuições da epidemiologia. Série Epidemiologia 1. Rio de Janeiro: Fiocruz/Abrasco; 1997. p. 137-60.
19. <http://www.pnud.org.br/IDH>. Acesso em: 20 ago. 2012.
20. Minayo MCS. Saúde e ambiente no processo de desenvolvimento. Ciênc Saúde Colet. 1998; 3(2):4-5.
21. World Health Organization. Quality of life assessment: an annotated bibliography. Geneva: World Health Organization; 1994.

22. Fleck MPA, Louzada S, Xavier M, Charchamovich E, Vieira G, Santos L, et al. Aplicação da versão em português do instrumento abreviado de avaliação da qualidade de vida "WHOQOL-Bref". Rev. Saúde Pública. 2000; 34(2):178-83.
23. Zuin AA, Pucci B. A pedagogia radical de Giroux: uma crítica imanente. Piracicaba: Unimep; 1999.
24. <http://www.ibge.gov.br/home/presidencia/noticias/noticia_visualiza.php>. Acesso em: 4 set. 2012.
25. Canclini NG. A globalização imaginada. São Paulo: Iluminuras; 2003.
26. Santos BS. Os processos da globalização. In: Globalização: fatalidade ou utopia? Porto: Afrontamento; 2001.
27. Giddens A. O mundo na era da globalização. Barcarena: Presença; 2002.
28. Finkelman J (org.). Caminhos da saúde pública no Brasil. Rio de Janeiro: Fiocruz; 2002.
29. Foucault M. Vigiar e punir: nascimento da prisão. 9. ed. Petrópolis: Vozes; 1991.
30. La teoría foucaultiana entendida como sustrato de la biopolítica. Disponível em: <http://tesis.udea.edu.co/dspace/bitstream/10495/31/4/04_BiopoderBiopoliticaFoucault.pdf>. Acesso em: 2 out. 2015.

8

As pesquisas sobre as práticas de educação em saúde e enfermagem

Álvaro da Silva Santos
Bethania Ferreira Goulart
Mônica Franco Coelho

PONTOS A APRENDER
1. Produção científica da Enfermagem na área de Educação em Saúde.

PALAVRAS-CHAVE
Educação em saúde, pesquisa, enfermagem, revisão bibliográfica, ensino, comunicação, avaliação de ensino.

ESTRUTURA DOS TÓPICOS
Introdução. Metodologia. Resultados. Categorias temáticas da produção científica na educação em saúde e enfermagem. Considerações finais. Referências.

INTRODUÇÃO

A temática educação em saúde modifica e é modificada pela dinâmica social, sendo reflexo das alterações vivenciadas nos últimos anos pelo modelo de saúde adotado no país. Atualmente, o modelo biomédico ainda é a realidade hegemônica nos serviços de saúde. Centrado no conhecimento científico do profissional, não possibilita espaço para efetiva participação do usuário. Entretanto, tal modelo não tem capacidade suficiente para responder com resolutividade aos problemas das pessoas e/ou da comunidade. Nesse sentido, um novo conceito de saúde passa a ser discutido e divulgado, na tentativa de redesenhar o modo de se fazer saúde. Tal conceito enfatiza o posicionamento do usuário como protagonista em sua vida e nas questões que envolvem a sua saúde.

A partir de 1948, a Organização Mundial da Saúde (OMS) passou a difundir a saúde como um "estado de completo bem-estar físico, mental e social, e não somente a ausência de enfermidade ou invalidez".[1] Nessa perspectiva, a saúde não é mais compreendida como a ausência de doença, mas como uma condição mais complexa, na qual o indivíduo deve ser entendido em sua totalidade, não mais como um corpo a ser curado, composto por partes dicotomizadas.

No Brasil, até o final da década de 1980, o modelo de saúde era excludente e restritivo, não atendendo às necessidades de saúde da maior parte da população. A precariedade desse sistema chegou a prejudicar também o modo de produção, uma vez que o trabalhador doente deixava de produzir, afetando a economia.

Dentro desse contexto teve início a reforma sanitária e o movimento para a implantação do Sistema Único de Saúde (SUS), que deveria ser público e universal, sendo instituído em 1988, por meio da Constituição Federal, na qual o conceito de saúde é ampliado e compreendido como algo que transcende a ausência de doença.

Ao transitar de um modelo excludente para um universal, no qual a percepção de saúde ganha outro olhar, mais complexo e amplo, torna-se relevante destacar o processo educativo como um componente importante de um processo político que possibilita a desalienação, transformando e permitindo a emancipação dos indivíduos como cidadãos. Deve, portanto, promover a reflexão do usuário acerca dos fatores sociais que fazem parte da sua vida, na qual a saúde é um direito, função que ultrapassa o caráter meramente informativo da educação em saúde.[2]

A educação em saúde é um instrumento de promoção da saúde e prevenção de agravos, no qual cada indivíduo deve estar comprometido individual e coletivamente, a fim de garantir seus direitos e manter os princípios do SUS. Isso deve ocorrer por meio de ações didáticas que promovam a transformação da pessoa, sendo necessária a construção de um espaço de reflexão fundamentado em saberes técnico-científicos e populares, culturalmente significativos que permitam modificações no indivíduo, família e sociedade.[3]

Os profissionais e trabalhadores de saúde precisam se envolver direta e efetivamente nesse processo de troca significativa e compartilhada de educação em saúde com os usuários, ou seja, o processo educativo deve pautar-se em princípios humanitários, justos e dialógicos, implicando participação equânime dos sujeitos/profissionais de saúde e usuários. Educar em saúde deve revelar-se como uma ferramenta que supere o repasse de informações de maneira vertical. Assim, o processo educativo em saúde precisa vislumbrar os encontros entre usuários/profissionais/trabalhadores de saúde como espaços potentes para troca e (re)construção de conceitos e escolhas, pautados na consideração dos saberes científicos e populares, com vistas à capacitação dos indivíduos para o autocuidado e o gerenciamento da própria vida e saúde.

O enfermeiro, em especial, apresenta-se como profissional-chave nesse processo, visto que está inserido em todas as etapas do cuidado, desde a entrada do usuário no serviço de saúde, o planejamento da sua assistência até a sua recuperação e reabilitação. Esse profissional possui ferramentas assistenciais e gerenciais que o colocam como eixo articulador de ações multiprofissionais que atendam ao princípio de integralidade proposto pelo SUS.

É incontestável, na atualidade, a importância da educação em saúde no trabalho do enfermeiro, no sentido de qualificar a assistência prestada. Esse profissional atua desde o domicílio do indivíduo até unidades de alta densidade tecnológica, configurando-se em ator que transita em distintos campos, demandando um olhar ampliado sobre o objeto de trabalho. No que diz respeito à educação em saúde, o enfermeiro precisa incorporar essa tecnologia como parte das suas ferramentas e estratégias, realizando-a em todo e qualquer cenário.

Diferentemente do modelo biomédico, essa nova proposta de atuação em saúde valoriza a horizontalidade das relações em saúde, na qual usuário e profissionais trocam experiências e saberes com a finalidade de contemplar a integralidade do cuidado.

Assim, o objetivo deste capítulo é apresentar e analisar a produção científica brasileira sobre educação em saúde e enfermagem, e as lacunas do conhecimento na área, no âmbito nacional.

METODOLOGIA

O levantamento da produção foi feito na base de dados Lilacs, utilizando-se os descritores "educação em saúde" e "enfermagem", no período de 2000 a 2011. Foram excluídos os artigos que não estavam relacionados com a temática em foco, os que não foram produzidos no período delimitado, os que foram publicados no Brasil (mas produzidos fora do país), as teses, as dissertações, as monografias, os editoriais, as revisões bibliográficas, os artigos repetidos, aqueles não disponíveis na internet e não localizados em produção impressa.

Na busca foram encontrados 1.725 artigos. A primeira seleção realizada por meio da leitura e análise dos resumos separou 143 artigos para leitura e análise na íntegra. Estes foram lidos integralmente e procedeu-se à segunda seleção, que resultou em 102 artigos, sendo divididos em 11 categorias conforme o foco temático.

Cada categoria apresenta a referência do artigo, o tipo de pesquisa, a proposta do estudo, a metodologia empregada e os principais resultados encontrados vinculados à temática do capítulo.

Em seguida, apresenta-se uma breve análise dos artigos e as lacunas da produção do conhecimento.

RESULTADOS

Os 102 artigos selecionados foram divididos em 11 categorias, identificadas como:

1. Levantamento de necessidades de educação em saúde (25 artigos).
2. Práticas de educação em saúde (18 artigos).
3. Avaliação das ações de educação em saúde (16 artigos).
4. Novas metodologias e trajetórias das ações de educação em saúde (10 artigos).
5. Autocuidado, consulta de enfermagem e educação em saúde (9 artigos).
6. Percepção de enfermeiros e profissionais de saúde sobre educação em saúde (7 artigos).
7. Educação em saúde no contexto escolar (5 artigos).
8. Comunicação e informação e educação em saúde (4 artigos).
9. Família e educação em saúde (4 artigos).
10. Ensino de educação em saúde (3 artigos).
11. Educação em saúde na visita domiciliar (1 artigo).

A seguir, as categorias são apresentadas com base na análise de cada artigo, fazendo-se a análise do todo e das possíveis lacunas encontradas na produção brasileira, no período considerado.

CATEGORIAS TEMÁTICAS DA PRODUÇÃO CIENTÍFICA NA EDUCAÇÃO EM SAÚDE E ENFERMAGEM

O levantamento de necessidades de educação em saúde (Quadro 1) deveria antecipar todas as ações de educação em saúde (AES), especialmente as grupais. Isso deveria ser a primeira parte, porque, dentre as várias fases de sua implementação, compreender as necessidades, no sentido de se otimizarem recursos, em especial os humanos, que nos serviços de saúde devem ser direcionados às reais necessidades da comunidade, que em geral são muitas. Por isso, a racionalidade no que fazer, no quando fazer, entre outros, pode ser abordada nesta fase.

Foram obtidos 25 artigos no período levantado. No que se refere ao corte temporal, o ano de 2009 teve o maior número (cinco), seguido de 2006, com quatro publicações.

Quadro 1. Categoria 1 – Levantamento de necessidades de educação em saúde (outubro de 2012)

Referência	Tipo de artigo	Proposta e metodologia	Síntese/sinopse dos resultados
Lenardt MH, Kami MTM, Brey C. Insuficiência súbita de controle postural no idoso: a prática assistencial numa abordagem investigativa. Cogitare Enferm. 2001; 6(1):83-9	Pesquisa quantitativa	▪ Realizado com 39 idosos com idade acima de 60 anos, dos quais quase 65% eram mulheres, atendidos no PS e/ou internados na clínica ortopédica de um HU por terem sofrido insuficiência súbita de controle postural, seguido de queda ▪ Após a entrevista de pesquisa realizava-se orientação com auxílio de um folheto colorido criado pelas autoras para prevenir futuras quedas	▪ Dados dos pesquisados: 39% tinham quedas periódicas ou esporádicas, para os demais foi a primeira vez. Quase 90% dos pesquisados usavam medicação, com destaque para anti-hipertensivos, hipoglicemiantes e medicações para cardiopatias. A queda ocorreu mais pela manhã, seguida da tarde e na sua maioria da própria altura; 50% deles tiveram internação de 6-10 dias ▪ O estudo evidenciou a necessidade de se desenvolverem ações de educação em saúde com idosos, a fim de prevenir quedas e suas complicações, e isso pode ser realizado também no ambiente hospitalar, na situação de emergência, por ser uma oportunidade ímpar, de onde se tem sofrimento e que pode, por isso, fixar as orientações prevenindo-se novas ocorrências
Oliveira DC, Sá CP. Representações sociais da saúde e doença e implicações para o cuidar em enfermagem: uma análise estrutural. Rev Bras Enferm. 2001; 54(4): 608-22	Pesquisa quantiqualitativa	▪ Realizado com 418 adultos. Na parte qualitativa se trabalhou com evocação livre das representações sociais sobre o significado de saúde-doença, por meio da construção do quadro de quatro casas	▪ Evidencia-se o caráter psicológico da doença, o qual se expressa sob a forma de necessidades psicossociais comprometidas pela doença, mais do que as físicas e biológicas ▪ O estudo aponta a necessidade de que o alvo de intervenção da enfermagem deve se deslocar do desequilíbrio do corpo dos sujeitos para as suas condições concretas – objetivas e subjetivas – de existência ▪ Verificou-se o poder de representação do coletivo sobre o individual ▪ Observou-se que as representações sociais devem servir de pano de fundo para se desenvolverem ações de saúde

(continua)

Quadro 1. Categoria 1 – Levantamento de necessidades de educação em saúde (outubro de 2012) *(continuação)*

Referência	Tipo de artigo	Proposta e metodologia	Síntese/sinopse dos resultados
			- Aponta-se que a transformação da realidade deve considerar as dimensões objetivas e subjetivas dos indivíduos, já que são elas que decidem suas práticas. Assim, transformar ações significa transformar as representações que as orientam. Conclui-se que essas transformações não se dão apenas pela ciência ou pela educação em saúde, mas pela reconstrução das necessidades, e o processo é lento - Para tal transformação é necessário se aproximar empaticamente da realidade dos usuários dos serviços de saúde
Tavares DMS, Rodrigues RAP. Educação conscientizadora do idoso diabético: uma proposta de intervenção do enfermeiro. Rev Esc Enferm USP. 2002; 36(1):88-96	Pesquisa quantiqualitativa	- Realizado com 26 idosos, participantes de grupo de educação em saúde de uma associação de indivíduos com diabete do tipo 2 - Os dados foram coletados por observação participante para descrever a realidade da associação e por entrevistas com os usuários com diabetes tipo 2 (num período de seis meses) - Dos resultados criou-se o grupo de educação em saúde no modelo pedagógico de Paulo Freire, a partir das categorias que emergiram na pesquisa, como de interesse dos usuários	- A faixa etária que apresentou maior proporção foi entre 60-70 anos (61,54%), seguida de 70-80 anos (38,46%); baixa escolaridade e baixa renda familiar - Na parte qualitativa emergiram 4 categorias: diabetes melito tipo 2; atenção nos serviços de saúde; doenças associadas e o idoso diabético - Aponta a necessidade de adequação da linguagem e recursos nas AES, considerando-se o nível de instrução dos pesquisados - Valoriza a inclusão dos familiares, em especial os filhos nas AES, dada a questão hereditária no risco de se adquirir a DM2 - Afirma, com base na literatura, que a capacidade de aprendizagem do idoso não se altera e sugere que se use a problematização a partir do cotidiano do usuário para o sucesso das AES

(continua)

Quadro 1. Categoria 1 – Levantamento de necessidades de educação em saúde (outubro de 2012) *(continuação)*

Referência	Tipo de artigo	Proposta e metodologia	Síntese/sinopse dos resultados
			■ Critica o olhar dos profissionais de saúde, vendo o idoso como alguém que recebe informações de forma passiva e desvinculada da sua realidade ■ Sugere que as AES gerem compreensão da realidade do cliente sobre sua realidade, para que nela possa intervir, mesmo que com o apoio dos profissionais de saúde
Pedro ENR, Stobaus CD. Vivências e convivências de crianças portadoras do HIV/aids e seus familiares: implicações educacionais. Rev Paul Enf. 2003; 22(1):62-71	Pesquisa qualitativa	■ Realizado com sete crianças entre 5-13 anos e seus familiares (sete adultos) com a proposta de verificar a autopercepção da criança e seu familiar sobre ter HIV/aids e as implicações educacionais ■ Foram usadas observação, entrevista e gravação das falas ■ Análise de conteúdo	■ Evidenciaram-se três categorias (vivências no processo saúde-doença; vivências no processo de informação/educação; vivências no processo de sociabilização) divididas nas três subcategorias: acontecimentos, sentimentos e ação/reação ■ Selecionando como destaque dados de interesse das AES, observou-se desconhecimento das mães em relação à patologia dos filhos e a referência por elas da necessidade de encontrar-se com outras mães para troca de experiência. Acresce-se o pedido de apoio nos relatos dos entrevistados e a dificuldade de socialização da criança na escola e com crianças de sua idade ■ Aponta a necessidade, a partir do estudo, de se criarem AES para crianças com HIV/aids e seus familiares, no sentido de melhorar a qualidade de vida deles ■ Afirma a necessidade de se ter a disciplina Educação em Saúde, bem como de preparar os profissionais de educação fundamental ■ Refere a necessidade de se criarem grupos de convivência que possam aliviar a tensão do cuidado para os familiares, as próprias crianças e também os profissionais

(continua)

Quadro 1. Categoria 1 – Levantamento de necessidades de educação em saúde (outubro de 2012) *(continuação)*

Referência	Tipo de artigo	Proposta e metodologia	Síntese/sinopse dos resultados
Martins M, Zagonel IPS. A transição de saúde-doença vivenciada por gestantes hipertensas mediada pelo cuidado educativo de enfermagem. Texto & Contexto Enferm. 2003; 12 (3):298-306	Pesquisa qualitativa	▪ Realizado com gestante com DHEG, com a proposta de verificar a transição de saúde-doença e realizar cuidado educativo com as pesquisadas ▪ Usou-se observação, entrevista e gravação das falas ▪ Análise de conteúdo	▪ Emergiram três unidades de contexto (expressando a vivência da transição de saúde-doença: implicações para o cuidado; sentimentos e percepções em relação à experiência da DHEG; o emergir do ser de cada cliente; o papel do cuidado educativo) e oito unidades de significação, das quais as relacionadas ao cuidado educativo foram três: sentindo a necessidade de informações: lacuna para o enfrentamento e adaptação à transição; a parturição: o desconhecido gera apreensão; o cuidado de si: necessidades expressas diante da transição ▪ Verifica-se falta de informações por parte das gestantes sobre a DHEG e que as mesmas não recebem informações a respeito ▪ Verificou-se que as gestantes pesquisadas passaram a ter hipertensão arterial – é uma transição vivida de forma negativa pela falta de informação, sobretudo o que se configura como uma lacuna do cuidado pela equipe de saúde em geral e pelo enfermeiro em específico ▪ Considera-se que o enfermeiro deve responsabilizar-se pelo cuidado educativo de mulheres nessa condição, dando a elas maior suporte para o enfrentamento da nova situação

(continua)

Quadro 1. Categoria 1 – Levantamento de necessidades de educação em saúde (outubro de 2012) *(continuação)*

Referência	Tipo de artigo	Proposta e metodologia	Síntese/sinopse dos resultados
Freitas KM, Silva ARV, Silva RM. Mulheres vivenciando o climatério. Acta Sci., Health sci. 2004; 26(1): 121-8 (410)	Pesquisa quantiqualitativa	▪ Realizada com 25 mulheres no climatério participantes de grupo de autoajuda da cidade de Fortaleza (CE) ▪ Dentre os principais objetivos destacaram-se: compreender como as mulheres percebem e vivenciam o climatério e detectar opções de assistência de enfermagem para a promoção da saúde e do bem-estar da mulher no climatério	▪ Dados das pesquisadas: 56% são analfabetas ou não completaram o ensino fundamental, 52% dizem ser donas de casa. Têm renda familiar de 1-3 salários mínimos ▪ As mulheres entrevistadas mostraram desinformação sobre o climatério, momento que requer das pessoas conhecimento, maturidade e adaptação ▪ O desconhecimento sobre o assunto impede a identificação do processo climatérico e dos transtornos manifestos ▪ As falas indicam que as mulheres sofrem acomodadas, parecendo que vivem esse momento sem projeto na vida ▪ As mulheres manifestaram que precisam de apoio, suporte e informações para enfrentar dificuldades ▪ Ressaltaram que, como estão engajadas no grupo de autoajuda, sentem-se fortalecidas para enfrentar e vencer as situações difíceis relativas à saúde, à família e às condições de vida ▪ As falas revelaram a necessidade de repensar o atendimento à mulher no climatério, de forma a valorizar a escuta de seus questionamentos, dificuldades e experiências, a fim de prepará-las para vencer o desconhecimento, a fragilidade e o medo de vivenciar o climatério ▪ Deve-se oferecer AES com base em suas percepções e experiências, de modo a assegurar-lhes interação, relacionamento afetivo e comprometimento

(continua)

Quadro 1. Categoria 1 – Levantamento de necessidades de educação em saúde (outubro de 2012) *(continuação)*

Referência	Tipo de artigo	Proposta e metodologia	Síntese/sinopse dos resultados
Ximenes LB, Pinheiro AKB, Lima KM, Nery HB. A influência dos fatores familiares e escolares no processo saúde-doença da criança na primeira infância. Acta Sci., Health Sci. 2004; 26(1):223-30	Pesquisa quantitativa	▪ Realizada em duas creches com 97 crianças de 2-6 anos na cidade de Fortaleza (CE) ▪ Dentre os principais objetivos destacaram-se: identificar as situações de agravos à saúde das crianças na primeira infância nos contextos familiar e escolar; levantar dados sobre a estrutura da família e os fatores de risco no ambiente domiciliar que interferem na segurança física e mental da criança; identificar a rede de apoio social da família para o cuidado da criança ▪ Todas as crianças foram avaliadas em seu estado de saúde, bem como se levantaram condições socioeconômicas de sua família ▪ Em outro momento selecionaram-se 16 famílias de crianças com problemas de saúde para o conhecimento de suas estruturas familiares	▪ Dados dos pesquisados: crianças usuárias de creche, com famílias de baixa renda e baixa escolaridade. Na avaliação em saúde verificou-se, em 40 crianças, a presença de desnutrição, dermatoses, escabiose e pediculose ▪ Na visita ao domicílio de algumas crianças (16) verificaram-se riscos para acidentes, seja para queimaduras, contato com energia elétrica e medicamentos. Com relação às redes de apoio sociais das famílias, quanto ao processo saúde-doença de seus membros, observou-se que a maioria das famílias procura, principalmente, as unidades de saúde como auxílio para a solução do seu problema, bem como veem os parentes e membros da comunidade (rezadeiras/curandeiras) como uma rede de apoio para as situações divergentes que ocorrem no seu cotidiano ▪ O estudo mostra a necessidade de que a enfermagem apreenda cada vez mais a realidade social, econômica e cultural das crianças e de seus familiares, com o propósito de direcionar mais as práticas de educação em saúde para que viabilizem o desenvolvimento de novas atitudes e comportamentos de todas as pessoas envolvidas no cuidado de crianças de 2-6 anos, visando minimizar os principais problemas de saúde delas e de seus familiares

(continua)

8 As pesquisas sobre as práticas de educação em saúde e enfermagem 243

Quadro 1. Categoria 1 – Levantamento de necessidades de educação em saúde (outubro de 2012) *(continuação)*

Referência	Tipo de artigo	Proposta e metodologia	Síntese/sinopse dos resultados
Rodrigues DP, Fernandes AFC, Silva RM, Pereira MS. O domicílio como espaço educativo para o autocuidado de puérperas: binômio mãe-filho. Texto & Contexto Enferm. 2006; 15(2):277-86	Pesquisa qualitativa	▪ Estudo com base nas representações sociais, desenvolvido junto a sete puérperas (primeira gestação) em uma maternidade e nos domicílios ▪ Dentre as propostas do estudo, destacam-se analisar as representações sociais de puérperas sobre o cuidado de enfermagem e os ensinamentos recebidos no ciclo puerperal sobre o cuidado consigo própria e com seu filho ▪ Na visita ao domicílio, depois da fase de coleta de dados e observação, foi realizada orientação sobre o cuidado com o recém-nascido e da própria mãe	▪ Emergiram duas categorias: o cuidado recebido na maternidade e a interação e o cuidado no domicílio ▪ As puérperas revelaram-se decepcionadas, abandonadas com o cuidado recebido na fase puerperal, enquanto estiveram no centro obstétrico e no alojamento conjunto, enquanto a mãe permanece com o seu bebê por 24 horas, no mínimo. Não foi associado pelas puérperas um ambiente acolhedor, de aprendizagem, de liberdade e de interação interpessoal entre profissional e cliente ▪ O abandono sofrido e referido pela mulher diante da hospitalização diz respeito, especialmente, às dúvidas, inseguranças e obstáculos condizentes com o desempenho do papel materno e da amamentação, além da valorização pela equipe de enfermagem da parte burocrática em detrimento da assistência. As poucas orientações recebidas eram insuficientes ou incompletas ▪ As autoras referem que a prática educativa se insere no cuidado de enfermagem em todos os contextos de atuação do enfermeiro, uma vez que a relação enfermeiro-cliente não se faz possível sem a utilização de um importante instrumento denominado educação e comunicação ▪ As pesquisadas afirmaram não ter recebido nenhuma visita da Equipe de Saúde da Família durante a gestação e menos ainda no puerpério ▪ O estudo mostra que a prática educativa possibilitada pelas visitas domiciliares realizadas as puérperas foi associada pelas mesmas a um suporte importante, que deve ser implementado nas instituições de saúde e que há necessidade de melhor articulação dos serviços de atenção primária com os de atenção secundária

(continua)

Quadro 1. Categoria 1 – Levantamento de necessidades de educação em saúde (outubro de 2012) *(continuação)*

Referência	Tipo de artigo	Proposta e metodologia	Síntese/sinopse dos resultados
Comiotto G, Martins JJ. Promovendo o autocuidado ao indivíduo portador de diabetes: da hospitalização ao domicílio. Arq. Catarin. Med. 2006; 35(3):59-64	Pesquisa quantitativa	▪ Estudo realizado em hospital-escola com 11 indivíduos portadores de DM2 ▪ Foram utilizadas entrevista, observação participante e grupo focal ▪ Dentre as propostas do estudo, destaca-se identificar os fatores que podem contribuir para a adesão ao tratamento de indivíduos com diabetes melito	▪ 45,5% dos sujeitos, apesar da internação, só tinham DM há menos de um ano ▪ Dentre as principais dificuldades de adesão identifica-se a questão da dieta, em especial redução de açúcares e gorduras, além da não participação da família na terapêutica ▪ Déficits de autocuidado: déficit nutricional, déficit de conhecimento da DM e déficit de monitoramento ▪ Observou-se que os fatores facilitadores de adesão são: suporte familiar, consulta com médico ou enfermeiro, participação em AES e condição socioeconômica ▪ Aponta-se a necessidade de AES para o autocuidado e manutenção da saúde, para o equilíbrio emocional, físico, social e cultural, focalizando-se a importância do profissional de saúde, em especial o enfermeiro
Gimenes HT, Zanetti ML, Otero LM, Teixeira CRS. O conhecimento do paciente diabético tipo 2 acerca dos antidiabéticos orais. Ciênc. Cuid. Saúde. 2006; 5(3):317-25	Pesquisa quantitativa	▪ A proposta do estudo foi identificar o conhecimento dos pacientes diabéticos tipo 2 internados, acerca do medicamento antidiabético oral, em termos de nome, dose prescrita, horário e propósito da sua administração, realizado em hospital que atende ao ensino, pesquisa e assistência, com 31 pessoas com diabete	▪ 33% dos sujeitos não sabiam referir o nome da medicação em uso ou citaram nome errado ▪ 51,6% tomavam medicação em horário incorreto, bem como apenas 16,1% sabiam corretamente a função do medicamento ▪ Aponta-se a necessidade de que o enfermeiro aproveite o momento de internação para desenvolver AES com vistas ao autocuidado ▪ Defende-se que estratégias adequadas de ensino devem ser buscadas para o indivíduo com diabetes, em especial na terapêutica medicamentosa

(continua)

Quadro 1. Categoria 1 – Levantamento de necessidades de educação em saúde (outubro de 2012) *(continuação)*

Referência	Tipo de artigo	Proposta e metodologia	Síntese/sinopse dos resultados
Souza WGA, Pacheco WNS, Martins JJ et al. Educação em saúde para leigos no cuidado ao idoso no contexto domiciliar. Arq. Catarin Med. 2006; 35(4):56-63	Pesquisa qualitativa	▪ Estudo com a perspectiva de identificar as necessidades de educação em saúde para cuidadores leigos de idosos dependentes no domicílio ▪ Visita domiciliar, observação direta e entrevistas realizadas junto a seis cuidadores e seis idosos	▪ Todos os cuidadores eram do sexo feminino ▪ As cuidadoras referiram dificuldades na realização de cuidados higiênicos e no enfrentamento da agudização de doenças. Destaca-se que a maioria não recebeu nenhuma orientação para cuidar de idosos ▪ Os principais temas de interesse para educação em saúde das cuidadoras foram doenças e medicamentos ▪ O estudo aponta ser importante conhecer as necessidades de cuidadores de idosos e também que as AES devem buscar a transformação das práticas respeitando cultura, crenças e valores dos envolvidos
Marcelino G, Parrilha VA. Educação em saúde bucal para mães de crianças especiais: um espaço para a prática dos profissionais de enfermagem. Cogitare Enferm. 2007; 12(1):37-43	Pesquisa quantitativa	▪ O propósito foi avaliar a percepção de um grupo de mães sobre alguns aspectos de saúde bucal em crianças especiais e a viabilidade de tê-las como agente multiplicador de saúde a partir de AES em saúde bucal, realizada com 60 mães de crianças especiais	▪ As pesquisadas apontaram como ocorre a cárie e os cuidados adequados ▪ 67% desconheciam a possibilidade de transmissão da cárie e quase 20% das mães realizavam higiene oral poucas vezes ou não a realizavam ▪ Verificou-se a necessidade de AES para o estímulo à escovação e os cuidados com utensílios de alimentação ▪ Observou-se que a maioria das mães tinha recebido orientações por outras AES, mas questionou-se o modelo pedagógico, que foi tradicional e por isso de baixo impacto

(continua)

Quadro 1. Categoria 1 – Levantamento de necessidades de educação em saúde (outubro de 2012) *(continuação)*

Referência	Tipo de artigo	Proposta e metodologia	Síntese/sinopse dos resultados
Santos ZMSA, Silva ARV, Silva RM. Gestantes com alterações de pressão arterial: análise do estilo de vida com enfoque na educação em saúde. Rev Paul Enferm. 2007; 26(1):10-6	Pesquisa quantitativa	▪ A proposta do estudo foi analisar estilo de vida de gestantes com elevação pressórica na gestação ▪ Estudo realizado em clínica obstétrica de hospital geral com 30 mulheres	▪ 43% das mulheres já tiveram DHEG em gestações anteriores ▪ 75% das pesquisadas com peso elevado, consumo de café e refrigerantes em valores acima do esperado em mais de 80%, além de estilo de vida sedentário e erros alimentares ▪ Na sua maioria já haviam participado de AES, porém de forma coercitiva e na pedagogia conservadora, além de orientações escassas e limitadas, pouco transformadoras, evidenciadas no desconhecimento das entrevistadas
Martins JJ, Albuquerque GL, Pereira Nascimento ERP et al. Necessidades de educação em saúde dos cuidadores de pessoas idosas no domicílio. Texto & Contexto Enferm. 2007; 16(2):254-62	Pesquisa qualitativa	▪ O propósito desse estudo foi identificar e classificar as necessidades de saúde e de educação, apresentadas pelos cuidadores familiares de idosos, com base na Cipesc ▪ Estudo de caso realizado com 11 idosos e seus cuidadores, usuários de UBS, em quatro visitas domiciliares cada ▪ Dois idosos foram escolhidos para se descreverem diagnósticos de acordo com o Cipesc e a ação educativa ▪ Análise de conteúdo	▪ Evidenciaram-se duas categorias: necessidades educativas das cuidadoras e assistência domiciliar sistematizada: um enfoque educativo ▪ Nas necessidades educativas, verificou-se preocupação de agudização de doenças crônicas e uso de medicamentos ▪ A assistência domiciliar sistematizada: enfoque educativo, observou-se que nos dois casos escolhidos na utilização do Cipesc obteve-se maior facilidade e clareza para avaliar as necessidades educativas das cuidadoras, já que o desenvolvimento de ações educativas e a sistematização da assistência de enfermagem fundamentada pelo Cipesc possibilitam a realização do cuidado em saúde de forma participativa, emancipatória e integral, além de servir de parâmetro para avaliar constantemente a proposta de intervenção arquitetada

(continua)

Quadro 1. Categoria 1 – Levantamento de necessidades de educação em saúde (outubro de 2012) *(continuação)*

Referência	Tipo de artigo	Proposta e metodologia	Síntese/sinopse dos resultados
Pereira BCS, Guimarães HCQCP. Conhecimento sobre câncer de mama em usuárias do serviço público. J. Health Sci Inst. 2008; 26(1):10-5	Pesquisa quantitativa	▪ A proposta do estudo foi identificar o conhecimento sobre prevenção do câncer de mama de usuárias de UBS de Bauru (SP) ▪ Estudo realizado com 200 mulheres por meio de entrevista com questionário de 10 questões fechadas	▪ Referiram conhecer o câncer de mama (95,5%); acham importante realizar o autoexame de mamas (95%); realizam o AEM (80,5%), mas destas apenas 35% o realizam uma vez por mês, as demais não têm um período certo. Além disso, das que realizam, apenas 38% realizam após a menstruação; 83,5% referem saber fazer o AEM, mas o aprendizado delas se deu em 44% pela televisão e não pelo serviço local de saúde; apenas 7% referiram que aprenderam o AEM com o enfermeiro ▪ Os dados demonstraram que as mulheres de forma geral estão preocupadas com sua saúde, mas necessitam de informações e estímulos frequentes, espaço que deveria ser mais ocupado pelo enfermeiro em AES em UBS ▪ Houve também o destaque para campanhas sobre a AEM
Moreira TMM, Soares EC, Oliveira CJ, Abreu RNDC. Fatores relacionados ao controle ineficaz do regime terapêutico em idosos com hipertensão: análise em uma unidade asilar de Fortaleza. Nursing. 2008; 11(126):507-12	Pesquisa quantitativa	▪ A proposta do estudo foi investigar os fatores relacionados ao controle ineficaz do regime terapêutico individual em idosas com hipertensão arterial em uma unidade asilar ▪ Utilização de um formulário do tipo *check-list*, no qual foram analisados os fatores relacionados ao controle ineficaz do regime terapêutico no âmbito individual, por meio de seus prontuários	▪ Os fatores relacionados mais encontrados ao controle ineficaz terapêutico foram: déficit de conhecimento (63,3%), complexidade do sistema de assistência à saúde (43,3%), desconfiança quanto ao regime e/ou equipe de saúde (23,3%) e barreiras percebidas (23,3%) ▪ Quanto ao "déficit de conhecimento", é possível afirmar que a população pesquisada tem carência de conhecimentos sobre a doença, dificultando o controle do regime terapêutico, visto ainda a baixa importância dada ao tratamento

(continua)

Quadro 1. Categoria 1 – Levantamento de necessidades de educação em saúde (outubro de 2012) *(continuação)*

Referência	Tipo de artigo	Proposta e metodologia	Síntese/sinopse dos resultados
			■ Os autores sugerem que a educação em saúde é o passo primordial para diminuir as dificuldades, desenvolvendo e estimulando modificações no estilo de vida, procurando a transformação do modo de viver e orientando a respeito da importância do tratamento, mesmo reconhecendo ser difícil tal mudança, que depende de escolhas pessoais, interpessoais e sociais ■ Valoriza a participação da enfermagem nesse sentido, pela proximidade com o usuário
Barbosa LG, Telles Filho PCP. Conhecimento de pacientes oncológicos sobre a quimioterapia. Ciênc Cuid Saúde. 2008; 7(3):370-5	Pesquisa quantitativa	■ O propósito do estudo foi verificar e avaliar o conhecimento de pacientes oncológicos acerca da quimioterapia a que estão submetidos ■ O estudo foi realizado com 29 usuários do centro de oncologia de um hospital usando entrevista estruturada	■ Quanto ao tempo de quimioterapia, a média foi de 8,7 meses, com mediana de três meses ■ No que se refere ao nome das medicações, destaca-se que somente um (3,5%) paciente sabia referir a medicação em uso ■ Em relação ao conhecimento dos efeitos esperados, seis pacientes (20,7%) referiram não saber ■ Náusea, diarreia, vômito, inapetência e lipotimia foram os sintomas mais citados em decorrência da quimioterapia ■ Os entrevistados referiram que os seus déficits de informação se dão em especial pela falta de informação fornecida pelos profissionais de saúde ■ Os autores afirmam que, no caso de indivíduos que estão em quimioterapia, as AES são necessárias não só para conhecimento e autocuidado, mas também para humanização da assistência a esse público

(continua)

Quadro 1. Categoria 1 – Levantamento de necessidades de educação em saúde (outubro de 2012) *(continuação)*

Referência	Tipo de artigo	Proposta e metodologia	Síntese/sinopse dos resultados
Valezin DF, Ballestero E, Aparecido JC et al. Instrumento educativo sobre alimentação de lactentes: baseado nas necessidades de conhecimento das mães. J Health Sci Inst. 2009; 27(1)	Pesquisa quantitativa	■ Estudo realizado em UBS. A amostra foi não probabilística, por adesão/conveniência, e constituiu-se de 50 mães de crianças entre 0-2 anos ■ A pesquisa teve como proposta levantar necessidades de mães sobre a amamentação e alimentação dos bebês de 0-2 anos e posterior criação de cartilha de orientação	■ 90% das mulheres relataram ter recebido orientações sobre aleitamento; 66% das mulheres informaram ter recebido orientação sobre alimentação da criança até o primeiro ano de vida; 86% das mulheres disseram ter colocado em prática as orientações recebidas ■ Verificou-se que 64% das crianças tiveram aleitamento materno exclusivo até o sexto mês de vida ■ Embora a maioria das mães conheça os grupos de alimentos importantes para constituir uma alimentação adequada à criança, 42% delas necessitavam de orientação ■ Aponta-se necessidade de aprimoramento da equipe de saúde, em especial o enfermeiro, que exerce papel fundamental na educação e assistência da população. O aprendizado em nutrição e alimentação pode se dar nas consultas pré-natais e puerperais de enfermagem ■ Nada se falou da construção da cartilha de orientação
Bonfim IM, Almeida PC, Araújo IMA et al. Identificando fatores de risco e as práticas de autocuidado para detecção precoce do câncer de mama em familiares de mastectomizadaS. Rene. 2009; 10(1):45-52	Pesquisa quantitativa	■ A proposta do estudo foi identificar fatores de risco para câncer de mama em familiares de mastectomizadas e conhecer as práticas de autocuidado para detecção precoce do câncer de mama realizadas pelas familiares	■ Pesquisaram-se 100 familiares de mulheres mastectomizadas, sendo 56 filhas, 42 irmãs e duas mães ■ 41% das familiares tiveram sua menarca com 12 anos ou menos; 35% das parentes eram menopausadas e, destas, menos de 20% tinham menopausado após 55 anos

(continua)

Quadro 1. Categoria 1 – Levantamento de necessidades de educação em saúde (outubro de 2012) *(continuação)*

Referência	Tipo de artigo	Proposta e metodologia	Síntese/sinopse dos resultados
		▪ Estudo realizado no ambulatório de quimioterapia de um hospital filantrópico, no município de Fortaleza (CE) ▪ A população do estudo constou de todas as familiares em primeiro grau (mãe, filha ou irmã), acompanhantes das pacientes mastectomizadas por câncer de mama, em tratamento quimioterápico ambulatorial	▪ As filhas tenderam a ter menos filhos que as irmãs; por sua vez, o tempo de amamentação das irmãs foi maior que o das filhas. Tanto as filhas quanto as irmãs usam anticoncepcional oral, e as irmãs por mais tempo. O autoexame das mamas é mais realizado pelas irmãs do que pelas filhas, mas em ambos os casos quase a metade o faz esporadicamente. A realização da mamografia é baixa no grupo, mas em número maior nas irmãs ▪ Os autores apontam que a enfermagem tem papel fundamental em AES como uma das maiores áreas de atuação do enfermeiro do século XXI, mais voltado para a prevenção e menos para o aspecto curativo ▪ Sugere-se que a prática de educação em saúde seja entendida sob o aspecto de uma educação transformadora, vendo a pessoa como agente promotor de sua aprendizagem, visando atender às necessidades psicobiológicas, psicossociais e psicoespirituais nas perspectivas pessoal e coletiva
Ribas CRP, Santos MA, Teixeira CRS, Zanetti ML. Expectativas de mulheres com diabetes em relação a um programa de educação em saúde. Rev. Enferm Uerj. 2009; 17(2):203-8	Pesquisa qualitativa	▪ Dentre as propostas do estudo, destaca-se conhecer as expectativas das mulheres diabéticas assistidas num centro de pesquisa e extensão universitária, buscando articular esse conhecimento com as representações socialmente construídas acerca do tratamento do diabete	▪ Foram pesquisadas 30 mulheres com diabetes dos tipos 1 e 2, com idade entre 38-75 anos. A maioria fazia uso de antidiabéticos orais associados à insulina ▪ Os discursos evidenciaram as seguintes categorias relativas às expectativas: aprendizagem sobre o manejo do diabetes; busca de apoio, ânimo e esperança; superação do temor em relação ao uso da insulina; qualidade de vida; compartilhamento e troca de experiências

(continua)

Quadro 1. Categoria 1 – Levantamento de necessidades de educação em saúde (outubro de 2012) *(continuação)*

Referência	Tipo de artigo	Proposta e metodologia	Síntese/sinopse dos resultados
		■ Foram realizados três grupos focais com 10 mulheres cada, sendo gravados e transcritos na íntegra ■ Análise de conteúdo	■ Afirma-se que a complexidade de toda uma rede entrelaçada – social, cultural, biológica, psicológica e outras dimensões – envolve as motivações de participantes de AES para portadores de diabetes. Também se aponta que a investigação das expectativas é uma etapa importante na implementação de programas educativos em saúde
Tatsch E, Cabral IE. Cuidar de crianças com necessidades especiais de saúde: desafios para as famílias e enfermagem pediátrica. Rev. Eletrônica Enferm. 2009; 11(3):527-38	Pesquisa qualitativa	■ Dentre as propostas do estudo destacam-se descrever e discutir os desafios determinados pelos cuidados em CRIANES; familiares de CRIANES no domicílio ■ Estudo desenvolvido em hospital público federal de grande porte ■ Fontes de dados: prontuários de cinco crianças e a entrevista semiestruturada com quatro cuidadoras, sendo que uma delas possuía dois filhos com necessidades especiais ■ Realizou relatório de dinâmica de criatividade e sensibilidade com as quatro cuidadoras. A dinâmica se fez por desenhos individuais e pautou-se na questão norteadora: "Como você cuida de seu filho em casa após a alta do hospital?" ■ Análise de discurso	■ Emergiram duas categorias: cuidado sobrenatural e cuidado singular, ambos culturalmente construídos ■ No cuidado sobrenatural, verificou-se insuficiência para atender à complexidade dos cuidados que os seus filhos apresentam. Com isso, elas buscam outros subsídios para sustentar suas ações cuidadoras, dentre eles: a força espiritual, a iluminação, a divinização, a esperança e a solidariedade ■ No cuidado singular, observou-se a necessidade de um cuidar com fundamento científico, tanto para a terapêutica como para a prevenção de danos ■ Não se aborda a participação no cuidado medicamentoso pela mãe no hospital e não se citam ações de recreação com a criança, vistas por um silêncio que denota despreparo e respeito ■ Ressalta-se a necessidade da criação de programas de acompanhamento das famílias com CRIANES, como grupos de apoio e suporte social, além de ações de educação em saúde

(continua)

Quadro 1. Categoria 1 – Levantamento de necessidades de educação em saúde (outubro de 2012) *(continuação)*

Referência	Tipo de artigo	Proposta e metodologia	Síntese/sinopse dos resultados
Severo IM, Gorini MIPC. Alterações no modo de viver de idosos com câncer. Online Braz. J. Nurs. 2009; 8(2).	Pesquisa qualitativa/ estudo de caso	▪ A proposta do estudo foi conhecer as vivências, alterações nos hábitos de vida e saúde e o autocuidado do idoso com câncer, em seu domicílio ▪ Estudo realizado com 15 indivíduos com câncer internados em clínica médico-cirúrgica, por meio de entrevista semiestruturada	▪ Emergiram cinco categorias, com os seus temas: vivenciando a doença (busca do serviço de saúde, enfrentando o tratamento), percepções dos idosos sobre a doença (o indivíduo se sente diferente, com história familiar relacionada ao câncer), o impacto do diagnóstico (alterações psicológicas, sentimento de tristeza, apoio da família, apoio profissional, apoio de crença religiosa), alterações no modo de viver (mudanças no cotidiano, autocuidado com a alimentação, autocuidado com a autoimagem corporal, valorização da saúde) ▪ O estudo aponta que as informações sobre as vivências e as alterações de vida e saúde repercutem na forma como o idoso realiza os cuidados de saúde e, também, sobre os aspectos de educação em saúde, o que pode auxiliar o idoso e sua família a gerirem seu cuidado, além de subsidiar estudos na enfermagem domiciliar
Fava SMCL, Figueiredo AS, Franceli AB et al. Diagnóstico de enfermagem e proposta de intervenções para clientes com hipertensão arterial. Rev Enferm Uerj. 2010; 18(4):536-40	Pesquisa quantitativa	▪ Dentre as propostas do estudo destacam-se identificar as características definidoras e os fatores relacionados, de acordo com a NANDA, para o diagnóstico de enfermagem "conhecimento deficiente" e estabelecer intervenções de enfermagem para clientes portadores de hipertensão arterial com base na NIC	▪ 85% dos sujeitos desconheciam o conceito de pressão alta; como características definidoras a maioria teve: seguimento inadequado de instruções e verbalização do problema ▪ Foram propostas as seguintes intervenções: educação em saúde e orientação quanto ao sistema de saúde para facilitar o acesso e a troca de informações sobre cuidados de saúde

(continua)

Quadro 1. Categoria 1 – Levantamento de necessidades de educação em saúde (outubro de 2012) *(continuação)*

Referência	Tipo de artigo	Proposta e metodologia	Síntese/sinopse dos resultados
		▪ Estudo feito com usuários adscritos numa ESF, que apresentavam dificuldades na adesão ao tratamento da hipertensão arterial ▪ Baseando-se em estudo anterior, foram selecionadas pessoas com o diagnóstico de enfermagem de "conhecimento deficiente" ▪ Amostra de conveniência realizada com pessoas com HAS por meio de atividade de extensão	
Paz EPA, Souza MHN, Helena Nascimento M et al. Estilos de vida dos pacientes hipertensos atendidos com a Estratégia de Saúde Familiar Invest Educ Enferm. 2011; 29(3):467-76.	Pesquisa quantitativa/ seccional	▪ Dentre as propostas do estudo destaca-se descrever as condições de saúde e o estilo de vida de indivíduos com hipertensão arterial ▪ Sujeitos: 273 indivíduos	▪ A maioria eram mulheres, idosas, com baixa renda e baixa escolaridade, com diagnóstico de HAS há mais de seis anos ▪ 90% com uso contínuo de medicamentos, sobrepeso e obesidade presentes em 67% dos pesquisados e 37 tinham também diabete melito ▪ Referiu-se conhecer medidas não farmacológicas no controle da HAS, mas de difícil adesão ▪ Sugeriram-se ações de educação em saúde coletiva e individuais no tocante à atividade física, alimentação, controle de estresse e consumo de álcool ▪ Sugeriram-se ações conjuntas com outras secretarias sociais, como a de esporte

(continua)

Quadro 1. Categoria 1 – Levantamento de necessidades de educação em saúde (outubro de 2012) *(continuação)*

Referência	Tipo de artigo	Proposta e metodologia	Síntese/sinopse dos resultados
Galvão MTG, Gouveia AS, Carvalho CML et al. Temáticas produzidas por portadores de HIV/aids em grupo de autoajuda. Rev Enferm Uerj. 2011; 19(2):299-304	Pesquisa quantiqua-litativa	▪ A perspectiva do estudo foi identificar temáticas relatadas por portadores de HIV em grupo de autoajuda desenvolvido por enfermeiros ▪ Para análise de dados como idade, sexo e uso de terapia antirretroviral, usou-se análise quantitativa ▪ Para dados qualitativos: análise temática de conteúdo	▪ Analisados registros de 71 grupos desenvolvidos em ambulatório especializado. Houve participação de 330 portadores de HIV ▪ A idade mínima foi de 19 e a máxima de 75 anos. Do total, 185 (56%) eram do sexo masculino e 268 (81,2%) pacientes informaram uso de terapia antirretroviral ▪ Emergiram quatro categorias temáticas: aprendendo a conviver com o HIV; reconhecendo os direitos dos portadores de HIV; conhecendo a infecção pelo HIV e as manifestações oportunistas; possibilidades terapêuticas e efeitos colaterais dos antirretrovirais ▪ As autoras defendem estratégias grupais como alternativa importante de cuidado, particularmente porque os usuários trocam experiências e passam a se sentir fortalecidos com a história de vida de cada um ▪ Por sua vez, as principais atividades de enfermagem elencadas no grupo foram: esclarecimento de dúvidas a respeito da patologia e de outras temáticas, apoio emocional, fornecimento de materiais que estimulam a prevenção, incentivo à participação em outros grupos e a disponibilidade de ambientes que proporcionam integração social

AEM: autoexame das mamas; AES: ações de educação em saúde; Cipesc: Classificação Internacional das Práticas de Enfermagem em Saúde Coletiva; CRIANES: criança com necessidades especiais; DHEG: doença hipertensiva específica da gestação; DM2: diabete melito tipo 2; ESF: estratégia saúde da família; HAS: hipertensão arterial; HU hospital universitário; PS: pronto-socorro; UBS: unidade básica de saúde.

Quanto à característica do artigo, todos são resultantes de pesquisa, sendo treze com abordagem quantitativa, oito com abordagem qualitativa e quatro quantiqualitativos. O levantamento de necessidades em AES deve contrastar tanto no quesito quantitativo como qualitativo. No primeiro caso é possível dimensionar as necessidades em termos de quantos e quais temas, quantos encontros e outros, e no segundo caso é possível dimensionar as subjetividades e desvelar o que não está visivelmente exposto, mas que influencia no fazer do cotidiano das pessoas e que pode ou não gerar práticas de vida não saudáveis.

Quanto às áreas temáticas das pesquisas, observa-se que saúde do idoso (seis), diabete melito (quatro), saúde da criança (quatro, incluindo crianças em situações de vulnerabilidade), hipertensão arterial (quatro, incluindo dois com gestantes), câncer (três) e um estudo para cada: para saúde do adulto, materno-infantil, saúde bucal e HIV/aids.

Quanto ao local de desenvolvimento dos estudos, 11 deles ocorreram em ambiente hospitalar, nove em Unidades de Atenção Primária à Saúde (UAPS – Unidade Básica de Saúde [UBS], Unidade de Saúde Familiar [USF], UBS mista e outras) e um de cada em associação de diabete, creche, domicílio, asilo e centro de pesquisa e extensão universitária. De fato, é possível considerar que o paciente internado, quando não está em estado grave ou em risco disso, tem muito tempo livre, e tal tempo pode ser usado para AES, especialmente em agravos crônicos, os quais são condições de interesse em saúde coletiva por custos, caráter de debilitação no indivíduo, entre outros. Por sua vez, ao considerar que as AES representam uma prática esperada e mais frequente em UAPS, além de o enfermeiro ser um dos profissionais que mais atuam nessa atividade, também era de se esperar um número maior de estudos em AES no quesito levantamento de necessidades em UAPS, o que não foi o caso.

Ainda considerando que, pela quantidade de UAPS que existem no Brasil (mais de 60 mil), não seria possível o mesmo número de publicações, questiona-se a preocupação científica de que o levantamento esteja ocorrendo ou não, de que forma ou se essa fase acontece de forma empírica, sem adequação sistemática. Daí, talvez, a preocupação a respeito de que muitas AES, especialmente as grupais, não têm sucesso, não têm adesão no cotidiano dos envolvidos. Essa parece ser uma importante lacuna.

Quanto ao propósito/áreas temáticas/grupos de interesse do estudo, foram identificados onze artigos sobre déficit de conhecimento nas áreas de cuidadores de idosos (dois artigos); idoso asilado; climatério; cuidado no diabete melito (DM); cuidado na hipertensão arterial (HA); gestantes com doença hipertensiva específica da gravidez; cuidado à puérpera no domicílio; indivíduos em uso de quimioterapia; cuidado à criança; saúde bucal de crianças com necessidades especiais. Observa-se, assim, um afluxo de estudos em áreas/grupos de vulnerabilidade no que se refere ao déficit de conhecimento, como idoso, agravos crônicos degenerativos (DM, HA), ciclo gravídico puerperal, criança e quimioterapia.

De fato, o déficit de conhecimento é um importante diagnóstico de enfermagem e um sensor para a construção de ações de educação em saúde (AES), uma vez que a ausência do conhecimento é condição para não se terem práticas saudáveis de vida, e, mesmo reconhecendo que o conhecimento sozinho não garante vida com qualidade, sem ele não se tem nem a opção de mudança.

Por sua vez, mesmo as áreas elencadas apresentam poucos estudos, e outras podem aparecer como lacunas, como saúde escolar, saúde bucal do adulto e do idoso, cuidado domiciliar em feridas, ostomias e outros.

Outra área em que apareceu grande número de artigos foi a de levantamento de necessidades de AES, com 10 artigos, tendo destaque: idosos e adultos com diabetes (dois artigos); grupo de convivência para crianças com necessidades especiais – HIV/aids e com déficits (dois artigos); adesão ao cuidado e terapêutica do diabetes melito; pessoas com hipertensão arterial; idosos com câncer; prevenção de câncer de mama; aleitamento materno; temas de interesse em HIV/aids.

Diferentemente do déficit de conhecimento, que é específico ao conhecimento inexistente ou incompleto sobre algo, o levantamento de necessidades se refere a algo mais amplo ou ao conjunto de vários déficits de conhecimento que justifiquem as AES.

Da mesma forma, se vê um número reduzido nas áreas elencadas, pois a questão da adesão ao cuidado e a compreensão da DM e HAS, do aleitamento materno, devem ser levantadas para além do conhecimento, pois são aspectos complexos do cuidado. Por sua vez, situações de cuidado em condições como feridas, pessoas em reabilitação, com hanseníase e tuberculose, dentre outras, não apareceram no período pesquisado e se trata de agravos frequentes e de alta complexidade no cuidado.

Os outros quatro artigos trataram de aspectos como prevenção de quedas no idoso, representação social de adultos sobre saúde e doença, e a influência na assistência de enfermagem, estilo de vida de gestantes com hipertensão arterial, fatores de risco para câncer de mama em familiares de mulheres mastectomizadas.

Na prática, levantar o motivo de recidiva de quedas entre idosos é uma grande necessidade. No entanto, a queda no idoso, pela sua frequência, justificaria maior conhecimento do fenômeno para a condução de AES. Saber o que pensam os adultos sobre o processo saúde-doença mostra-se importante, pois o conhecimento de suas crenças facilita a intervenção de saúde, especialmente a de enfermagem. A gestante com hipertensão arterial corre uma série de riscos para si e para o bebê, o que justifica determinar práticas mais saudáveis de vida já na gestação para a redução dos níveis pressóricos. Conhecer a vulnerabilidade de mulheres que tiveram parentes mastectomizadas se justifica por si só, dado o alto risco que estas têm, a depender da proximidade e da associação com seus hábitos de vida, o que fundamenta as AES de forma mais adequada a esse público.

A partir deste último exemplo, e a considerar que em outros agravos se deveriam aproveitar o conhecimento preexistente do indivíduo já enfermo, se acrescenta a necessidade de estudos e levantamentos de indivíduos filhos de pessoas com DM, HAS, obesidade e outros, já que são altamente suscetíveis de desenvolverem os mesmos quadros. Essa é uma grande lacuna, e constata-se que tanto na prática em APS quanto na pesquisa, em geral se fazem grupos educativos para os indivíduos já doentes, sendo que os seus filhos e outros parentes ficam à margem do processo educativo. Mais que isso, o fato de que os grupos em geral se direcionam a pessoas já doentes, esquecendo-se de que pessoas com hábitos inadequados de vida podem desenvolver muitos agravos. Assim, vê-se outra lacuna de investigação na área de levantamento de necessidades de ações de educação em saúde.

Em uma análise mais geral, a maioria dos artigos em suas abordagens critica as AES na forma coercitiva e biologicista, sugerindo um fazer educativo mais participativo, dialógico com o usuário, especialmente valorizando as crenças e o pré-conhecimento deste. Isso denota que, no levantamento de necessidades, se deve conhecer mais a população envolvida.

O Quadro 2 apresenta a categoria 2, intitulada "Práticas de Educação em Saúde". Observam-se nessa categoria pesquisas, relatos de experiência ou outros que apontam os caminhos seguidos nas AES e publicados em periódicos com acesso livre. Por sua vez, ela mostra as vivências dos enfermeiros e em quais sujeitos ou grupos as práticas de educação em saúde estão se concentrando e de que forma acontecem.

No levantamento e no período realizado verificaram-se 18 artigos. Com relação ao período de publicações, 2007 contou com cinco publicações, 2009 teve quatro publicações, 2008 e 2010 tiveram duas publicações cada, seguidos dos anos de 2003, 2004, 2005, 2006 e 2011 com uma publicação cada.

Dos 18 artigos, 11 deles são de relato de experiência (dos quais dois também podem ser classificados como reflexão) e apenas sete foram de pesquisa, sendo quatro na modalidade qualitativa, e três, quantitativa (esta última também pode ser classificada como pesquisa de ação).

A frequência de publicações que retratam as práticas de educação em saúde parece ser uma necessidade, em especial do tipo pesquisa, no sentido de apresentar à comunidade novas possibilidades, experiências, recursos e outros. Além do fato de o número de artigos no período ser baixo (18 artigos), ao se considerar a potencialidade de AES na APS (mais de 60 mil UAPS), verifica-se ainda a carência de pesquisas na área. Pesquisar como as AES estão se dando, seus sucessos, dificuldades, pistas, novidades, inclusão de recursos, ações de criatividade, dentre outros aspectos, parece ser lacuna importante nessa categoria.

Quadro 2. Categoria 2 – Práticas de educação em saúde (outubro de 2012)

Referência	Tipo de artigo	Proposta e metodologia	Síntese/sinopse dos resultados
Kubo CH, Ribeiro PJ, Aguiar LAK et al. Construção e implementação de ações de enfermagem em ambulatório de gastroenterologia. Rev Latino-am Enfermagem. 2003;11(6):816-22	Relato de experiência	▪ Dentre as propostas do estudo, destaca-se desenvolver programa de educação em esquistossomose aos clientes, à família e à comunidade ▪ Desenvolvido em ambulatório de gastroenterologia com profissionais médicos e enfermeiros, psicólogo, alunos de graduação em medicina e enfermagem, e portadores de esquistossomose nas suas diferentes formas anatomoclínicas	▪ Diante da identificação, por meio de consultas médicas e de enfermagem, verificou-se importante déficit de conhecimento dos clientes a respeito da esquistossomose, planejando-se então um programa de educação em esquistossomose ▪ Os autores afirmam que a educação em saúde (responsabilidade primária do enfermeiro) contempla, dentre outros objetivos, ensinar como se transmite e evolui a esquistossomose, trocando vivências, esclarecendo dúvidas e destacando a necessidade de acompanhamento ambulatorial
Oliveira HM, Gonçalves MJF. Educação em saúde: uma experiência transformadora. Rev Bras Enferm. 2004;57(6):761-3	Relato de experiência	▪ Esse artigo descreve a experiência positiva e transformadora da prática da educação em saúde, destacando os resultados produzidos tanto nos educadores quanto nas pessoas que participaram do processo educativo ▪ Atividade desenvolvida em escola pública, com alunos de ensino médio e fundamental, com base na metodologia de enfermagem em saúde coletiva de Egry.	▪ Temas desenvolvidos: DST e higiene pessoal ▪ Utilizou-se proposta participativa e linguagem culturalmente adaptada à realidade ▪ Evidenciou-se preocupação dos alunos participantes com as doenças sexualmente transmissíveis

(continua)

Quadro 2. Categoria 2 – Práticas de educação em saúde (outubro de 2012) *(continuação)*

Referência	Tipo de artigo	Proposta e metodologia	Síntese/sinopse dos resultados
Bova VBR, Wall ML. Educação em saúde no trânsito: uma contribuição da enfermagem. Cogitare Enferm. 2005;10(1):60-5	Relato de experiência	▪ A proposta do estudo foi sensibilizar crianças em idade escolar sobre a importância de um comportamento saudável no trânsito, visando à diminuição do alto índice de acidentes de trânsito envolvendo pedestres e ciclistas ▪ Realizaram-se dois encontros educativos (com duas horas de duração) com oito turmas de 30 alunos da 4ª série de uma escola municipal, com dinâmicas de grupos e aulas participativas	▪ As atividades junto às crianças foram práticas e realizadas, em geral, em local aberto, ao ar livre, no pátio da escola ▪ As autoras afirmam que a educação em saúde é uma ferramenta que pode contribuir para a sensibilização das pessoas para atitudes responsáveis no trânsito, gerando como consequência a diminuição do número de acidentes
Teixeira ER, Veloso RC. O grupo em sala de espera: território de práticas e representações em saúde. Texto & Contexto Enferm. 2006;15(2):320-5	Reflexão/ relato de experiência	▪ Esse artigo faz uma reflexão acerca de ações de educação em saúde em sala de espera, a partir da experiência docente	▪ A sala de espera é um espaço do cliente da Uaps e que não tem o profissional de forma constante, sendo assim um espaço popular e muito dinâmico, com público diverso e linguajar popular ▪ Os autores afirmam que esse espaço, dadas as suas características, exige um profissional que conheça dinâmica de grupo, capacidade de lidar com o público e trabalhar com representações do público; ▪ Menciona ser um bom espaço de aprendizado para o aluno de graduação em enfermagem ▪ A experiência usada mostra que as ações de educação em saúde devem acontecer em 50 minutos, com preparo prévio, com temática emergente, de interesse público e de forma dialógica

(continua)

Quadro 2. Categoria 2 – Práticas de educação em saúde (outubro de 2012) *(continuação)*

Referência	Tipo de artigo	Proposta e metodologia	Síntese/sinopse dos resultados
Santos MA, Péres DS, Zanetti ML, Otero LM. Grupo operativo como estratégia para a atenção integral ao diabético. R Enferm Uerj. 2007;15(2):242-7	Relato de experiência	▪ O estudo teve como proposta descrever a importância do apoio psicológico em um programa de atendimento a paciente diabético, fundamentado na teoria de grupo operativo de Pichon-Rivière ▪ Foram realizados 12 encontros numa faculdade de enfermagem com a perspectiva de capacitar a pessoa com diabete ao autocuidado, por meio de palestras educativas, verificação de parâmetros clínicos, ajuste da terapêutica, orientação individual de enfermagem e nutricional, atendimento psicológico individual e em grupo	▪ O artigo discorre sobre os 12 encontros realizados com cada grupo ▪ As autoras afirmam que a relação de proximidade construída entre os participantes, a partir dos primeiros encontros, favoreceu a discussão de crenças e sentimentos relacionados à doença e ao tratamento ▪ A intervenção em grupo, considerando-se grupos menores, representou uma ferramenta potente para que os objetivos educativos do programa fossem atingidos ▪ Afirma-se que é importante que o grupo operativo tenha como guia as demandas expostas pelos próprios participantes, o que possibilita a troca e o crescimento do grupo
Erdmann AL, Cristiane Nascimento K, Silva GK, Ramos SL. Cuidado de enfermagem e educação em saúde com profissionais do surf. Cogitare Enferm. 2007;12(2):241-7 (652)	Relato de experiência	▪ Experiência desenvolvida em centro desportivo por acadêmicas de enfermagem, com base na teoria de necessidades humanas básicas de Wanda Aguiar Horta ▪ As atividades foram desenvolvidas com crianças (entre 5-10 anos) e esportistas amadores (9-20 anos) da escola de surfe ▪ Foram realizadas consultas de enfermagem, AES e acompanhamento aos treinos para o atendimento de acidentes quando necessário	▪ As atividades desenvolvidas foram de cunho educativo e de avaliação de crescimento e desenvolvimento, por meio da consulta de enfermagem com aferição de dados antropométricos, exame físico, verificação de carteira de vacina e outras, no grupo de crianças ▪ Para os atletas amadores, fez-se avaliação de saúde e, a partir dela, se realizaram orientações ▪ Observou-se que os atletas do surfe, em sua maioria, residem sozinhos ou com amigos, sem o cuidado diário de adultos responsáveis. Nesse contexto, diversos jovens apresentam hábitos de vida inadequados para a idade (alimentação, sono e repouso prejudicados, ingestão de álcool, e outros), trazendo risco para o desenvolvimento de algum agravo à saúde

(continua)

Quadro 2. Categoria 2 – Práticas de educação em saúde (outubro de 2012) *(continuação)*

Referência	Tipo de artigo	Proposta e metodologia	Síntese/sinopse dos resultados
			• No quesito educação em saúde criaram-se dois grupos educativos, um com as crianças e outro com os jovens, dada a distinção de necessidades dos dois grupos
			• Para as crianças, os grupos trataram de higiene corporal, preservação do meio ambiente, nutrição, cuidados com o sol, cuidados com o mar, doenças infectocontagiosas (pediculose, escabiose, entre outras) e percepção do processo saúde-doença
			• Para os jovens, os temas abordados foram drogas, sexualidade e DST, infecções mais comuns no surfista (doenças respiratórias e de pele), saúde da mulher surfista, hábitos de vida saudável e outras.
Laperrière H. Práticas de enfermagem em saúde coletiva nos contextos de pobreza, incerteza e imprevisibilidade: uma sistematização de experiências pessoais na Amazônia. Rev Lat Am Enfermagem. 2007; 15(spe):721-8	Relato de experiência	• O artigo descreve a experiência profissional de uma enfermeira na região amazônica com comunidades marginalizadas (pessoas vivendo com aids, profissionais do sexo, populações rurais e isoladas às margens do rio, e zonas residenciais populares com recursos econômicos limitados) • A descrição se dá pela sistematização de experiências	• A autora é enfermeira e pesquisadora, e residiu por mais de seis anos em comunidades amazônicas, articulou-se com vários organismos locais e participou, dentre outros, de programas de hanseníase e contra DST • A partir da experiência da autora, foram construídas categorias que retratam a sistematização de sua prática: • Ser mediador entre as comunidades, sistema de saúde e o mundo acadêmico • Educando pessoas para agirem juntas em condições de precariedade e insegurança

(continua)

Quadro 2. Categoria 2 – Práticas de educação em saúde (outubro de 2012) *(continuação)*

Referência	Tipo de artigo	Proposta e metodologia	Síntese/sinopse dos resultados
			- Desenvolvendo mediação teórico-prática de pesquisa em ação
- Articulando ética profissional dentro de uma militância na enfermagem
- A autora defende que a sistematização de experiências compartilha vivências que podem apoiar outros profissionais
Reis SEH, Bonadio IC. Jogo educativo sobre os sinais do parto para grupo de gestantes. Nursing (São Paulo). 2007; 10(113);460-66	Pesquisa quantitativa/ pesquisa de ação	- O estudo teve como proposta verificar o conhecimento e a as preocupações sobre os sinais do parto em jogo educativo no pré-natal
- Utilizou-se jogo educativo com facilitador, dividido em 14 grupos de mais ou menos 10 gestantes cada, com duração média de uma hora
- Acompanharam-se as gestantes no pré-parto	- Observou-se ansiedade na busca da maternidade
- Contração uterina foi o sintoma mais representativo, sendo associado à perda do tampão mucoso
- 78% das gestantes não tiveram dúvidas quanto aos sinais indicativos do parto pelo fato de terem participado do jogo educativo
- O jogo educativo favoreceu o enfrentamento das ocorrências do parto, sendo também um complemento à consulta individual
Pompeo DA, Pinto MH, Cesarino CB et al. Nurses' performance on hospital discharge: patients' Point of view. Acta Paul Enferm. 2007; 20(3):345-50	Pesquisa quantitativa	- Dentre as propostas do estudo, destacam-se conhecer o processo de preparo do paciente para a alta hospitalar e a atuação de um enfermeiro de hospital de grande porte
- Estudo descritivo realizado por meio de entrevista semiestruturada junto a 43 clientes em processo de alta hospitalar	- Os relatos dos pacientes revelaram que a maioria deles (83,72%) foi orientada na alta hospitalar
- 48,84% dos pacientes foram orientados pelos profissionais médicos
- 72,08% dos pacientes não mencionaram a participação do enfermeiro no processo de orientação para alta hospitalar

(continua)

Quadro 2. Categoria 2 – Práticas de educação em saúde (outubro de 2012) *(continuação)*

Referência	Tipo de artigo	Proposta e metodologia	Síntese/sinopse dos resultados
			▪ Os achados apontam para a necessidade de se repensar a formação profissional do enfermeiro, com vistas à incorporação e valorização das orientações no processo de alta hospitalar
Moraes MLC, Costa PB, Aquino PS, Pinheiro AKB. Educação em saúde com prostitutas de Fortaleza: relato de experiência. Rev. Eletrônica Enferm. 2008; 10(4):1144-5.	Relato de experiência	▪ A proposta do artigo foi relatar a experiência de ações de educação em saúde com trabalhadoras do sexo e que estavam no ambiente da sala de espera da consulta de enfermagem em ginecologia ▪ Usaram-se metodologias participativas e dialógicas com as participantes	▪ Participaram das oficinas 55 mulheres, distribuídas em dias distintos, totalizando o máximo de oito mulheres por encontro. As consultas foram marcadas na ocorrência da realização de uma campanha de incentivo ao exame de prevenção ginecológica ▪ As oficinas foram divididas em cinco momentos, abordando, respectivamente, os seguintes temas: autovalorização; exame ginecológico; autoestima; concorrência, competição e autoconfiança; direitos das mulheres e violência contra a mulher ▪ Evidenciou-se desconhecimento do exame, bem como baixa autoestima, observando-se reflexão sobre a autoestima das participantes ▪ As oficinas utilizadas como técnicas de grupo em sala de espera demonstraram ser atividades próprias para promover o processo de educação em saúde, a promoção da saúde e a prevenção de doenças, pois foi observado um processo de intensa troca de experiências entre pessoas distintas e intercâmbios entre saberes

(continua)

Quadro 2. Categoria 2 – Práticas de educação em saúde (outubro de 2012) *(continuação)*

Referência	Tipo de artigo	Proposta e metodologia	Síntese/sinopse dos resultados
Progianti JM, Costa RF. A negociação do cuidado de enfermagem obstétrica através das práticas educativas na casa de parto. Esc. Anna Nery Rev. Enferm. 2008; 12(4):789-92	Relato de experiência/reflexão	- O propósito do artigo foi levar a reflexão sobre o cuidado implementado numa casa de parto sob a ótica da enfermagem transcultural e apresentar a educação em saúde como instrumento de negociação das abordagens humanizadas nas práticas assistenciais	- Os autores apontam que, em casas de parto, a negociação do cuidado cultural é importante, baseando-se na teoria de Madeleine Leininger - Afirmam que no local pesquisado, as enfermeiras buscam desenvolver um cuidado humanizado pela negociação e a educação em saúde como alternativa, na medida em que compartilha o cuidado de forma horizontalizada, ou seja, adequando o cuidado científico ao saber popular - São oferecidas oficinas com ações de educação em saúde participativas sobre temas inerentes à gravidez, ao trabalho de parto, à amamentação, ao vínculo, aos direitos da gestante, ao gênero e sexualidade, às tecnologias de cuidados de enfermagem, aos cuidados com o recém-nascido e no pós-parto. Destaca-se, também, o estímulo à participação das avós na oficina de cuidado ao recém-nascido, por serem pessoas culturalmente influentes no cuidado domiciliar - No pós-parto, a enfermeira, com a equipe, atua no cuidado voltado para a alta, que ocorre após 12 horas. As orientações para a alta também são problematizadas com a mulher a partir de suas possibilidades e concepções

(continua)

Quadro 2. Categoria 2 – Práticas de educação em saúde (outubro de 2012) *(continuação)*

Referência	Tipo de artigo	Proposta e metodologia	Síntese/sinopse dos resultados
			▪ A consulta de enfermagem puerperal ocorre no segundo e no quinto dia pós-parto. Nela, se faz o exame clínico-obstétrico da mulher, o exame físico do neonato e uma avaliação parcial e pontual dos efeitos do parto e do bebê na vida da mulher e de sua família. Esse momento representa o ponto-chave da integração entre o saber profissional da enfermeira e o saber da mulher ▪ Após um mês, mães e enfermeiras se reúnem para avaliação do processo
Horta NC, Sena RR, Silva MEO et al. A prática das equipes de saúde da família: desafios para a promoção da saúde. Rev Bras Enferm. 2009; 62(4):524-9	Pesquisa qualitativa	▪ O artigo tem como proposta analisar as práticas de promoção da saúde realizadas por Equipes de Saúde da Família (ESF) ▪ Estudo realizado em USF com 28 integrantes de ESF (três médicos, sete enfermeiros, nove auxiliares de enfermagem e nove agentes comunitários de saúde), por meio de entrevista e com análise de discurso	▪ Da análise emergiram três categorias: concepções das Equipes de Saúde da Família sobre promoção da saúde; o PSF na prática; o processo de trabalho das Equipes de Saúde da Família ▪ Os discursos dos profissionais das Equipes de Saúde da Família revelam uma concepção imprecisa de promoção da saúde, com um conceito limitado de saúde (ausência de doença), com foco na mudança de comportamento, culpabilizando o usuário por não alcançar melhores resultados ▪ Com relação à realização de ações de promoção da saúde (que são confundidas com ações de educação em saúde), os entrevistados consideram que tais experiências ainda são incipientes. Eles destacam métodos tradicionais como grupos operativos, puericultura e visitas domiciliares

(continua)

Quadro 2. Categoria 2 – Práticas de educação em saúde (outubro de 2012) *(continuação)*

Referência	Tipo de artigo	Proposta e metodologia	Síntese/sinopse dos resultados
Moura ADA, Pinheiro AKB, Barroso MGT. Realidade vivenciada e atividades educativas com prostitutas: subsídios para a prática de enfermagem. Esc Anna Nery Rev Enferm. 2009; 13(3):602-08	Pesquisa qualitativa	■ A proposta do artigo foi analisar o trabalho educativo realizado pela Associação das Prostitutas do Ceará (Aproce) quanto à prevenção das doenças sexualmente transmissíveis/aids ■ Trabalho desenvolvido por meio de visitas e entrevistas às zonas de prostituição para acompanhar/observar as educadoras sociais nas suas atividades educativas	■ Emergiram duas categorias: condições de vida e saúde das prostitutas de Fortaleza (CE) e atividades educativas desenvolvidas pela Aproce ■ As educadoras sociais da Aproce são ex-prostitutas e prostitutas treinadas que atuam como voluntárias na associação e recebem ajuda financeira de agências públicas ■ As prostitutas reconhecem o trabalho educativo das educadoras sociais. As estratégias educativas conduzem à reflexão sobre a mudança de comportamento ■ Verificou-se a necessidade da participação de enfermeiros no trabalho educativo desenvolvido pela Aproce com vistas à promoção da saúde
Góes FGB, La Cava AM. Práticas educativas em saúde do enfermeiro com a família da criança hospitalizada. Rev. Eletr. Enf. [internet]. 2009; 11(4):942-51	Pesquisa qualitativa	■ A proposta do estudo foi caracterizar as práticas educativas em saúde do enfermeiro com a família da criança hospitalizada ■ Desenvolvido com nove enfermeiros que atuam na unidade de pacientes internos de um hospital universitário. Utilização de entrevistas semiestruturadas ■ Análise temática	■ Com base na análise, emergiu a categoria: práticas educativas em saúde: preparando as famílias de crianças dependentes de tecnologia para o cuidado domiciliar ■ Constatou-se que os enfermeiros revelaram preocupação na questão do preparo das famílias quanto ao cuidado de seus filhos na residência, após a alta hospitalar ■ Preocupação dos enfermeiros em ensinar às famílias questões relativas à realização de procedimentos necessários. Tal orientação pauta-se na pedagogia do condicionamento. Verticalização da informação: o enfermeiro ensina como fazer o procedimento e a família deve reproduzir

(continua)

Quadro 2. Categoria 2 – Práticas de educação em saúde (outubro de 2012) *(continuação)*

Referência	Tipo de artigo	Proposta e metodologia	Síntese/sinopse dos resultados
			▪ Treino dos familiares por meio da demonstração ▪ Há falha na comunicação: de acordo com a percepção dos enfermeiros, a "culpa" é do educando, pois o enfermeiro detém o conhecimento ▪ Desafio: criação de programas governamentais com vistas ao atendimento domiciliar interdisciplinar para apoiar as famílias no enfrentamento de questões desconhecidas do cotidiano
Santos WL, Nakatani AYK, Santana RF, Bachion MM. Diagnósticos de enfermagem identificados na alta hospitalar de idosos. Cogitare Enferm. 2009; 14(2):304-10	Pesquisa quantitativa	▪ Dentre as propostas do estudo, destacam--se identificar e analisar o perfil de diagnósticos de enfermagem do domínio promoção de saúde conforme a taxonomia II da NANDA, nos idosos atendidos na clínica médica, em alta hospitalar ▪ Estudo descritivo e exploratório, desenvolvido junto a 25 indivíduos em processo de alta da clínica médica de um hospital-escola ▪ Dados coletados em prontuário por meio de um questionário pautado na taxonomia II de diagnóstico da NANDA, dados socio--econômicos e demográficos, aplicação de escalas, exame físico e consulta	▪ 100% dos idosos tinham diagnósticos de enfermagem no domínio de promoção da saúde ▪ Ressalta-se que os diagnósticos do domínio promoção da saúde foram descritos com base nos diagnósticos de bem-estar e reais ▪ Diagnósticos de bem-estar: dizem respeito a um padrão de controle suficiente para satisfazer as necessidades ▪ Diagnósticos de enfermagem reais: dizem respeito às respostas humanas a condições de saúde/processos vitais que existem no indivíduo, família ou comunidade ▪ Constatou-se resposta de controle ineficaz do regime terapêutico: isso reforça a necessidade de ações interdisci-plinares (hospital-ambulatório-APS) ▪ Verificaram-se lacunas no processo de orientação de alta hospitalar, principalmente pelos profissionais de enfermagem

(continua)

Quadro 2. Categoria 2 – Práticas de educação em saúde (outubro de 2012) *(continuação)*

Referência	Tipo de artigo	Proposta e metodologia	Síntese/sinopse dos resultados
Diaz CMG, Hoffmann IC, Costenaro RGS et al. Vivências educativas da equipe de saúde em unidade gineco-obstétrica. Cogitare Enferm. 2010; 15(2):364-7	Relato de experiência	▪ Esse relato teve como propósito descrever a vivência dos profissionais nas atividades de educação em saúde em período de internação, enfatizando a importância do autocuidado na promoção da saúde no período gestacional e puerperal ▪ Desenvolveram-se ações de educação em saúde por meio de grupos de orientação, conduzidos pelo enfermeiro e com a colaboração da equipe de saúde ▪ O critério para participar dos grupos foi aleatório, conforme o interesse das mulheres internadas e seus familiares/acompanhantes	▪ Realizaram-se 49 grupos de orientações dos quais participaram 54 gestantes, 34 acompanhantes e 136 puérperas, no prazo de um ano ▪ Os grupos eram semanais e tinham duração de uma hora, em média ▪ Durante os encontros foram discutidos os mitos relacionados aos cuidados com o coto umbilical do recém-nascidos (uso de faixas, teia de aranha ou borra de café), práticas como não lavar o cabelo durante o período puerperal, passar mecônio na face para "retirar" o melasma gravídico, tomar cerveja preta para produzir mais leite ▪ A partir desse trabalho e do esforço conjunto, surgiu uma nova perspectiva de cuidado no cotidiano hospitalar, bem como o desenvolvimento de ideias e atitudes da equipe para valorizar o saber de cada pessoa, considerando suas crenças, cultura, valores e contexto de vida, em prol de um cuidado genuíno, proporcionado pela equipe interdisciplinar de saúde
Veronese AM, Oliveira DLLC, Rosa IM, Nast K. Oficinas de primeiros socorros: relato de experiência. Rev Gaucha Enferm. 2010; 31(1):179-82	Relato de experiência	▪ A proposta foi descrever a experiência no desenvolvimento de oficinas de primeiros socorros a uma comunidade que frequentemente solicitava ao Samu atendimentos urgentes que não eram assim classificados pelos profissionais de saúde	▪ As oficinas foram planejadas para as pessoas que já participavam de grupos quinzenais numa fundação local, sendo desenvolvidos três grupos, totalizando sete encontros de três horas cada, com média de oito participantes, na maioria mulheres entre 20-40 anos. Além das enfermeiras facilitadoras, também integraram as oficinas um assistente social e uma psicóloga

(continua)

Quadro 2. Categoria 2 – Práticas de educação em saúde (outubro de 2012) *(continuação)*

Referência	Tipo de artigo	Proposta e metodologia	Síntese/sinopse dos resultados
Ferreira AGN, Gubert FA, Martins AKL et al. Promoção da saúde no cenário religioso: possibilidades para o cuidado de enfermagem. Rev Gaucha Enferm. 2011;32(4):744-50	Pesquisa qualitativa	▪ A proposta do estudo foi descrever as práticas de promoção da saúde desenvolvidas no cenário religioso católico em município do interior do Ceará, com representantes da Igreja ▪ Entrevistas de áudio gravadas e leitura de documentos	▪ Os temas foram decididos pela comunidade e pelas facilitadoras. As oficinas versaram sobre funcionamento do Samu, obstrução de vias aéreas por corpo estranho, parada cardiorrespiratória, atendimento a fraturas, luxações, entorses, contusões e hemorragias, acidente vascular encefálico, parto, febre, convulsões, insuficiência respiratória e intoxicações ▪ A orientação pedagógica foi a da problematização. A realidade dos participantes, experiências, conhecimentos prévios, opiniões, dúvidas e estratégias utilizadas no dia a dia para atendimento de urgências, bem como as tomadas de decisão, que resultam em chamadas ao Samu, foram discutidas de forma participativa. O material didático utilizado foi constituído de cartazes; folhetos explicativos sobre cada assunto abordado; manequins próprios para o ensino de parada cardiorrespiratória; talas improvisadas com travesseiros, papelões, madeira, tecidos, roupas, e outros ▪ Dentre as principais ações de educação em saúde se destacam ações que agregam a educação em saúde à espiritualidade e religiosidade, em especial com dependentes químicos e de capacitação profissional ▪ Destaca-se a intersetorialidade: ações interdisciplinares da Igreja e outras redes sociais de apoio visando à promoção da saúde ▪ Importância dos voluntários (sem formação acadêmica) na condução e realização das ações que carecem de capacitação ▪ Não contam com apoio dos serviços de saúde: necessidade de fortalecimento ▪ As ações de educação em saúde são pontuais, por meio de campanhas educativas, palestras e oficinas

Aspecto importante a ser repensado é o fato de a maioria das revistas não valorizar os relatos de experiência, o que pode ter denotado um número pequeno de publicações, algo que também precisa ser revisto. Publicações sobre relatos de experiências muito bem descritas são importantes para a prática.

Quanto ao local de desenvolvimento das AES, três estudos foram realizados em espaço comunitário, dois em sala de espera de UAPS, dois em UAPS, dois em escola pública, cinco em hospital e os demais, com um cada, em centro desportivo, casa de parto, faculdade de enfermagem e igreja católica.

A despeito da ideia tradicional que considera que um dos únicos espaços para a realização das AES é a UAPS, e do número reduzido de publicações, aqui se verifica que outros espaços sociais estão sendo usados, incluindo o hospital, que é um espaço onde, em geral, o cliente pode ter muito tempo livre e está vivendo uma situação/condição que possibilita um repensar e uma ampliação do conhecimento para sua vida.

No que se refere aos grupos sujeitos das práticas educativas, têm-se: vários grupos (nove), gestante e/ou puérpera (três), criança e adolescente (dois), mulheres profissionais do sexo (dois), e, com um artigo cada: diabete e mulheres adultas.

Verifica-se que a mulher (em condições variáveis, gestante, puérpera, adulta, profissional do sexo) é mais sujeita às AES. Esse é um aspecto importante que denota a falta de artigos que relatem as práticas com outros grupos, como os homens, mais estudos com adolescentes (já que, com relação às crianças, existem artigos que abordam as mães), com a pessoa em situação de trabalho, em ambiente escolar para além dos níveis fundamental e médio, entre outras lacunas.

Quanto aos principais focos das publicações no que tange à prática de educação em saúde, destacam-se: as temáticas DST e higiene pessoal (em especial com crianças e adolescentes), violência à mulher, importância do exame ginecológico, mitos no cuidado com o RN, oficinas de primeiros socorros.

Independentemente da temática, observa-se que as AES acabam por exercer uma função de reflexão sobre a cidadania, direitos, valores; racionalidade no uso dos serviços públicos; negociação do cuidado, entre outros, para além de um fazer instrumental que apenas informa o que se deve fazer nessa ou naquela condição.

Cabe destaque, também, para o fato de que há um apelo muito forte na maioria dos artigos para que se usem metodologias mais participativas e dialógicas nos grupos de educação em saúde e, na sua maioria, os artigos relatam experiências de professores e alunos de enfermagem nas AES. Nesse ponto cabe outra crítica, que é o fato de que o enfermeiro de campo, aquele que na prática desenvolve o maior número de grupos educativos, não ter disponibilidade ou habilidade para descrever e vencer os trâmites seletivos para alcançar uma publicação no que tange à sua prática ou os poucos que se aventuram não conseguem espaço para a descrição do seu cotidiano, por motivos variados, como o desinteresse pelo relato de experiência, e mais uma vez se aponta aqui a necessidade de se repensar. Publicar experiências da prática serve para a troca de ações de pouco impacto por outras exitosas. É preciso o estímulo ao enfermeiro de campo para descrever sua prática e, ao mesmo tempo, a criação de periódicos especializados nesse tipo de artigo, assim como aqueles que pesquisem sobre avaliação das AES.

Como já apontado, vale ressaltar que, nas AES, questões acerca de tempo ideal, recursos, técnicas didático-pedagógicas, entre outras, não aparecem na descrição das experiências, o que retrata importantes lacunas.

A Categoria 3 (Quadro 3) aborda a avaliação das ações de educação em saúde como uma fase dessa prática. Essa categoria busca elucidar a análise de impacto e o sucesso ou não das AES. Em outras palavras, busca de alguma forma interpretar o resultado da AES para o cliente participante.

Foram levantados 16 artigos, sendo 15 de pesquisa, dos quais nove são pesquisas qualitativas, três são quantiqualitativas, três são quantitativas, e um é relato de experiência. Há que se destacar que o número de artigos para avaliar as AES, em geral, é pequeno. Parece que a compreensão das subjetividades nos resultados das AES tem sido valorizada no período pesquisado. Por sua vez, os estudos quantiqualitativos parecem interpretar melhor o impacto das AES, pois há uma composição das duas possibilidades de avaliação, podendo dar maior visibilidade desses resultados, mas essa modalidade não foi a maioria.

Com relação ao corte temporal observou-se que os anos de 2006 e 2010 tiveram três artigos cada um; 2002, 2007 e 2009 contaram com dois artigos por ano, seguidos de um artigo em 2001, um em 2004, um em 2008 e um em 2011.

Quanto aos grupos avaliados para as AES, seis artigos focavam a avaliação da equipe de saúde (quatro para APS e dois para a área hospitalar), dois artigos estavam voltados para grupos de indivíduos com diabete melito, dois artigos para puérperas e um artigo de cada para grupos de pessoas transplantadas, com paraplegia, com asma, gestantes, pessoas que consomem álcool de forma crônica e pacientes com insuficiência cardíaca. Embora todos os grupos citados sejam relevantes para estudos de avaliação, em especial a avaliação da própria equipe de saúde, aqueles de interesse da APS se deram em pequena quantidade (DM) ou nem apareceram (HAS, aleitamento materno, idosos, puericultura e outros), sendo consideradas importantes lacunas de avaliação das AES.

Quadro 3. Categoria 3 – Avaliação das ações de educação em saúde (outubro de 2012)

Referência	Tipo de artigo	Proposta e metodologia	Síntese/sinopse dos resultados
Garzon EC, Dupas G. Orientando e acompanhando: ações de enfermagem desenvolvidas junto à puérpera e ao recém-nascido. Acta Paul. Enferm. 2001; 14(1):28-36	Pesquisa quanti-qualitativa	▪ Realizada com 19 puérperas multíparas que participaram antes do parto de um grupo de educação em saúde ▪ A ação de educação em saúde que antecipou a pesquisa focalizava: gestação, puerpério, amamentação, cuidados com o recém-nascido e planejamento familiar ▪ O grupo existiu durante 5 meses, uma vez por semana, com aproximadamente 20 encontros (o artigo não deixa isso claro) ▪ Entrevista em dois momentos (no serviço de saúde e outra no domicílio)	▪ Avaliou-se que as pesquisadas, mesmo sendo multíparas, tinham dificuldade de seguir as orientações dadas no grupo educativo, o que, às vezes, gerava certa confusão, valorizando assim mais as informações fornecidas por familiares, vizinhos, amigos, talvez pela proximidade e vínculo maior com eles
Penna CMM, Pinho LMO. A contramão dos programas de educação em saúde: estratégias de diabéticos. Rev Bras Enferm. 2002; 55(1):7-12	Pesquisa qualitativa	▪ Estudo que teve como proposta a descrição da vivência de indivíduos com diabete melito sobre as limitações impostas em ações de educação em saúde ▪ Estudo realizado com 10 pessoas com diabete melito de uma unidade básica de saúde através de entrevista ▪ Questionou-se o que é ser diabético e o seu ponto de vista sobre as AES realizadas pela enfermeira	▪ Verifica-se por parte dos profissionais uma metodologia pedagógica autoritária, na qual o usuário não é ouvido e não faz parte de seu plano terapêutico ▪ Foram observados autoritarismo e unilateralidade por parte das enfermeiras e isso comprometeu a adesão dos usuários

(continua)

Quadro 3 – Categoria 3 – Avaliação das ações de educação em saúde (outubro de 2012) *(continuação)*

Referência	Tipo de artigo	Proposta e metodologia	Síntese/sinopse dos resultados
Bettencourt ARC, Oliveira MA, Fernandes ALG, Bogossian M. Educação de pacientes com asma: atuação do enfermeiro. J. Pneumol. 2002;28(4):193-200	Pesquisa quantitativa/ pesquisa de ação	▪ A proposta desse trabalho foi desenvolver um modelo de pós-consulta de enfermagem padronizada para avaliar o aprendizado e acompanhar a evolução clínica do paciente com asma, durante o programa de educação	▪ Este era o roteiro seguido de um atendimento maior ao indivíduo com asma: ▪ Pós-consulta = consulta de enfermagem • Características demográficas • Levantamento das condições ambientais e pessoais • Identificação dos problemas relacionados à doença e intervenções • Avaliação do conhecimento e habilidades do paciente a partir das informações recebidas no decorrer do plano de educação ▪ Participaram 22 pacientes com asma brônquica, com seis consultas de enfermagem cada, das quais o conhecimento foi paulatinamente aumentando para todos os itens, a cada consulta, a respeito do que era asma, medicações de alívio e de prevenção, fatores desencadeantes e fatores de profilaxia ambiental, e sinais de controle e descontrole da asma ▪ O modelo de pós-consulta padronizado elaborado foi aplicável dentro de uma rotina ambulatorial e possibilitou avaliar conhecimento e aprendizado dos pacientes no início e durante o programa. Após as intervenções realizadas, a qualidade de vida global e seus componentes – limitação física, frequência de sintomas, adesão ao tratamento e socioeconômico – melhoraram significativamente.

(continua)

Quadro 3. Categoria 3 – Avaliação das ações de educação em saúde (outubro de 2012) *(continuação)*

Referência	Tipo de artigo	Proposta e metodologia	Síntese/sinopse dos resultados
Santos ZMSA, Oliveira VLM. Consulta de enfermagem ao cliente transplantado cardíaco: impacto das ações educativas em saúde. Rev Bras Enferm. 2004; 57(6):654-7	Pesquisa quanti-qualitativa	<ul><li>O propósito do estudo foi avaliar o impacto das ações educativas em saúde, na consulta de enfermagem com 18 clientes transplantados cardíacos, embasado na teoria de Orem</li><li>Estudo realizado em ambulatório na unidade de transplante e insuficiência cardíaca de um hospital de referência através de três consultas de enfermagem por cliente, na qual se levantavam os diagnósticos de enfermagem numa primeira CE e se procedia à orientação e, nas outras duas consultas de enfermagem, era avaliado o impacto/conhecimento acumulado</li><li>Parte qualitativa: análise de conteúdo</li></ul>	<ul><li>O impacto das ações educativas, realizadas por meio da consulta de enfermagem, foi evidenciado com base na identificação dos diagnósticos de enfermagem e no desenvolvimento das habilidades para o autocuidado</li><li>Quanto à identificação dos diagnósticos de enfermagem, na primeira consulta os clientes apresentaram os diagnósticos de enfermagem relativos aos requisitos de autocuidado universal, desenvolvimental e por desvio de saúde, identificando-se 14 diagnósticos de enfermagem</li><li>Identificação de diagnóstico de enfermagem em todos os clientes: ausência de realização efetiva de condutas orientadas</li><li>A partir da segunda consulta: pela redução gradativa dos diagnósticos identificados foram detectadas habilidades desenvolvidas pelos clientes durante o período de acompanhamento. Quanto às intervenções, a maioria necessitava de cada vez menos orientações</li><li>O saber produzido no período de acompanhamento contribuiu para que os clientes buscassem atividades de autocuidado, com vistas ao desenvolvimento de habilidades e melhoria da qualidade de vida</li><li>Considerando-se os 14 diagnóstico de enfermagem, sete permaneceram na última consulta. Entretanto, apresentaram menor frequência e necessidade mínima de intervenções</li></ul>

(continua)

Quadro 3. Categoria 3 – Avaliação das ações de educação em saúde (outubro de 2012) (continuação)

Referência	Tipo de artigo	Proposta e metodologia	Síntese/sinopse dos resultados
			▪ Por meio das consultas de enfermagem, as ações educativas colaboraram para mudanças de comportamento na clientela, com vistas ao autocuidado. Dessa forma, os clientes transplantados cardíacos tiveram condições favoráveis para o desenvolvimento das habilidades para o autocuidado ▪ As autoras defendem a importância do papel de educador em saúde no profissional enfermeiro
Rego MAB, Nakatani AYK, Bachion MM. Educação para a saúde como estratégia de intervenção de enfermagem às pessoas portadoras de diabetes. Rev Gaucha Enferm. 2006;27(1):60-70	Pesquisa qualitativa/ pesquisa de ação	▪ A perspectiva do estudo foi avaliar uma proposta de educação em saúde junto a diabéticos, utilizando uma aproximação entre os pressupostos da metodologia da problematização e o referencial teórico da educação libertadora de Freire ▪ Participaram 19 clientes portadores de diabete melito, usuários de uma UBS ▪ A proposta educativa incluiu seis encontros em período de 4 meses e usou-se o método de arco	▪ O grupo se desenvolveu em quatro fases: ▪ Observação da realidade: privações alimentares e ocultamento da doença ▪ Identificação dos pontos-chave e teorização: dieta, hipo/hiperglicemia e a fisiopatologia do diabete, com dependência do profissional e autonomia para escolha dos alimentos ▪ Hipóteses de solução: medidas preventivas específicas para os portadores de diabete melito e medidas preventivas e de promoção de saúde da comunidade, possibilidades aventadas pelos próprios usuários com seus conhecimentos prévios e os adquiridos no grupo ▪ Aplicação à realidade: emancipação, desenvolvimento de atitudes e habilidades favoráveis ao convívio com o diabete melito e conviver bem com o diabete é possível ▪ As autoras valorizam o processo dialógico e problematizador para o sucesso do grupo, que incorporou novas atitudes e habilidades em sua vida

(continua)

Quadro 3. Categoria 3 – Avaliação das ações de educação em saúde (outubro de 2012) (continuação)

Referência	Tipo de artigo	Proposta e metodologia	Síntese/sinopse dos resultados
Silva CC, Silva ATMC, Lonsing A. A integração e articulação entre as ações de saúde e de educação no Programa de Saúde da Família. Rev. Eletrônica Enferm. 2006;8(1):70-4	Pesquisa qualitativa	▪ A proposta do estudo foi compreender a atuação das equipes de saúde do PSF no âmbito da integração/articulação entre as ações de saúde e de educação ▪ Análise de discurso ▪ Não há informação de quantos profissionais e equipes foram pesquisados	▪ Emergiram cinco subtemas, a saber: distorção na filosofia de trabalho do PSF; não aplicação dos princípios teóricos do PSF; afinidade com o trabalho do PSF; interferências externas no trabalho do PSF; falta de recursos materiais dificultando o trabalho do PSF ▪ Os subtemas evidenciaram a categoria contradição entre teoria e prática nas ações das equipes de saúde do PSF, o que mostrou quase ausência de práticas educativas pelos profissionais da ESF pesquisada, focalizando ações mais curativas e pontuais distantes da proposta do PSF
Santos LA, Mamede FV, Clapis MJ, Bernardi JV. Orientação nutricional no pré-natal em serviços públicos de saúde no município de Ribeirão Preto: o discurso e a prática assistencial. Rev Latino-am Enfermagem. 2006;14(5):688-94	Pesquisa quantitativa	▪ A proposta do estudo foi verificar as orientações que as gestantes atendidas no serviço de pré-natal de uma UBS recebiam sobre nutrição e se essas orientações eram pertinentes ao seu estado nutricional ▪ Pesquisaram-se 91 gestantes através de um formulário estruturado, no qual as informações eram obtidas com as gestantes e no cartão de gestante	▪ População do estudo: maior número de gestantes adultas (74,72%) em relação às gestantes adolescentes (23,07%) ▪ Mais da metade das gestantes do estudo apresentou alterações do estado nutricional, sendo que 13,19% estavam abaixo do peso, e 37,36%, acima do peso ▪ Verificaram-se mais variações de peso/altura para a idade gestacional entre as gestantes adolescentes ▪ As consultas de pré-natal iniciaram em momento ideal (primeiro e segundo trimestres de gestação) no que diz respeito à avaliação, realização e intervenção nutricional/alimentar

(continua)

Quadro 3. Categoria 3 – Avaliação das ações de educação em saúde (outubro de 2012) *(continuação)*

Referência	Tipo de artigo	Proposta e metodologia	Síntese/sinopse dos resultados
			▪ Os resultados encontrados revelam que as gestantes, em algumas ocasiões, recebem orientações alimentares pouco relacionadas a uma dieta saudável, completa e variada e, em outras situações, não recebem nenhum tipo de orientação nutricional durante a assistência pré-natal, não recebendo incentivo e o sulfato ferroso quando necessário
Padula MPC, Souza MF. Avaliação do resultado de um programa educativo dirigido a paraplégicos visando o autocuidado relacionado aos déficits identificados na eliminação intestinal. Acta Paul Enferm. 2007; 20(2):168-74.	Pesquisa quantitativa	▪ A proposta do estudo foi avaliar o resultado de um programa educativo dirigido a pacientes paraplégicos visando ao autocuidado aos déficits na eliminação intestinal ▪ Estudo semiexperimental com 28 pacientes paraplégicos. Destes, 14 pertenciam ao grupo experimental no qual foi aplicado o programa educativo e 14 pertenciam ao grupo controle, o qual recebeu o tratamento convencional, sem ação educativa ▪ Foram utilizados a escala multidimensional de lócus de controle à saúde e o instrumento de avaliação dos déficits de autocuidado relacionados à eliminação intestinal	▪ Com a avaliação final, constatou-se que mais pacientes do grupo experimental, no qual foi aplicado o programa educativo, estavam inseridos na categoria de menor dependência de enfermagem ▪ Os paraplégicos do grupo experimental progrediram na realização do autocuidado em todos os déficits elencados no estudo ▪ Por meio do teste qui-quadrado, constatou-se que o nível neurológico da lesão e o lócus de controle à saúde não exerceram influência na assunção do autocuidado, mas sim a inserção no programa educativo

(continua)

Quadro 3. Categoria 3 – Avaliação das ações de educação em saúde (outubro de 2012) *(continuação)*

Referência	Tipo de artigo	Proposta e metodologia	Síntese/sinopse dos resultados
Heringer A, Ferreira VA, Acioli S, Barros ALS. Práticas educativas desenvolvidas por enfermeiros do Programa Saúde da Família no Rio de Janeiro. Rev Gaucha Enferm. 2007; 28(4):542-8	Pesquisa qualitativa	▪ A perspectiva do estudo foi analisar as práticas educativas desenvolvidas pelos enfermeiros do PSF das comunidades que compõem uma comunidade do município do Rio de Janeiro ▪ Utilizaram-se entrevista e observação da prática de 12 enfermeiros das USF ▪ Análise de conteúdo na modalidade temática	▪ Emergiram duas categorias nos relatos: ▪ Tipos de práticas educativas (atividades de grupo voltadas para prevenção de doenças e promoção da saúde, capacitação dos agentes comunitários de saúde, visitas domiciliares, consulta individual e coletiva); por sua vez, na observação se verificou uma prática verticalizada, justifica-da segundo eles pelo excesso de trabalho ▪ Abordagem de educação em saúde tradicional e não tradicional (verificou-se que boa parte ainda segue o modelo tradicional)
Araújo BBM, Rodrigues BMRD, Rodrigues EC. O diálogo entre a equipe de saúde e mães de bebês prematuros: uma análise freireana. Rev. enferm. Uerj. 2008; 16(2):180-6	Pesquisa qualitativa	▪ Dentre as propostas do estudo, destaca-se analisar a prática de educação adota-da pela equipe de saúde junto às mães de recém-nascidos internados na unidade de tratamento intensivo neonatal, realizada com seis mães com internação de seus bebês por quatro dias ou mais ▪ Análise de conteúdo, na modalidade temática	▪ Duas categorias emergiram: ▪ (In)compreensão da linguagem técnica e científica – os profissionais de saúde utilizam muitos termos técnicos durante a prática educativa com as mães, tendo como base uma educação verticalizada e informativa. O processo de comunicação tão importante nessa fase não é efetivado, ficando essas mães desinformadas sobre a real situação de seu filho ▪ Diálogo e comunicação equipe-mãe – algumas mães ressaltam terem recebido informações importantes sobre o filho e até mesmo sobre a rotina da unidade de tratamento intensivo neonatal, mas a falta do diálogo é notória, uma vez que na relação verticalizada a mãe apenas recebe orientações, não permitindo o retorno para a troca de informações e efetivação da comunicação

(continua)

Quadro 3. Categoria 3 – Avaliação das ações de educação em saúde (outubro de 2012) *(continuação)*

Referência	Tipo de artigo	Proposta e metodologia	Síntese/sinopse dos resultados
			▪ As autoras verificaram que, de um lado, está o profissional com sua linguagem técnica, não sensível, e do outro estão as mães com a fragilidade emocional e com a cultura popular, do senso comum
Lélis ALPA, Machado MFAS, Cardoso MVLML. Educação em saúde e a prática de enfermagem ao recém-nascido prematuro. Rev. RENE. 2009; 10(4):60-9	Pesquisa qualitativa	▪ O estudo se propõe analisar as práticas educativas realizadas pelos enfermeiros direcionadas ao cuidado domiciliar do recém-nascido prematuro, durante o período de internação na unidade neonatal ▪ Estudo realizado numa unidade de neonatologia de hospital de referência com oito enfermeiras e 14 mães de prematuros ▪ Análise de conteúdo	Seis categorias emergiram: ▪ Entendimento da educação em saúde segundo as enfermeiras – orientação, transmissão de informações, retirada de dúvidas, aprendizagem e troca de conhecimentos, e que o processo acontece de maneira contínua ▪ O processo educativo no âmbito da prática da enfermagem na unidade neonatal – o desenvolvimento de AES não acontece de maneira sistemática nem planejada, ocorre individualmente e se desenrola no momento da assistência prestada pelo profissional para o cuidado do recém-nascido na unidade neonatal ▪ Estratégias utilizadas pelas enfermeiras para o desenvolvimento das ações educativas – conversas, explicações, demonstrações e esclarecimento de dúvidas sobre os cuidados domiciliares para o recém-nascido prematuro, na própria unidade neonatal e durante o cuidado prestado

(continua)

Quadro 3. Categoria 3 – Avaliação das ações de educação em saúde (outubro de 2012) *(continuação)*

Referência	Tipo de artigo	Proposta e metodologia	Síntese/sinopse dos resultados
			■ O envolvimento das mães no processo educativo em saúde – tirando dúvidas, inserindo-se na rotina da unidade, quando levam o leite materno já ordenhado no banco de leite, realizando alguns cuidados básicos com o bebê, tocando, colocando para mamar, criando vínculo ■ O processo educativo desenvolvido na unidade neonatal sob a perspectiva das mães – apenas quatro referiram tal oportunidade, os profissionais, na percepção das mães, não desenvolvem ações de educação em saúde voltadas para o cuidado do recém-nascido, visto que a maioria informou não ter recebido nenhuma orientação ■ Reavendo as estratégias aplicadas pelos profissionais segundo as mães – os profissionais usam como método educativo a comunicação mediante explicações sobre diversas temáticas relacionadas aos cuidados no domicílio do recém-nascido prematuro ■ Segundo as autoras, o olhar das enfermeiras sobre educação em saúde é limitado, de forma assistemática, embora as poucas oportunidades tenham se dado no momento do cuidado, o que pode facilitar a compreensão

(continua)

Quadro 3. Categoria 3 – Avaliação das ações de educação em saúde (outubro de 2012) *(continuação)*

Referência	Tipo de artigo	Proposta e metodologia	Síntese/sinopse dos resultados
Silva GRF, Cardoso MVLML. Percepção de mães sobre um manual educativo sobre estimulação visual da criança. Rev. Eletr. Enf. [internet]. 2009; 11(4):847-57	Pesquisa qualitativa/ pesquisa de ação	■ A proposta do estudo foi investigar a percepção de mães de crianças com riscos para alterações visuais quanto ao conteúdo e aplicação de um manual sobre estimulação visual, numa clínica de neonatologia de um hospital ■ Participaram 12 mães (com idade entre 19-41 anos) ■ O manual era disponibilizado para as mães na enfermaria mãe-canguru juntamente com os materiais para estimulação visual, com leitura diária pela pesquisadora ■ No 5º dia ou na alta: entrevistas eram realizadas para apreender a percepção da mãe quanto ao método de educação em saúde	■ Emergiram quatro categorias: percepção do manual, conhecimento das mães acerca da saúde ocular, estrutura do manual e promoção à saúde ocular ■ As mães que participaram do estudo avaliaram o método utilizado como positivo ■ Manual: nova estratégia para a assistência de enfermagem. Representa uma ferramenta de orientação que pode ser estendida às mães de filhos com riscos para alterações oculares
Gurgel MGI, Alves MDS, Moura ERF et al. Desenvolvimento de habilidades: estratégia de promoção da saúde e prevenção da gravidez na adolescência. Rev Gaucha Enferm. 2010; 31(4):640-6	Pesquisa qualitativa	■ A proposta desse estudo foi analisar as práticas de enfermeiras da ESF voltadas à prevenção da gravidez na adolescência na perspectiva do desenvolvimento de habilidades ■ Estudo realizado com enfermeiras de oito centros de saúde da família	■ As discussões suscitaram a atuação das enfermeiras em: "grupo de adolescentes" e "educação em saúde" ■ Na primeira atuação: observou-se que todas as enfermeiras valorizam a atividade em grupo com os adolescentes na prevenção da gravidez e DST, pois permite troca de experiências, reflexão, entre outros, mas uma parte não consegue desenvolver por falta de estrutura do serviço

(continua)

Quadro 3. Categoria 3 – Avaliação das ações de educação em saúde (outubro de 2012) *(continuação)*

Referência	Tipo de artigo	Proposta e metodologia	Síntese/sinopse dos resultados
		▪ Para a coleta de dados se usou o grupo focal feito com oito enfermeiras em dois encontros, com apoio de duas outras colaboradoras, e para análise se usou o mapa de ideias	▪ Na segunda atuação: constatou-se que a maioria acha ultrapassado o modelo de transmissão de conhecimentos apenas, mas boa parte usa esse modo e, por sua vez, defendem um fazer criativo, aproveitando todas as oportunidades no grupo ▪ Em geral, as orientações individuais são trabalhadas na CE e coletivamente nos grupos, mas tanto os pesquisados quanto as autoras valorizam as AES em grupo ▪ As autoras defendem a ideia de que as AES se ampliem para além da unidade de saúde, incluindo a família, a escola e a comunidade
Barbosa FI, Vilela GS, Moraes JT et al. Caracterização das práticas de educação em saúde desenvolvidas por enfermeiros em um município do centro-oeste mineiro. REME Rev. Min. Enferm. 2010;14(2):195-203	Pesquisa qualitativa	▪ A proposta desse trabalho foi caracterizar as práticas de educação em saúde desenvolvidas por enfermeiros ▪ Por meio do roteiro, buscaram-se a compreensão do processo de trabalho do enfermeiro nas equipes de saúde da família, com destaque às atividades de educação em saúde desenvolvidas; a frequência com que são oferecidas; os mecanismos didáticos utilizados; a administração dos recursos físicos, materiais, financeiros e humanos necessários às ações; como são planejadas; a avaliação dos seus resultados; como a	▪ A cidade pesquisada tem quatro UAPS e cada uma delas desenvolve AES distintas, mas quase em comum: grupos voltados ao controle da hipertensão arterial e diabetes melito, combate ao uso de drogas, alimentação saudável; combate à obesidade, para gestantes, dentre outros; a cidade dispõe de um profissional para as ações de educação em saúde ▪ Em termos de capacitação para as AES, os profissionais participam de oficinas do plano diretor, Canal Minas Saúde e treinamentos oferecidos pela Gerência Regional de Saúde local

(continua)

Quadro 3. Categoria 3 – Avaliação das ações de educação em saúde (outubro de 2012) *(continuação)*

Referência	Tipo de artigo	Proposta e metodologia	Síntese/sinopse dos resultados
		formação acadêmica contribui para suas atribuições como educador; como ocorre a participação popular; e como acontece a capacitação das equipes por meio de educação permanente para a execução dessas práticas ■ Participaram quatro enfermeiros e o coordenador de atenção primária à saúde	■ As atividades são realizadas dentro e fora da UAPS, sendo semanais, quinzenais ou mensais; e os recursos são audiovisuais ■ Os autores apontam que as perspectivas didáticas usadas estão centradas numa pedagogia tradicional, pela transmissão do educador ao educando
Maciel MED, Pillon SC. Grupo de ajuda a alcoolistas: a educação em saúde na Estratégia Saúde da Família. Cogitare Enferm. 2010; 15(3):552-5	Relato de experiência	■ A proposta do estudo foi relatar a experiência de educação em saúde de uma Estratégia Saúde da Família direcionada a pessoas com dependência alcoólica e seus familiares, mediante a estratégia de grupo de ajuda, com destaque ao alcance na vida dos envolvidos ■ Constatou-se que, na comunidade, 42 pessoas faziam uso crônico de álcool e tinham a idade média de 32 anos, sendo uma do sexo feminino ■ Os grupos ocorriam uma vez por semana, tendo duração média de uma hora, sendo coordenados pela enfermeira da equipe, com ajuda dos agentes comunitários de saúde, de forma dialógica	■ Participaram cerca de 36 pessoas, entre alcoolistas e seus familiares, mas de frequência assídua apenas 15 pessoas, sendo sete dependentes de álcool e oito familiares ■ Decorridos alguns meses, constatou-se que os alcoolistas participantes tiveram mudanças de comportamento: redução do consumo total de doses diárias de álcool e retardamento do início da primeira dose do dia, melhoria da autoestima e maior procura por serviços de saúde ■ A concepção dos familiares quanto ao alcoolismo foi modificada. Eles passaram a entender que não se tratava de uma escolha, mas de dependência ■ A experiência contribuiu para que os profissionais de saúde ampliassem os laços de confiança e de aproximação com a comunidade

(continua)

Quadro 3. Categoria 3 – Avaliação das ações de educação em saúde (outubro de 2012) *(continuação)*

Referência	Tipo de artigo	Proposta e metodologia	Síntese/sinopse dos resultados
Domingues FB, Clausell N, Aliti GB et al. Educação e monitorização por telefone de pacientes com insuficiência cardíaca: ensaio clínico randomizado. Arq. Bras. Cardiol. [on-line]. 2011;96(3):233-39	Pesquisa quantitativa/ ensaio clínico randomizado	- A proposta do estudo foi comparar dois grupos de intervenção de enfermagem entre pacientes hospitalizados devido à insuficiência cardíaca descompensada: o grupo intervenção recebeu intervenção educativa de enfermagem durante a hospitalização, seguida de monitorização por telefone após a alta hospitalar (40 acientes) e o grupo controle recebeu apenas a intervenção educativa hospitalar (47 pacientes)	- Os resultados revelaram que não há diferença significativa no escore de conhecimento da insuficiência cardíaca e autocuidado entre os pacientes do grupo intervenção (receberam intervenção por meio de ação educativa de enfermagem durante a hospitalização + contato telefônico após alta) e do grupo controle (receberam apenas a intervenção educativa durante a hospitalização sem contato telefônico após alta) - Diante disso, o estudo sugere que o processo de hospitalização pode ser o espaço adequado para iniciar um processo educativo em saúde - Por sua vez, a intervenção educativa de enfermagem, durante o período de hospitalização contribuiu para a melhora do conhecimento dos pacientes sobre a patologia e o autocuidado, independentemente do contato telefônico pós-alta

No que se refere ao local das avaliações, oito artigos realizaram-se em UAPS, cinco na área hospitalar, dois em ambulatório especializado e um em hospital conjugado ao domicílio. Se, ao mesmo tempo, as AES ocorrem pouco na área hospitalar, é de se esperar também quantidade reduzida de avaliações.

Quanto às propostas de avaliação, seis artigos avaliaram a atuação da equipe de saúde; dois avaliaram o participante de forma gradual na CE; dois avaliaram a intervenção na realidade; dois avaliaram a AES após o seu acontecimento (um por profissional e um por usuário), e um de cada para avaliação de impacto da AES, de relação da avaliação clínica associada a AES e de avaliação de manual. Parece importante avaliar a forma como a equipe vem conduzindo as AES, mas também seria importante existirem mais estudos de avaliação do impacto da AES, em especial após sua ocorrência.

Conforme as estratégias de avaliação, destacaram-se: entrevista, em quatro artigos; análise de discurso temática com três artigos; avaliação clínica em dois artigos; avaliação comparativa (grupo controle e grupo experimental) em dois artigos; e, com um artigo cada: redução de DE pela CE, processo dialógico e problematizador, grupo focal e roteiro. De fato, a entrevista parece ser uma boa estratégia de avaliar, bem como conhecer os significados e subjetividades que possibilitam a pesquisa qualitativa com análise de discurso. No entanto, outros modos de avaliar, como visita domiciliar (observando no cotidiano a incorporação de conhecimentos), a avaliação das percepções de familiares sobre o autocuidado do usuário, a devolução de procedimentos de autocuidado, dentre outros, parecem lacunas de meios de se avaliar o resultado de uma ação de educação em saúde.

Focalizando os principais resultados das avaliações pode-se depreender que ainda se tem uma prática pedagógica nas AES muito autoritária e tradicional, que há desvalorização do saber popular e linguagem de difícil compreensão. Por tudo isso se tem também baixa adesão às orientações dadas. Nesses aspectos negativos pode-se afirmar que é preciso mudar as AES para outras que permitam a inserção do interessado, o usuário em todas as fases, valorização, adaptação e negociação do saber popular com o saber acadêmico para que as AES surtam efeito real, e que não seja apenas para cumprir metas e sem impacto na vida dos envolvidos.

Por sua vez, pode-se observar que as pesquisas em que havia conteúdo prático e ligado à realidade do usuário – bem como aquelas mais participativas e dialógicas – tiveram mais sucesso, a exemplo das AES ligadas às CE.

Além de todas as lacunas citadas destacam-se ainda a avaliação que técnicas, recursos, logística de um grupo de educação em saúde (número de encontros, local, periodicidade, temas e outros), não apareceram, sendo importantes necessidades de avaliação na área.

A categoria 4 é apresentada no Quadro 4. Acredita-se que as novas metodologias e trajetórias nas ações de educação em saúde precisam incluir ferramentas que transformem a prática de educação em saúde com vistas à inclusão social, empoderamento dos indivíduos e desenvolvimento da autonomia. Tais ferramentas devem estar ancoradas em processos dialógicos e participativos, nos quais os indivíduos, independentemente da posição que ocupam, são considerados sujeitos ativos e de direitos. Espera-se, também, que nessa categoria se mostrem mais estudos sobre técnicas, caminhos e trajetórias de sucesso ou mesmo o teste daquelas que não sejam tão efetivas, no sentido de se disseminar novas possibilidades nas AES.

Foram obtidos nessa categoria 10 artigos. No que se refere à temporalidade, constatou-se que, nos anos de 2006, 2007, 2008, ocorreram duas publicações em cada ano. Houve uma publicação em 2003, uma em 2005, uma em 2009 e uma em 2011.

Quanto à característica, cinco foram desenvolvidos com abordagem qualitativa e cinco foram relatos de experiência. Com base nesses dados, pode-se dizer que as pesquisas que enfocam novas metodologias e trajetórias nas ações de educação em saúde buscam, em sua maioria, desvelar a realidade por meio da abordagem qualitativa e dos relatos de experiência. Isso significa que os autores apoiam-se em uma abordagem de pesquisa que investiga as questões subjetivas, não palpáveis e não mensuráveis da realidade humana. A abordagem qualitativa busca apreender significados e valores que não são quantificáveis por meio de variáveis.

Com relação aos grupos envolvidos nessa categoria destaca-se que três tinham os adolescentes como sujeitos, e um artigo para cada, para indivíduos com aids, diabete, criança, adulto, idoso/familiar, estudantes de enfermagem e ações com vários grupos na comunidade. De fato, há necessidade de se implementar nova metodologias com os adolescentes, considerando que estes, quando não estão doentes, raramente procuram o serviço e por vezes não se sentem em risco de adoecer. Por sua vez, como importantes lacunas aparecem a ausência da inclusão de novas técnicas com portadores de hipertensão arterial, mulheres em diversas situações (gestante, puérpera, climatério), entre outras.

Quanto ao local de desenvolvimento dos estudos, quatro deles ocorreram em ambiente hospitalar, dois em espaços comunitários diversos, dois em creche, um em escola pública e um numa universidade. Curiosamente se observou como importante lacuna a ausência de artigos testando novas metodologias em Unidades de Atenção Primária à Saúde.

É importante destacar que, ao contrário do que é feito na maioria das vezes, educação em saúde é uma ferramenta que pode e deve ser implementada em todo e qualquer cenário, desde que seja coerente com as demandas locais.

Quadro 4. Categoria 4 – Novas metodologias e trajetórias das ações de educação em saúde (outubro de 2012)

Referência	Tipo de artigo	Proposta e metodologia	Síntese/sinopse dos resultados
Barcelos LMS, Alvim NAT. Conversa: um cuidado fundamental de enfermagem na perspectiva do cliente hospitalizado. Rev Bras Enferm. 2003; 56(3):236-41	Pesquisa qualitativa	▪ A proposta do estudo foi analisar a conversa como etapa essencial do diálogo entre cliente com aids que já fazia acompanhamento ambulatorial e a equipe de enfermagem ▪ Participaram cinco clientes, adultos de ambos os sexos, em internação hospitalar ▪ Utilizaram-se as técnicas de sensibilidade e criatividade "almanaque", entrevista semiestruturada e observação participante	▪ As autoras afirmam que a conversa é o "cuidado expressivo da enfermagem" e constitui uma das etapas do diálogo, expressa o falar, ouvir, trocar informações e mostra ainda a linguagem corporal ▪ Entre equipe de enfermagem-cliente com aids o processo educativo pode ser terapêutico, pois possibilita a reciprocidade, sendo necessário a escuta sensível e a conversa como ferramenta terapêutica ▪ Os resultados encontrados evidenciam que os sujeitos revelavam que, no cuidado de enfermagem, eles se sentiam ouvidos, ou seja, podiam expressar suas ideias ▪ Os resultados apontam a conversa como uma potente ferramenta para a escuta e a troca entre as pessoas (usuários e profissionais). A escuta terapêutica aparece provocando impacto positivo ▪ A conversa também tinha como foco o preparo para a cirurgia, por exemplo ▪ Por meio da conversa, a enfermagem fornecia as informações solicitadas pelos usuários. No entanto, um dos sujeitos afirmou que a enfermagem, às vezes, respondia o que era perguntado, não abordava nada além disso, pois eram muitos pacientes para serem cuidados e a equipe era pequena ▪ Uma questão que chamou a atenção foi a possibilidade de participação dos usuários no processo terapêutico

(continua)

Quadro 4. Categoria 4 – Novas metodologias e trajetórias das ações de educação em saúde (outubro de 2012) (continuação)

Referência	Tipo de artigo	Proposta e metodologia	Síntese/sinopse dos resultados
Gonçalves LHT, Schier J. Grupo Aqui e Agora – uma tecnologia leve de ação socioeducativa de enfermagem. Texto Contexto Enferm. 2005; 14(2):271-9	Relato de experiência	▪ O trabalho apresenta como proposta o desenvolvimento de uma ação socioeducativa de enfermagem que despertasse na pessoa idosa e família a percepção e a compreensão do autocuidado como essencial à manutenção de uma vida ativa e autônoma, e com qualidade ao longo do processo de viver envelhecendo, em quaisquer circunstâncias de saúde-doença ▪ O estudo, que faz parte de um projeto maior, foi realizado em hospital universitário, com metodologia do tipo convergente-assistencial e com referencial teórico-metodológico ancorado nos preceitos da teoria do autocuidado de Orem e nos princípios da educação de Paulo Freire	▪ O grupo se formava a cada encontro. Pessoas interessadas se reuniam no espaço de unidade de internação, em um dia e horário qual-quer, no momento que fosse adequado para todos os participantes (pacientes, familiares e alguns membros da equipe profissional) ▪ O grupo, que atuou como espaço terapêutico, é viável no ambiente hospitalar: contribuiu para o despertar de comportamentos de autocuidado com vistas ao desenvolvimento da autonomia, da independência e da interdependência, necessários para um viver mais saudável, principalmente de pacientes geriátricos e sua família cuidadora ▪ Por meio da ação socioeducativa do grupo, constatou-se que o paciente idoso e seu familiar possuem percepções singulares quanto à compreensão da hospitalização, da doença ▪ A expectativa era que o grupo levantasse distintas perguntas a respeito da doença, do tratamento e do cuidado, de como deveria agir em casa. Entretanto, isso não foi o que se destacou. As questões abordadas foram mais amplas, voltadas à cidadania, direitos do cliente, dentre outros aspectos
Ferreira MA. A educação em saúde na adolescência: grupos de discussão como estratégia de pesquisa e cuidado-educação. Texto Contexto Enferm. 2006; 15(2):205-11	Pesquisa qualitativa	▪ A proposta do estudo foi descrever as representações dos adolescentes sobre o seu corpo e as implicações nas suas atitudes no que se refere aos cuidados e à articulação com AES e o cuidado de enfermagem	▪ Discutidas as questões referentes ao corpo, à saúde e ao cuidado ▪ Adolescentes vivenciam conflitos com relação ao corpo-imagem. Buscam identidade e precisam ser aceitos pelo grupo ▪ As meninas buscam o corpo perfeito

(continua)

Quadro 4. Categoria 4 – Novas metodologias e trajetórias das ações de educação em saúde (outubro de 2012) *(continuação)*

Referência	Tipo de artigo	Proposta e metodologia	Síntese/sinopse dos resultados
		▪ Participaram do estudo 22 adolescentes na faixa etária de 12-18 anos, sendo 12 do sexo feminino e 10 do sexo masculino ▪ Utilizaram-se técnicas verbais por meio da livre associação de ideias e do grupo focal, bem como a técnica da fotolinguagem ▪ A técnica da fotolinguagem foi aplicada por meio da disponibilização de materiais (revistas e jornais) para que servissem de instrumento para a expressão das representações do adolescente a respeito do corpo. A seguir, eles explicavam a escolha das imagens	▪ A maioria dos adolescentes (ambos os sexos) afirmou que não se discutem no contexto familiar nem escolar as transformações que ocorrem na dimensão biológica ▪ As autoras ressaltam que, para cuidar de pessoas, em especial de adolescentes, é fundamental considerar o corpo como categoria a ser trabalhada ▪ Verificou-se o enfermeiro desenvolvendo pesquisa associada às AES ▪ Ficou evidente nas falas dos adolescentes que eles percebem como fundamentais o compartilhamento de saberes e a troca. Isso significa que as estratégias participativas são as mais adequadas e coerentes para lidar com o tema educação em saúde com esse público ▪ Os grupos focais possibilitaram a convergência entre pesquisa, cuidado e educação ▪ O grupo focal estimula a participação de todos os membros. Ressalta-se que a preparação dos adolescentes para a participação na referida técnica já representou um importante momento educativo ▪ Os adolescentes fizeram reflexões e começaram a indagar a pesquisadora a respeito de questões pertinentes ao tema da discussão. Isso reflete uma postura proativa

(continua)

Quadro 4. Categoria 4 – Novas metodologias e trajetórias das ações de educação em saúde (outubro de 2012) *(continuação)*

Referência	Tipo de artigo	Proposta e metodologia	Síntese/sinopse dos resultados
Acioli S. Sentidos e práticas de saúde em grupos populares e a enfermagem em saúde pública. R Enferm Uerj. 2006; 14(1):21-6	Pesquisa qualitativa	■ O propósito do estudo foi propor diálogo entre os sentidos e as práticas populares voltadas para a saúde, doença e o cuidado a partir de uma pesquisa de natureza socioantropológica ■ Realizadas 16 entrevistas, além de observação participante na comunidade	■ O acompanhamento do dia a dia e as entrevistas feitas permitiram identificar sentidos e práticas de saúde, doença e cuidado de caráter coletivo, individual ou privado ■ As entrevistas revelaram que a saúde foi associada, em especial, a aspectos subjetivos e voltados às relações pessoais e familiares, e vinculadas a movimento, andar, fazer atividade ■ Para os entrevistados, a representação de doença é semelhante à representação de saúde como sendo fundamentada nos sentimentos e emoções. Logo, ter saúde pressupõe estar bem, não ter problemas, estar alegre, por outro lado, a doença vincula-se a aborrecimentos, à mágoa e a estar triste ■ O artigo conduz à reflexão de que as práticas coletivas voltadas para a saúde precisam incorporar o lúdico como componente terapêutico, o mesmo lúdico presente nas atividades de lazer
Ferreira MA, Alvim NAT, Teixeira MLO, Veloso RC. Saberes de adolescentes: estilo de vida e cuidado à saúde. Texto Contexto Enferm. 2007;16(2):217-24	Pesquisa qualitativa	■ A proposta do estudo foi conhecer as concepções dos adolescentes sobre saúde e como elas se articulam com as práticas de cuidado, na especificidade do processo de adolescer ■ Participaram do estudo 30 adolescentes com idade de 12-19 anos, sendo 15 do sexo feminino e 15 do sexo masculino, com três grupos de 10 adolescentes cada ■ Usaram-se técnicas de grupo focal, fotolinguagem; grupo focal com duração média de duas horas, na comunidade	■ Os adolescentes entendem a saúde não como ausência de doença, mas como experienciar as coisas boas da vida e podendo fazer escolhas, além de vincular o cuidado ao modo de viver ■ A bebida alcoólica foi um tema que emergiu intensamente dentro dos grupos. Dois dos grupos tinham casos de alcoolismo na família ■ O trabalho do enfermeiro pressupõe interação com outro indivíduo, desenvolvendo o cuidado e estimulando/favorecendo o autocuidado ■ Considera-se que é fundamental a articulação entre saber científico e senso comum com vistas a uma prática de educação que considere como guia as necessidades reconhecidas pelos sujeitos

(continua)

Quadro 4. Categoria 4 – Novas metodologias e trajetórias das ações de educação em saúde (outubro de 2012) *(continuação)*

Referência	Tipo de artigo	Proposta e metodologia	Síntese/sinopse dos resultados
Sousa RA, Victor JF. Grupo de teatro de fantoches, saúde com arte: proposta de enfermagem para educação em saúde. Rev. RENE. 2007; 8(2):79-84	Relato de experiência	▪ A proposta do estudo foi descrever a criação de um grupo de teatro de fantoches desenvolvido por enfermeiras de um hospital universitário com a intenção de facilitar o acesso a informações sobre temas relevantes à saúde	▪ O teatro de fantoches como estratégia de educação em saúde visou promover educação em saúde para a comunidade hospitalar no que tange a temas relativos à promoção da saúde e prevenção de doenças; minimizar o estresse entre os profissionais de saúde; e promover a aproximação dos profissionais dos vários setores do serviço de saúde ▪ A vivência do grupo possibilitou repensar o cuidado, considerando-se novas formas de cuidar por meio de ações pautadas no conhecimento científico, mas levando-se em conta outros aspectos da totalidade humana, como a alegria e o entretenimento ▪ Houve integração positiva entre atores e plateia
Nazima TJ, Codo CRB, Paes IADC, Bassinello GAH. Orientação em saúde por meio do teatro: relato de experiência. Rev Gaúcha Enferm. 2008; 29(1):147-51	Relato de experiência	▪ A proposta do estudo é relatar os benefícios de orientar através do teatro, crianças de 2-4 anos de idade, inseridas em pré-escola municipal	▪ O teatro foi utilizado para desenvolver orientações em saúde a respeito de alimentação saudável ▪ Houve interação entre personagens do teatro e plateia ▪ As crianças que assistiram ao teatro no mesmo dia, no horário da refeição já expressavam mudanças positivas de comportamento ▪ As autoras afirmam que o teatro é um instrumento de trabalho para o enfermeiro pediátrico

(continua)

Quadro 4. Categoria 4 – Novas metodologias e trajetórias das ações de educação em saúde (outubro de 2012) *(continuação)*

Referência	Tipo de artigo	Proposta e metodologia	Síntese/sinopse dos resultados
Beserra EP, Pinheiro PNC, Barroso MGT. Ação educativa na prevenção de doenças sexualmente transmissíveis: uma investigação a partir das adolescentes. Esc Anna Nery Rev Enferm. 2008; 12(3):522-28	Pesquisa qualitativa	▪ A proposta do estudo foi investigar a sexualidade das adolescentes a partir da ação educativa do enfermeiro na prevenção de doenças sexualmente transmissíveis ▪ Participaram 10 meninas entre 14-16 anos, numa escola pública ▪ Utilizaram-se círculo de cultura, observação participante e diário de campo, através de cinco encontros (com duração de 50 minutos)	▪ O grupo foi organizado em círculo ▪ 1º encontro: surgimento de palavras geradoras ▪ 2º encontro: as fichas de cultura foram apresentadas ao grupo. Identificação de posturas de risco das jovens. Intervenção através do diálogo possibilitando que as jovens compusessem suas opiniões ▪ 3º encontro: discussão de DST. O diálogo permitiu a discussão de temas relativos à vida das jovens e o contexto social. As ideias expostas pelas adolescentes devem ser consideradas, e as ações educativas em saúde precisam conduzi-las à reflexão e reconstrução de significados e condutas ▪ 4º encontro: abordagem de distintos temas ▪ 5º encontro: início da avaliação do círculo de cultura ▪ O círculo de cultura representa importante estratégia para que as adolescentes exponham suas ideias, questionem dúvidas, repensem conceitos e condutas
Torres HC, Candido NA, Alexandre LR, Pereira FL. O processo de elaboração de cartilhas para orientação do autocuidado no programa educativo em diabetes. Rev Bras Enferm. 2009; 62(2):312-6	Relato de experiência	▪ O estudo teve como proposta descrever a experiência da elaboração de cartilhas sobre a educação do autocuidado realizada junto aos indivíduos com diabete num hospital-escola, por docente e alunos de graduação em enfermagem	Passos para a elaboração das cartilhas educativas: 1) Caracterização preliminar dos sujeitos do estudo (25 indivíduos com diabete tipo 2 em seguimento no Programa Educativo em Diabete) 2) Construção das cartilhas educativas: informações coletadas por meio de questionário semiestruturado

(continua)

Quadro 4. Categoria 4 – Novas metodologias e trajetórias das ações de educação em saúde (outubro de 2012) *(continuação)*

Referência	Tipo de artigo	Proposta e metodologia	Síntese/sinopse dos resultados
		▪ Fundamentado na filosofia freireana e realizados encontros com os indivíduos diabéticos, englobando a seleção de conteúdo, estilo e formato do material	3) Grupo operativo e entrega do material didático-instrucional: grupos operativos com os sujeitos participantes do estudo. As cartilhas foram entregues objetivando discutir e colher sugestões para melhoria do material junto aos usuários. Nos três encontros semanais eram abordados os assuntos: fisiopatologia, nutrição e atividade física ▪ A vivência revelou que o material escrito contribui de forma relevante para o desenvolvimento da autonomia do indivíduo e que os materiais devem ser criados pautados nas necessidades dos indivíduos com diabete ▪ A vivência possibilitou a troca de experiências, o que favorece a formação integral do profissional de saúde
Martins ÁKL et al. Literatura de cordel: tecnologia de educação para saúde e enfermagem. Rev. Enferm. Uerj. 2011; 19(2):324-9 (461)	Relato de experiência	▪ A proposta do estudo foi apresentar a experiência da construção de um cordel intitulado *Promoção da saúde nos diversos cenários da enfermagem* ▪ Trata-se de um relato de experiência de três alunas do Programa de Pós-Graduação em Enfermagem ▪ Apresenta a experiência da construção de um cordel (com foco nos princípios do SUS e nas diretrizes da promoção da saúde)	▪ Cordel: foi apresentado em forma de cantoria com violão e com as autoras caracterizadas como repentistas, em um cenário inspirado na cultura do Nordeste ▪ O cordel revelou-se como ferramenta educacional contribuindo para uma releitura dos temas de promoção e educação em saúde, utilizando-se o lúdico

Tem-se uma ideia instituída de que tais ações ocorrem somente no âmbito da atenção primária à saúde e do contexto escolar, o que pode se revelar como equívoco, pois o usuário/indivíduo deve receber assistência ampliada em qualquer cenário. E o cuidado ampliado inclui ações de educação em saúde.

Destacando o novo em termos de métodos nas AES, dois artigos abordaram a fotolinguagem, dois contemplaram o uso do teatro e, com um artigo cada, o círculo de cultura, conversa, o uso do lúdico, a criação de cartilha com a participação do usuário e o cordel. No que se refere às técnicas, ora de pesquisa, ora de apoio aos novos métodos, se destacaram: a entrevista, a observação do participante, o diário de campo e as técnicas de sensibilização e criatividade, além da dramatização. Observa-se que o uso do lúdico, ou seja, as técnicas que envolvem maior liberação de sentimentos humanos, estiveram em destaque. Parece que o cliente/usuário, ao discutir saúde ou mesmo situações de cuidado na doença, não quer mais aquele modelo rígido de repasse de informações, quer participar, quer aprender se alegrando, se expressando, vivenciando. Espera-se que seja o alvorecer de um novo tempo nas AES. Pena que esses estudos não aconteceram em UAPS, importante espaço de articulação dessas práticas.

O uso do lúdico, embora não seja uma técnica de educação considerada nova, como o teatro, e as técnicas próximas do lazer são considerados novas metodologias na prática em saúde. Ou seja, técnicas antigas e conhecidas começam a ser incorporadas no contexto da saúde para discutir e compreender temas pertinentes à área de maneira lúdica e criativa.

As técnicas conservadoras, como palestras, por exemplo, muitas vezes não contribuem para o alcance dos objetivos propostos, considerando-se o processo de educação em saúde e o cuidado com dimensões mais amplas do que meramente a transmissão de conhecimentos prontos e estanques.

No cenário da saúde também é importante ousar, criar, inovar para estabelecer vínculo e proximidade com as pessoas. Processos que pressupõem troca, reciprocidade, afetividade, com vistas à reconstrução de significados e valores. O processo de cuidar fundamenta-se no saber científico, mas é fundamental estabelecer uma parceria com aspectos humanos, como a alegria e o entretenimento.

Nesse sentido, destaca-se também o cordel, em forma de cantoria com violão, utilizado como metodologia para a formação profissional, como uma estratégia fantástica para ser usada junto a comunidades, pois envolve as pessoas num processo lúdico e harmonioso, e favorece a participação de todos. Também não é uma metodologia nova, mas é considerada recente a sua aplicação no contexto da saúde e pode ser utilizado em distintos setores. Acresce-se a isso o fato de usar um método com proximidade cultural, o que possivelmente facilita a incorporação do saber nas AES.

Outra estratégia que também aparece em um dos artigos é a conversa como componente terapêutico. Considerando-se tecnologias leves, sabe-se que a interação entre as pessoas pode ser terapêutica ou não no processo de cuidado. No entanto, cabe questionar: em que sentido o autor concebe a conversa como fator terapêutico?

Uma questão que chamou a atenção foi o círculo de cultura, que pressupõe trabalhar os temas de maneira interativa e transformadora. Um dos artigos traz essa concepção ao trabalhar o tema com adolescentes por meio de círculo de cultura, sendo que o mesmo só ocorre ao contar com a efetiva participação de todos os envolvidos. Ele contribui para a reconstrução de significados e posturas.

Constatou-se que as ações pontuais em alguns trabalhos ainda ganham destaque como guias das atividades de educação em saúde. A mudança de comportamento continua aparecendo como "algo a ser alcançado" por meio de ações educativas em saúde. Acredita-se que modelos tradicionais que preconizam a mudança de comportamento como meta a ser atingida reforçam a fragmentação dos saberes e da assistência.

Outra questão que chama a atenção é o fato de que parece que a educação em saúde é algo a mais a ser realizado, ou seja, não é percebida como inerente à prática profissional. É importante que ela faça parte da caixa de ferramentas de todo e qualquer profissional de saúde, para que esteja impregnada em todas as etapas da assistência. Entretanto, ainda que o cotidiano seja marcado com traços de modelos tradicionais de educação em saúde, pautados na mudança comportamental, em palestra com disseminação vertical de conhecimento também se destacam percepções e visões ampliadas a respeito do tema.

Questões interessantes vão ganhando espaço no meio científico, como a utilização da música no processo de cuidar. Isso apareceu na elaboração de um cordel, cantoria com violão, para abordar a promoção e a educação em saúde. O teatro conquista espaço no campo da assistência à saúde, propondo utilizar o lúdico para interagir e possibilitar a troca de saberes, de experiências e de percepções.

Algumas ações desenvolvidas fora do contexto dos serviços de saúde por agentes que não são profissionais de saúde, mas abordam questões voltadas para o tema, não contaram com a parceria dos profissionais de saúde. Aqui pode ser apontada uma lacuna com relação à intersetorialidade. O que tem sido produzido a respeito da educação em saúde como ponte a ser transitada e composta por distintos atores de diferentes cenários? A intersetorialidade poderia aparecer como nova metodologia para se desenvolver educação em saúde, com vistas a um cuidado integral que transcende os pressupostos biológicos das ciências da saúde. Ao considerar que a busca consciente e cidadã de um viver melhor é algo complexo, a participação de diferentes atores sociais e também de diferentes organismos comunitários possivelmente ampliará o sucesso das AES.

Não se encontraram pesquisas que avaliassem, mas que apenas mostraram novas metodologias de educação em saúde, novas técnicas. E o que se encontrou como sendo "novo" na saúde, mesmo que as metodologias/técnicas não sejam recentes, mas sua implementação na saúde tem se dado recentemente, apareceu em número muito pequeno de artigos para o período estudado. Identifica-se aqui outra lacuna.

Aspectos como o uso do som e imagem, da dramatização, do lúdico, da convivência, da mímica, de ações práticas (como cozinha experimental), entre tantas outras possibilidades podem ser pesquisadas, muitas que já acontecem e não são publicadas, que devem vir à tona aos profissionais de saúde, com vistas a buscar métodos mais participativos, mais voltados à realidade do usuário e, portanto, com maiores chances de incorporação cidadã, pois não só têm significado para este como está perto de sua realidade.

Apresenta-se na sequência a categoria 5 (Quadro 5) intitulada Autocuidado, consulta de enfermagem e educação em saúde. Há muito tempo se sabe que a consulta de enfermagem (CE) é um espaço para várias intervenções, e a educativa é uma delas. Por outro lado, o cuidado como elemento-base da enfermagem é uma das perspectivas das CE, e o estímulo ao autocuidado deve ser uma de suas metas.

Cabe destacar que a prática educativa (a despeito de ser realizada em maior frequência na APS) que ocorre na CE via de regra se dá de forma individual, pois a CE em geral é individual, muito embora se fale em CE em grupo, isso é pouco frequente no cotidiano. O autocuidado é a meta da CE através da educação em saúde, esperando-se que, através das orientações captadas pelo cliente, este possa se dirigir a práticas mais saudáveis de vida, empoderando-se para melhor se cuidar, conduzindo dessa forma ao autocuidado.

Na categoria Autocuidado, consulta de enfermagem e educação em saúde foram levantados nove artigos, dos quais se registraram publicações nos anos de 2003, 2006, 2007 e 2009 (duas publicações por ano), enquanto o ano de 2010 contou com uma publicação.

Quanto ao tipo de pesquisa, quatro foram qualitativas e quatro quantitativas, das quais três destas também se caracterizavam como pesquisa ação, pois na verdade se caracterizam como ao mesmo tempo pesquisa, mas testando, por exemplo, instrumentos, técnicas e outras. Apresentou-se também um relato de experiência.

Quanto às áreas de interesse, dois artigos foram sobre saúde da mulher, e um artigo de cada para pré-natal, hipertensão arterial em mulheres, alcoolismo, hanseníase e saúde da criança.

Quadro 5. Categoria 5 – Autocuidado, consulta de enfermagem e educação em saúde (outubro de 2012)

Referência	Tipo de artigo	Proposta e metodologia	Síntese/sinopse dos resultados
Santos ZMSA, Silva RM. Consulta de enfermagem à mulher hipertensa: uma tecnologia para educação em saúde. Rev Bras Enferm. 2003; 56(6):605-9	Pesquisa quantitativa/ pesquisa de ação	▪ A proposta desse estudo foi verificar a satisfação da mulher com hipertensão arterial após ter passado na consulta de enfermagem ▪ Realizou-se a consulta de enfermagem no modelo de Orem com levantamento de diagnósticos de enfermagem, com ênfase no levantamento de perfis de engajamento no autocuidado progressiva, após orientações	▪ Trabalhou-se com 50 mulheres com hipertensão arterial, que passaram por seis consultas de enfermagem, sendo feitos os diagnósticos de enfermagem na 1ª consulta de enfermagem e consequente avaliação do perfil de engajamento no autocuidado ▪ Orientações educativas: maior engajamento no autocuidado, além da possibilidade de tornar-se agente e multiplicadora das ações de autocuidado na família e na comunidade ▪ Constatou-se que a orientação de enfermagem através de intervenção sistematizada (consulta de enfermagem) facilita à cliente buscar o engajamento para o autocuidado
Santos ZMSA, Silva RM. Prática do autocuidado vivenciada pela mulher hipertensa: uma análise no âmbito da educação em saúde. Rev Bras Enferm. 2006; 59(2):206-11	Pesquisa quantitativa	▪ A proposta do estudo foi investigar a prática de autocuidado pela mulher com hipertensão arterial ▪ Estudo realizado numa instituição pública de saúde, com amostra sistemática de 200 mulheres, maiores de 20 anos, independentemente do estado civil, escolaridade, procedência ou renda familiar ▪ Utilizou-se entrevista com questões voltadas ao conhecimento da patologia, da terapêutica e do autocuidado	▪ As pesquisadas, na sua maioria, tinham antecedentes familiares para hipertensão arterial sistêmica, e 98% estavam em uso de medicamentos ▪ O diagnóstico se deu sem conhecimento prévio da hipertensão e em verificações de pressão arterial casual em UBS ou campanhas, e tal conhecimento na pesquisa se dava pela vivência de complicação decorrente da hipertensão arterial sistêmica ▪ Boa parte passou a aderir ao tratamento somente após complicações, ou seja, o tempo de doença não influenciava a adesão, e sim as complicações ▪ Hipervalorização do tratamento farmacológico e baixa adesão ao não farmacológico

(continua)

Quadro 5. Categoria 5 – Autocuidado, consulta de enfermagem e educação em saúde (outubro de 2012) *(continuação)*

Referência	Tipo de artigo	Proposta e metodologia	Síntese/sinopse dos resultados
			- As autoras afirmam que a consulta de enfermagem deve ser um espaço favorável à exposição de queixas da cliente, podendo-se identificar as necessidades de autocuidado nos aspectos biopsíquicos e socioespirituais, e as capacidades da cliente para execução de atividades, para cuidar de si mesma e de sua família - Afirmam ainda a importância de AES em grupo que sejam dialógicas e ações multiprofissionais para o manejo da hipertensão arterial sistêmica em mulheres
Corrêa LA, Santos I, Oliveira TS et al. Pesquisando/cuidando de clientes com insuficiência cardíaca congestiva: a escuta sensível na consulta de enfermagem. Online Braz. J. Nurs. 2006; 5(3)	Pesquisa quantitativa	- A proposta do estudo foi identificar as necessidades de cuidado de enfermagem em clientes com insuficiência cardíaca sob tratamento ambulatorial - Por meio do levantamento de necessidades na consulta de enfermagem eram oferecidas intervenções através da educação em saúde - Trabalho desenvolvido com 15 indivíduos com insuficiência cardíaca congestiva através da escuta sensível fundamentada em Barbier	- Os 15 clientes que passaram na consulta de enfermagem necessitavam ser escutados sensivelmente, e os resultados dessa escuta foram classificados como queixas - Não poder comer tudo de que gosta e desconhecimento da doença foram as principais queixas - Em termos de diagnóstico de enfermagem se observaram conhecimento inadequado sobre a doença e a dieta, adesão medicamentosa prejudicada e condições econômicas precárias - Identificou-se a necessidade de AES que priorize tanto as doenças físicas como a dimensão psicológica, no sentido de ampliar a autonomia e o bem-estar dos indivíduos atendidos na consulta de enfermagem

(continua)

Quadro 5. Categoria 5 – Autocuidado, consulta de enfermagem e educação em saúde (outubro de 2012) *(continuação)*

Referência	Tipo de artigo	Proposta e metodologia	Síntese/sinopse dos resultados
Barbosa MARS, Teixeira NZF, Pereira WR. Consulta de enfermagem – um diálogo entre os saberes técnicos e populares em saúde. Acta Paul. Enferm. 2007; 20(2):226-9	Pesquisa qualitativa/ pesquisa de ação/ relato de experiência	▪ O propósito foi descrever a experiência da consulta de enfermagem a mães e suas crianças de até seis meses de um ambulatório de GO de um hospital-escola, partindo-se do pressuposto que a CE é um espaço privilegiado para diálogo entre o saber popular e o saber acadêmico de saúde e enfermagem, em contraposição a uma CE desenvolvida com foco no modelo clínico ▪ As CE eram documentadas e relatos das mães iam sendo feitos, mudando-se as condutas e modos de fazer a CE, valorizando o saber popular, o que aumentou a adesão a essa prática ▪ Utilizou-se o diário de campo para anotar os dados da CE pelas mães, quais sejam: queixas, dúvidas e aprendizados	▪ Após seis meses foram selecionados 30 relatos de mulheres com foco naquelas com maior participação e então se selecionaram também 24 relatos das enfermeiras participantes sobre suas percepções da consulta de enfermagem ▪ O processo se deu em mão dupla, na qual se ouviam os conhecimentos populares, se reinterpretava, depois se adaptava ou se negociava com a mãe, caso não fosse considerado adequado ao cuidado com a criança ▪ A escuta se mostrou importante estratégia de acolhimento e dentre os itens mais destacados estavam: interação com outras mulheres, dieta, cuidado com o coto umbilical, com a ferida operatória e mamas ▪ Remoso x gorduroso, recaída x sinais sintomas, pente para pentear as mamas x melhorar a oferta de leite, uso de faixa abdominal: foram os itens mais adaptados, negociados e/ou revisados pelas enfermeiras envolvidas com o aprendizado mútuo e retradução das realidades e mundo diversos — a usuária e a profissional, através da CE

(continua)

Quadro 5. Categoria 5 – Autocuidado, consulta de enfermagem e educação em saúde (outubro de 2012) (continuação)

Referência	Tipo de artigo	Proposta e metodologia	Síntese/sinopse dos resultados
Péres DS, Santos MA, Zanetti ML, Ferronato AA. Dificuldades dos pacientes diabéticos para o controle da doença: sentimentos e comportamentos. Rev Latino-am Enfermagem. 2007; 15(6)	Pesquisa qualitativa	■ O estudo apresenta como proposta a identificação das dificuldades dos pacientes diabéticos em relação ao tratamento para o controle da doença ■ Estudo descritivo exploratório realizado com 24 diabéticos acompanhados no Centro Educativo de Enfermagem para Adultos e Idosos, utilizando-se relato escrito, individual ■ Análise de conteúdo	■ Categorias analíticas relacionadas à alimentação; por exemplo, dificuldade de seguir a dieta, entre outros ■ Categorias analíticas relacionadas ao uso de medicação; por exemplo, dificuldade de tomar insulina, entre outros ■ Categorias analíticas relacionadas à atividade física ■ Categorias analíticas relacionadas aos sentimentos relacionados à doença; por exemplo, raiva, revolta, mágoa, resistência, desespero, desânimo, entre outros ■ No decorrer do tratamento: a pessoa diabética experiencia sentimentos e comportamentos que dificultam a aceitação de sua condição crônica de saúde. Diante disso, torna-se mais difícil a adoção de hábitos saudáveis ■ A maneira como o sujeito revela seus sentimentos indica sua postura diante do comportamento relativo à saúde
Ferraz L, Almeida FM, Girardi F, Soares SC. Assistência de enfermagem na promoção do autocuidado aos portadores de necessidades especiais. R Enferm Uerj. 2007; 15(4):597-0	Relato de experiência	■ O estudo apresenta como proposta promover o autocuidado a portadores de necessidades especiais atendidos pela Associação de Pais e Amigos dos Excepcionais (Apae) ■ Prática assistencial em enfermagem pautada na teoria do autocuidado de Orem ■ A atividade foi realizada com três grupos de indivíduos: portadores de necessidades especiais, pais e/ou responsáveis e educadores/colaboradores da Apae	■ A prática assistencial de enfermagem pautou-se em estratégias: 1) diagnóstico das principais necessidades; 2) implementação das ações educativas; 3) realização de visitas domiciliares; 4) fornecimento de materiais educativos; 5) realização de oficinas educativas com os familiares ■ Destaque para a relevância da interdisciplinaridade (reconhecimento do aprendizado com os fisioterapeutas, pedagogos, professores de educação física, psicólogos e assistente social que trabalham na Apae)

(continua)

Quadro 5. Categoria 5 – Autocuidado, consulta de enfermagem e educação em saúde (outubro de 2012) *(continuação)*

Referência	Tipo de artigo	Proposta e metodologia	Síntese/sinopse dos resultados
		▪ Total: 270 horas de atividades distribuídas em quatro meses no ano de 2006	▪ Por meio da vivência, constatou-se que a participação da enfermagem em espaços que atendam aos portadores de necessidades especiais é fundamental para a promoção da saúde com melhoria da qualidade de vida ▪ Os relatos de pais, educadores e colaboradores da Apae indicaram que a atividade contribuiu para a aquisição da autonomia dos portadores de necessidades especiais, promovendo-se o autocuidado
Duarte MTC, Ayres JA, Simonetti JP. Consulta de enfermagem: estratégia de cuidado ao portador de hanseníase em atenção primária. Texto & contexto enferm 2009; 18 (1):100-7	Pesquisa quantitativa/ pesquisa de ação	▪ Dentre as propostas do estudo, destacam-se analisar o instrumento de consulta de enfermagem utilizado junto à clientela com hanseníase e identificar as principais necessidades de saúde e as ações de enfermagem propostas ▪ Estudo realizado num centro de saúde-escola que desenvolve o Programa de Assistência ao Portador de Hanseníase como referência para vários municípios, com 27 indivíduos considerados casos novos e 10 casos de pós-alta medicamentosa, que passaram em CE e que seguiam o modelo de Horta	▪ Como principal problema de enfermagem identificado e no que diz repeito às AES, o desconhecimento sobre aspectos relacionados à hanseníase foi observado na maioria dos usuários (89%) ▪ No plano de cuidados, a ação de enfermagem (orientar) se estendeu a toda a clientela estudada ▪ O foco das orientações, entre outras, se direcionou a aspectos gerais da doença e do tratamento (100%), medicação prescrita e modo de usar (84%), e a importância da adesão ao tratamento (78%) ▪ Os autores apontam que o enfermeiro, juntamente com a equipe, deve elaborar um programa educativo específico e acompanhar sua implementação e efetividade

(continua)

Quadro 5. Categoria 5 – Autocuidado, consulta de enfermagem e educação em saúde (outubro de 2012) *(continuação)*

Referência	Tipo de artigo	Proposta e metodologia	Síntese/sinopse dos resultados
		▪ As CE eram realizadas duas vezes ao mês intercaladas com a CM, demorando em torno de uma hora os casos novos e de 40 minutos os de seguimento	▪ Acrescem ainda que é importante o esclarecimento dos pacientes quanto aos vários aspectos da hanseníase, a fim de que compreendam as manifestações clínicas que vivenciam, a importância da adesão ao tratamento, do controle dos comunicantes e para que se sintam estimulados ao autocuidado, já que este é fundamental na prevenção de incapacidades e manutenção de sua saúde
Pedroso MLR, Rosa NG. Consulta de enfermagem em um programa de vigilância à saúde: vivências do Prá-Nenê. Rev Gaúcha Enferm. 2009; 30(2):221-7	Pesquisa qualitativa	▪ Dentre as propostas do estudo, destaca-se descrever de que forma os pais das crianças do Programa de Puericultura de uma UBS percebem as atividades de educação em saúde realizadas na CE ▪ Foram entrevistados responsáveis de crianças que frequentavam a CE por mais de seis meses, o que foi feito no domicílio com gravação ▪ Os dados foram analisados pela análise de conteúdo temática	▪ Foram entrevistadas 15 mães, e a análise evidenciou três categorias, das quais o referido artigo só apontou duas: "Estabelecendo uma relação de ajuda com os usuários" e "Realizando orientações para o desenvolvimento saudável das crianças" ▪ Na 1ª categoria se expressa a relação de vínculo, acolhimento, confiança e respeito que se trava com a enfermeira através da CE na UBS ou no domicílio no caso das faltosas ▪ Na 2ª categoria se verifica que as usuárias confiam nas orientações passadas pela enfermeira e as seguem. Enfatizam, ainda, o espaço para diálogo dado à enfermeira, mais do que só impor orientações, se compartilham experiências ▪ A alimentação, em especial os erros alimentares e a amamentação, faz parte das orientações da enfermeira na CE, além da possibilidade de revisão de outros cuidados, como vacinação, estimulação e doenças frequentes em crianças

(continua)

Quadro 5. Categoria 5 – Autocuidado, consulta de enfermagem e educação em saúde (outubro de 2012) *(continuação)*

Referência	Tipo de artigo	Proposta e metodologia	Síntese/sinopse dos resultados
Silva JM, Ricci LAM, Oliveira SGC et al. Consulta de enfermagem pré-natal e educação em saúde: prática do enfermeiro no Programa Saúde da Família. Nursing (São Paulo). 2010; 12(143):170-4	Pesquisa qualitativa	<ul><li>Estudo realizado em UBS mista (com Programa Saúde da Família), com enfermeiras, no qual as questões norteadoras foram: percepção sobre a CE no pré-natal e a importância das AES, bem como as temáticas e a aceitação da usuária</li><li>Análise de conteúdo, com a construção das categorias a partir dos discursos gravados</li></ul>	<ul><li>Emergiram seis categorias: autonomia do enfermeiro no Programa Saúde da Família; consulta de enfermagem: criando um vínculo; importância da educação em saúde para o pré-natal (a enfermeira deve aproveitar todos os momentos para a educação em saúde e a CE é um momento propício); temáticas abordadas na consulta de enfermagem (vacinação da gestante, planejamento familiar, aleitamento materno, importância do pré-natal, modificações do corpo, preparo dos seios, alimentação da gestante e cuidados com o recém-nascido; questões psicossociais); comunicação enfermeiro e paciente; aceitação da paciente quanto da consulta de enfermagem</li><li>Não se abordou a orientação de preparo para o parto</li><li>Demonstrou-se que as pacientes se sentem seguras após a CE com orientações</li></ul>

A CE pode ser um excelente espaço para as AES, no entanto, na maioria das vezes, desenvolve-se no formato individual, que pode ser complementar e direcionado a casos em que o espaço coletivo grupal não tenha alcance. Por sua vez, sem a ideia de não apontar o que seja mais importante (coletivo ou individual), pode-se apontar como lacuna a demonstração de estudos que apontem/ comparem situações de sucesso ou desafio na AES na CE.

Nas lacunas quanto aos grupos de vulnerabilidade, pode-se destacar a falta de estudos em CE direcionadas à criança, em especial até 1-2 anos de vida, período no qual a mãe e também o pai por vezes carecem de orientações sobre o cuidado ao bebê; CE com adolescentes, que raramente buscam as UAPS; os idosos, público também frequente nas UAPS e que pode receber muitas orientações na CE quanto ao seu autocuidado; CE que envolva o ensino de procedimentos para o autocuidado (como autoaplicação de insulina, atividades físicas, entre outros).

A categoria 6 (Quadro 6), nomeada como "Percepção de enfermeiros e profissionais de saúde sobre educação em saúde", aborda a percepção que os profissionais/trabalhadores de saúde têm a respeito de educação em saúde. Acredita-se que, muitas vezes, a percepção sobre o objeto de trabalho serve como guia para as ações. Entretanto, nem sempre isso é o que acontece, pois pode haver um distanciamento entre a concepção teórica e a realidade prática.

Foram obtidos sete artigos. No que se refere ao corte temporal, constata-se que em 2009 e 2011 ocorreram duas publicações em cada, seguidas dos anos de 2003, 2008 e 2010 com uma publicação por ano. Quanto à característica, todos os artigos foram resultantes de pesquisa e desenvolvidos com abordagem qualitativa. Tal constatação é coerente, uma vez que a referida abordagem de pesquisa lida com um universo de significados e crenças não palpáveis pelo olhar numérico. Busca desvelar concepções e valores que não podem ser expressos e compreendidos por meio de variáveis e testes estatísticos.

Quanto às áreas temáticas das pesquisas, todos os artigos abordam a questão da percepção de profissionais/trabalhadores de saúde quanto à educação em saúde. Três artigos foram realizados com enfermeiros, um com a equipe como um todo, um com ACS, um com graduandos de enfermagem e um com coordenadores de grupos. Na APS, atualmente, pelo fato de que, na equipe, o enfermeiro e o médico são *a priori* os profissionais de referência para as AES, mesmo se esperando que outros também o façam (ACS, TE, AE e outros como do NASF), mais estudos abordando a percepção desses profissionais poderiam ser sensores para se trabalhar tais concepções, tanto no sentido de mudar a prática destes como até de interferir na formação dos futuros profissionais.

Quanto ao local de desenvolvimento dos estudos, quatro foram desenvolvidos na Estratégia Saúde da Família, um em ambiente hospitalar, um na universidade e um em Centro de Atendimento Integrado à Saúde-Escola.

Quadro 6. Categoria 6 – Percepção de enfermeiros e profissionais de saúde sobre educação em saúde (outubro de 2012)

Referência	Tipo de artigo	Proposta e metodologia	Síntese/sinopse dos resultados
Silva ALAC, Munari DB, Lima FV, Silva WO. Atividades grupais em saúde coletiva: características, possibilidades e limites. R Enferm Uerj. 2003; 11:18-24	Pesquisa qualitativa	▪ O estudo teve como propostas analisar características do funcionamento dos grupos na assistência em saúde coletiva e verificar a percepção dos coordenadores quanto ao seu alcance e limitações ▪ Estudo realizado em um Centro de Atendimento Integrado à Saúde-Escola com cinco coordenadores dos grupos ▪ No local em foco, existem grupos que se inserem nos programas de hipertensão e diabete, gestantes, planejamento familiar, do leite e no serviço de odontologia ▪ Usaram-se entrevistas semiestruturadas, observação sistematizada (15 encontros) e diário de campo ▪ Análise temática de conteúdo	▪ Emergiram as categorias: 1) "Eu planejo da seguinte forma" (aspecto informativo, utilizando-se de palestras. Os membros do grupo não participavam ativamente) 2) "Compreendendo esse processo" (em todos os grupos do local, a participação estava condicionada à entrega de medicamentos, de kits de enxoval para as gestantes, de anticoncepcional e preservativos no planejamento familiar, de leite e da inclusão no tratamento dentário no grupo de odontologia. Não existem, formalmente, estratégias de avaliação do grupo ▪ Os grupos seguem o mesmo padrão de funcionamento, não sendo consideradas especificidades da clientela ▪ Embora existam inúmeras dificuldades para manutenção dos grupos, os coordenadores percebem que são ferramentas importantes para a melhoria da qualidade de vida, pois possibilitam o atendimento por uma equipe multidisciplinar
Colomé JS, Oliveira DLLC. A educação em saúde na perspectiva de graduandos de enfermagem. Rev Gaúcha Enferm. 2008; 29(3):347-53	Pesquisa qualitativa	▪ Dentre as propostas do estudo, destaca-se identificar as concepções de educação em saúde dos graduandos (de enfermagem) ▪ Estudo que utilizou entrevista semiestruturada ▪ Realizado em cursos de graduação em enfermagem de duas universidades federais	▪ Duas concepções diferentes de educação em saúde, implícitas nas falas dos entrevistados, foram divididas em duas subcategorias: a) "Educar é orientar, ter saúde é não estar doente" (educação em saúde pautada em uma abordagem tradicional. Prevenção de doenças/mudança comportamental. Culpabilização dos sujeitos pelas consequências decorrentes de suas atitudes e escolhas)

(continua)

Quadro 6. Categoria 6 – Percepção de enfermeiros e profissionais de saúde sobre educação em saúde (outubro de 2012) *(continuação)*

Referência	Tipo de artigo	Proposta e metodologia	Síntese/sinopse dos resultados
		▪ Participaram 20 graduandos do último semestre dos respectivos cursos (10 de cada curso) ▪ Análise temática de conteúdo	b) "Educar é compartilhar saberes, ter saúde é produto de múltiplos determinantes" (concepção ampliada de educação em saúde: espaço que possibilita interação entre os sujeitos, participação social, troca, relações dialógicas, horizontais. Intersetorialidade. Educação popular) ▪ Os processos formativos mesclam referenciais conflitantes, sendo que alguns já deveriam ter sido superados ▪ O referencial emancipatório-participativo deveria imperar nos processos formativos de graduação em enfermagem
Góes FGB, Cava AMLA. A concepção de educação em saúde do enfermeiro no cuidado à criança hospitalizada. Rev. Eletr. Enf. [internet]. 2009; 11(4):932-41	Pesquisa qualitativa	▪ Dentre as propostas do estudo, destaca-se identificar a concepção de educação em saúde, que norteia a prática educativa do enfermeiro junto à família da criança hospitalizada ▪ Estudo realizado por meio de entrevistas semiestruturadas com nove enfermeiros que trabalham na unidade de pacientes internos de um hospital universitário pediátrico ▪ Análise temática	▪ Categoria temática: "A concepção de educação em saúde na ótica dos enfermeiros" ▪ Tendência dos enfermeiros em reproduzirem o modelo de transmissão de informações: o profissional passa, fornece e dá informações aos usuários. Verticalização das informações, não havendo valorização da troca de conhecimento ▪ Educação em saúde: perspectiva normativa e prescritiva: ditando normas de conduta. Foco na mudança comportamental. Ênfase na doença da criança (a educação em saúde segue modelo biologicista) ▪ Famílias/usuários são desprovidos de informação ▪ Constatou-se um discurso ainda incipiente, tímido: concepção de educação em saúde como o conjunto de ações que instrumentalizam os indivíduos, com vistas à melhoria da qualidade de vida da pessoa. Visão de prática social. Nessa perspectiva, o profissional assume o papel de facilitador do conhecimento. Valorização do conhecimento dos usuários/famílias

(continua)

Quadro 6. Categoria 6 – Percepção de enfermeiros e profissionais de saúde sobre educação em saúde (outubro de 2012) *(continuação)*

Referência	Tipo de artigo	Proposta e metodologia	Síntese/sinopse dos resultados
Maciel MED, Borges PKO, Sales CM, Renovato RD. Educação em saúde na percepção de agentes comunitários de saúde. Cogitare Enferm. 2009; 14(2):340-5	Pesquisa qualitativa	<ul><li>Dentre as propostas do estudo, destaca-se conhecer a concepção que os agentes comunitários de saúde têm sobre educação em saúde</li><li>Estudo desenvolvido por meio de entrevistas com seis agentes comunitários de saúde vinculados à estratégia de saúde;</li><li>Análise: discurso do sujeito coletivo</li></ul>	<ul><li>O conceito coletivo de educação em saúde para os agentes comunitários de saúde dividia-se em três ideias centrais: "dar o exemplo", "realizar palestras e orientações" e "difícil de fazer"</li><li>"Dar o exemplo": preocupação do agentes comunitários de saúde em cuidar da sua saúde, para depois educar outro indivíduo</li><li>"Realizar palestras e orientações": palestras e orientações: práticas comuns no cotidiano. Tal modelo de educação em saúde profissional é detentor do conhecimento biomédico. Prescrição de comportamentos/foco na cura das e na prevenção de doenças</li><li>"Difícil de fazer": os agentes comunitários de saúde orientam, mas é muito difícil, pois a população não segue as orientações. Culpabilização do usuário (individualização do processo de adoecimento)</li><li>A concepção dos agentes comunitários de saúde de respeito de educação em saúde: educação tradicional/transmissão de conhecimentos. Orientações prescritivas, impositivas e desconectadas da realidade do sujeito. Controle e cuidado de doenças. Saúde: ausência de doenças</li></ul>

(continua)

Quadro 6. Categoria 6 – Percepção de enfermeiros e profissionais de saúde sobre educação em saúde (outubro de 2012) *(continuação)*

Referência	Tipo de artigo	Proposta e metodologia	Síntese/sinopse dos resultados
Fernandes MCP, Backes VMS. Educação em saúde: perspectivas de uma equipe da Estratégia Saúde da Família sob a óptica de Paulo Freire. Rev Bras Enferm. 2010; 63(4):567-73	Pesquisa qualitativa	▪ Dentre as propostas do estudo, destacam-se conhecer a prática educativa desenvolvida por uma equipe de saúde da família, desvelar suas perspectivas sobre a educação em saúde e repensá-las dentro de seus próprios processos de trabalho ▪ Pesquisa realizada com sete agentes comunitárias de saúde, um médico e uma enfermeira de uma equipe de saúde da família ▪ Estudo feito por meio de círculos de cultura	▪ Educação em saúde: repasse das informações e contribuição para a mudança comportamental ▪ Reconheceram que a verticalização e a centralização das informações não são bem-sucedidas na trajetória da educação em saúde ▪ Profissional de saúde: detentor do conhecimento. População: desprovida de qualquer saber. Isso dificulta a realização de atividades de educação em saúde dialógicas e participativas ▪ A educação em saúde é desenvolvida por meio dos grupos; caminhadas realizadas pelas ACS; orientações feitas em cartazes, na rádio, nas consultas, na distribuição de medicamento ou nas visitas domiciliares ▪ Reconhecem que a prática deve melhorar e identificam a necessidade de aumentar o espaço físico da unidade (para criar espaços para promover mais atividades); possibilitar a participação popular; criar mais grupos educativos; realizar maior escuta dos usuários; valorizar o diálogo, a troca de conhecimentos e a participação da comunidade ▪ Necessidade de levantamento de problemas e soluções factíveis junto à comunidade ▪ No cotidiano: a prática da educação em saúde fundamenta-se nos pressupostos da educação depositária e vertical

(continua)

Quadro 6. Categoria 6 – Percepção de enfermeiros e profissionais de saúde sobre educação em saúde (outubro de 2012) *(continuação)*

Referência	Tipo de artigo	Proposta e metodologia	Síntese/sinopse dos resultados
Cervera DPP, Parreira BDM, Goulart BF. Educação em saúde: percepção dos enfermeiros da atenção básica em Uberaba (MG). Ciência & Saúde Coletiva. 2011; 16(1):1547-54	Pesquisa qualitativa	▪ Dentre as propostas do estudo, destaca-se conhecer a percepção dos enfermeiros, vinculados à Estratégia Saúde da Família, sobre a educação em saúde ▪ Estudo realizado por meio de entrevistas semiestruturadas com 20 enfermeiros da Estratégia Saúde da Família ▪ Análise temática	▪ A partir da análise, foram abstraídos cinco temas: ação pontual; conceituação; educação bancária; postura e crescimento profissional ▪ As ações de educação em saúde são realizadas através de visitas domiciliares e consultas de enfermagem ▪ A educação em saúde é entendida como estratégia, orientação, intervenção, cuidado, promoção da saúde e prevenção de doenças, e possibilidade de comunicação com a comunidade. Pode conduzir à mudança de hábitos ▪ Perspectiva verticalizada, normativa e prescritiva: reeducação, transmissão de conhecimento e controle de doenças; o profissional educa o usuário para a mudança de comportamento ▪ Afirmam que o trabalho fundamenta-se nas necessidades da população, havendo vínculo com a comunidade ▪ No plano teórico, os entrevistados apresentam conceitos atuais de educação em saúde. Entretanto, no plano prático reproduzem um modelo pautado no repasse de informações ▪ A educação em saúde é praticada na perspectiva intervencionista, com foco na doença e na mudança comportamental

(continua)

Quadro 6. Categoria 6 – Percepção de enfermeiros e profissionais de saúde sobre educação em saúde (outubro de 2012) *(continuação)*

Referência	Tipo de artigo	Proposta e metodologia	Síntese/sinopse dos resultados
Roecker S, Marcon SS. Educação em saúde. Relatos das vivências de enfermeiros com a Estratégia da Saúde Familiar. Invest Educ Enferm. 2011; 29(3):381-90	Pesquisa qualitativa	▪ Dentre as propostas do estudo, destaca-se conhecer a prática educativa dos enfermeiros que atuam na estratégia saúde da família, por meio dos relatos de vivências cotidianas ▪ Estudo que realizou-se através de entrevistas semiestruturadas com 20 enfermeiros atuantes nas equipes de ESF ▪ Análise do conteúdo	▪ Todos os enfermeiros identificam a importância da prática educativa na estratégia saúde da família ▪ Oito enfermeiros relataram experiências no plano individual quando o indivíduo procura o atendimento no serviço. As ações vinculam-se à demanda espontânea e centram-se basicamente na questão biológica ▪ Ações coletivas de educação em saúde realizadas pelos enfermeiros são feitas por meio de grupos específicos. A maioria das ações decorre das normativas estabelecidas pelo Ministério da Saúde. Muitas vezes, não se fundamentam nas reais necessidades da comunidade ▪ As práticas de educação em saúde realizadas na estratégia saúde da família fundamentam-se no modelo tradicional hegemônico, com ênfase na prevenção de doenças por meio da mudança de atitudes e de comportamentos individuais: transmissão vertical de informações

De acordo com a análise dos artigos, percebe-se que existem percepções ampliadas a respeito da educação em saúde, pautadas em abordagem participativa com vistas à inclusão do usuário no processo de cuidar. Entretanto, também foi possível observar a permanência do antigo modelo de educação em saúde, ou seja, a percepção dos enfermeiros e profissionais de saúde ainda permeada por concepções que atravessam as ações de educação em saúde de maneira autoritária e vertical, com forte centralização de poder, determinado pelo suposto conhecimento vindo apenas do profissional de saúde.

No que tange a aspectos mais horizontais e participativos da educação em saúde, apareceram as concepções de educação em saúde como estratégia, orientação, intervenção e cuidado. Ela é percebida como uma possibilidade de comunicação com a comunidade e de resolução de problemas, e é associada à promoção da saúde e prevenção de doenças.

Defendeu-se a ideia de que a educação em saúde precisa estar ancorada nas necessidades e demandas da comunidade para que ela cumpra seu papel de agregar valores. Vale destacar que os resultados encontrados nos artigos vão ao encontro de alguns pressupostos da educação em saúde na perspectiva emancipatória. A questão de identificação das necessidades na óptica dos usuários/familiares representa um caminho que está sendo aberto para a reconstrução da prática, com vistas à horizontalidade e participação. No entanto, destaca-se que essa iniciativa ainda é incipiente e tímida no contexto dos serviços de saúde.

Sabe-se que não há como descolar o modelo de atenção do modelo de ações educativas em saúde. Ambos se misturam, entrelaçam-se, confundem-se, gerando como resultados uma prática vinculada ao saber científico e na visão da saúde como ausência de doenças.

Nesse sentido, se por um lado forças instituintes perpassam o contexto em questão na tentativa de reconduzir o modelo de atenção e o modelo de educação em saúde implementado, por outro lado forças instituídas reforçam a permanência do tradicional, da concepção pautada na prática educativa em sentido único profissional/usuário.

Os artigos revelam que o profissional é responsável por "educar" o usuário para uma mudança de comportamento. Constatou-se que permanece a ideia de que o profissional detém o saber, e o usuário é desprovido de qualquer conhecimento. Isso gera uma lógica perversa e desigual, sendo estabelecida uma relação de convivência entre "desiguais". Nesse sentido, a educação bancária guia as ações na prática, de maneira verticalizada, prescritiva, buscando controlar doenças e, muitas vezes, sendo desenvolvida de maneira pontual e fragmentada. No cotidiano, ainda existe a lógica intervencionista, com foco na doença e na mudança comportamental, ou seja, os usuários devem seguir condutas corretas orientadas por profissionais de saúde.

A educação em saúde é identificada também por atividades grupais. Ressalta-se que isso pode representar tais ações, no entanto elas não se limitam a grupos. É urgente a necessidade de se repensar a educação em saúde como uma possibilidade que deve permear toda a assistência em saúde.

Percebe-se, assim, que o modelo de educação em saúde segue a lógica do conceito negativo de saúde, ou seja, ela é entendida como ausência de doença. Dessa forma, o modelo biologicista hegemônico fundamenta a prática em saúde. Portanto, a culpabilização do indivíduo pelo processo do adoecimento. Ao se considerar o adoecimento dessa forma, limita-se o entendimento do processo saúde-doença, reforçando a ideia da unicausalidade das doenças. E os distintos determinantes? E as questões sociais são desconsideradas? As lógicas de educação em saúde predominantes apresentadas na prática dos serviços de saúde são prescritivas, normativas, focadas na doença e no poder do conhecimento dos profissionais de saúde.

Uma importante lacuna no que se refere a estudos de percepções das AES diz respeito à percepção da educação em saúde na óptica dos usuários. O que pensam a respeito do tema? Estudos nessa área dão oportunidade a uma reflexão acerca daquele que consome as AES e poderiam influenciar também as mudanças nos profissionais.

No Quadro 7 tem-se a categoria 7, intitulada "Educação em saúde no contexto escolar", que aponta as atividades de educação em saúde realizadas no espaço escolar. Alguns artigos revelam técnicas interessantes, com foco no envolvimento e participação dos escolares. Existe uma tentativa de horizontalizar as ações, mas ainda se fazem presentes um enfoque de mudança comportamental e a ênfase na doença. Os artigos revelam a necessidade de articulação entre os setores da saúde e da educação.

Foram obtidos cinco artigos. No que se refere ao corte temporal, constata-se que os anos de 2008 e 2009 contaram com duas publicações cada, seguidos do ano de 2010 com uma publicação.

Quanto às características, quatro artigos foram resultantes de pesquisa, sendo três com abordagem qualitativa e um com abordagem quantitativa. Foi encontrado um relato de experiência. Áreas temáticas das pesquisas: todos os artigos abordam a questão das ações educativas em saúde realizadas no ambiente escolar. Local de desenvolvimento dos estudos: dois foram desenvolvidos em escola pública, dois em instituição de educação infantil e um em escola privada.

Os temas frequentemente abordados e que guiaram as ações educativas foram: dengue, higiene pessoal e alimentar, parasitoses, destino dos resíduos sólidos, alimentação saudável, gripe e diarreia.

O trabalho educativo junto a escolares usou as metodologias tradicionais de educação em saúde. É importante contar com métodos participativos,

Quadro 7. Categoria 7 – Educação em saúde no contexto escolar (outubro de 2012)

Referência	Tipo de artigo	Proposta e metodologia	Síntese/sinopse dos resultados
Vasconcelos VM, Martins MC, Valdés MTM, Frota MA. Educação em saúde na escola: estratégia de enfermagem na prevenção da desnutrição infantil. Cienc Cuid Saude. 2008; 7(3):355-62.	Pesquisa qualitativa	• Dentre as propostas do estudo, destacam--se identificar a percepção das crianças sobre alimentação saudável e investigar parâmetros de desnutrição infantil na escola; desenvolver estratégias de educação em saúde que sejam utilizadas no âmbito escolar, como, por exemplo, medidas preventivas da desnutrição infantil • Pesquisa etnográfica realizada com 38 crianças (de 2-9 anos) de uma escola da rede privada • Para trabalhar a educação em saúde junto às crianças (desnutrição infantil): atividades com grupos etários específicos: utilização de massa de modelar, pintura, desenho livre • Observação participante, registro das informações no diário de campo	• Práticas educativas pautadas em discussões em grupo • Quatro temas trabalhados: alimentação saudável; higiene corporal e alimentar; conhecimento acerca da gripe; abordagem sobre diarreia • Utilização de colagens/discussão dos hábitos de higiene com cartazes educativos/reflexão • Utilizada a atividade lúdica do carteiro com crianças de 3-9 anos: o aluno recebia um envelope com perguntas • As atividades lúdicas podem contribuir para a mudança de comportamento • Estratégias educativas em saúde quando participativas e interativas: possibilitam a construção de conhecimentos de crianças em idade escolar • A saúde precisa ser discutida no espaço escolar com vistas à melhoria da qualidade de vida. Se a escola estiver articulada com a família: pode possibilitar a mudança de comportamento
Tonete VLP, Parada CMGL. Representações sociais de educadoras infantis sobre o cuidar e o educar: a interface com a saúde. Cienc Cuid Saude. 2008; 7(2):199-206	Pesquisa qualitativa	• Dentre as propostas do estudo, destaca--se apreender as representações sociais sobre o cuidar e o educar em instituição de educação infantil elaboradas por profissionais que realizam essas práticas, identificando a relação que fazem com a saúde das crianças	• Para as entrevistadas, o cuidar e o educar são indissociáveis • De acordo com o tema "Os fazeres da educação infantil e a interface com a saúde": as educadoras revelam que o cuidar e o educar se fundamentam na atenção à saúde da criança • Forte enfoque preventivo do processo saúde-doença

(continua)

Quadro 7. Categoria 7 – Educação em saúde no contexto escolar (outubro de 2012) *(continuação)*

Referência	Tipo de artigo	Proposta e metodologia	Síntese/sinopse dos resultados
		■ Estudo que utilizou o referencial das representações sociais realizado com 20 educadoras de uma instituição de educação infantil de uma universidade pública	■ Podem ser ressaltadas algumas potencialidades das educadoras no que se refere à saúde infantil: prevenção de doenças, detecção precoce de alterações nos estados de saúde e alguns aspectos da promoção da saúde, ao destacarem o desenvolvimento saudável das crianças como meta a ser alcançada ■ As educadoras reconhecem como importante o apoio dos profissionais de saúde, mas não relatam o desenvolvimento de ações intersetoriais e interdisciplinares contínuas, ações que poderiam contar com o trabalho da enfermagem
Gubert FA, Santos ACL, Aragão KA et al. Tecnologias educativas no contexto escolar: estratégia de educação em saúde em escola pública de Fortaleza-CE. Rev. Eletr. Enf. [internet]. 2009; 11(1):165-72	Pesquisa qualitativa/ pesquisa de ação	■ Dentre as propostas do estudo, destaca-se abordar o processo de educação em saúde através do uso de tecnologias educativas junto a adolescentes no contexto escolar ■ Estudo em perspectiva ancorada no modelo pedagógico de Paulo Freire — ciclo de cultura ■ O estudo foi realizado com uma turma de 30 alunos (de 14-18 anos) de uma escola pública municipal ■ Oficinas desenvolvidas por: análise da demanda; planejamento: ciclo de quatro oficinas; execução; avaliação: elaboração de uma tecnologia leve, material educativo — fanzine ■ Informações registradas em diário de campo	■ Criou-se um material com base na percepção dos próprios adolescentes (elaboração de uma tecnologia leve, através da confecção de um material educativo — fanzine: confeccionado pelos próprios adolescentes, considerando-se conhecimentos e habilidades adquiridos na intervenção) ■ Necessidade de ampliar o trabalho de promoção à saúde sexual e reprodutiva: para contemplar questões de cidadania e direitos humanos ■ Necessidade de criar espaços e escuta na escola e nos serviços de saúde voltados para os adolescentes; articular educação e saúde ■ Cabe ao enfermeiro: reestruturar seu trabalho (educação em saúde) para produzir novos recursos tecnológicos (educativos) ■ Necessidade de o enfermeiro produzir novas tecnologias educacionais superando as ações pontuais de educação em saúde que não contribuem para a identificação das reais necessidades dos indivíduos

(continua)

Quadro 7. Categoria 7 – Educação em saúde no contexto escolar (outubro de 2012) *(continuação)*

Referência	Tipo de artigo	Proposta e metodologia	Síntese/sinopse dos resultados
Silva KL, Izidoro IFRV, Maia CC, Sobreira TT. Métodos contraceptivos: estratégia educativa com adolescentes. Rev. Rene. 2009; 10(1):145-51	Relato de experiência	▪ A proposta do estudo foi descrever estratégias educativas em saúde para um público formado por adolescentes, com abordagem dos métodos contraceptivos, utilizando-se a escola como o lócus dessas ações, visando propiciar a aquisição de conhecimentos corretos quanto aos métodos de contracepção, uso e finalidade destes, bem como promover a autorreflexão desses jovens com relação às responsabilidades pelos seus atos ▪ Relato de experiência que diz respeito às ações de educação em saúde desenvolvidas com 20 adolescentes (de 12-15 anos) em uma escola pública ▪ Para abordagem dos métodos contraceptivos, utilizou-se metodologia participativa ▪ Estratégia escolhida cultura brincante	▪ Avaliação do conhecimento adquirido pelos adolescentes: atividades lúdicas por meio de duas técnicas: 1ª técnica: painel de associações com os respectivos itens: nome, descrição e modo de usar o método 2ª técnica: brincadeira conhecida como amarelinha: o trabalho foi feito com cores que correspondiam ao método contraceptivo correto e sua importância na prevenção de DST/aids ▪ Ressalta-se que o profissional enfermeiro realiza atividades educativas com qualidade ▪ Necessidade de formar jovens conhecedores e conscientes de seus direitos como cidadãos

(continua)

Quadro 7. Categoria 7 – Educação em saúde no contexto escolar (outubro de 2012) *(continuação)*

Referência	Tipo de artigo	Proposta e metodologia	Síntese/sinopse dos resultados
Maciel ELN, Oliveira CB, Frechiani JM et al. Projeto Aprendendo Saúde na Escola: a experiência de repercussões positivas na qualidade de vida e determinantes da saúde de membros de uma comunidade escolar em Vitória, Espírito Santo. Ciência & Saúde Coletiva. 2010; 15(2): 389-96	Pesquisa quantitativa	• A proposta do estudo foi avaliar as estratégias realizadas pelo enfermeiro no ambiente escolar de um centro municipal de educação infantil, através do Projeto de Extensão Aprendendo Saúde na Escola • Estudo realizado com 218 indivíduos (crianças de 6 meses a 7 anos incompletos) em um centro municipal de educação infantil • Instrumentos de pesquisa: banco de dados das crianças e um livro de registro dos atendimentos feitos pelos acadêmicos	• Foram desenvolvidas quatro atividades educativas coletivas junto às crianças, com os professores e os pais dos alunos organizadas pelos acadêmicos de enfermagem • Temas abordados: dengue, higiene pessoal, parasitoses e destino dos resíduos sólidos • Tais atividades foram desenvolvidas de forma participativa, por meio de dramatizações • Necessidade de intervenção em saúde bucal, incluindo ações educativas • Fundamental a inserção do profissional de saúde no contexto escolar: função educativa e assistencial

compartilhados, com vistas ao desenvolvimento da autonomia. Identificou-se que os enfermeiros precisam incorporar novas estratégias de educação em saúde para que suas práticas transcendam ações pontuais e fragmentadas. Mas, por outro lado, também foi revelado que esses profissionais realizam atividades educativas em saúde com qualidade. Por sua vez, questiona-se em que referencial essa questão da qualidade está pautada, se referencial mais participativo ou normatizador.

Foram reveladas estratégias inovadoras na educação em saúde, como, por exemplo, a confecção de um material educativo (fanzine) elaborado pelos próprios adolescentes, considerando-se conhecimentos e habilidades adquiridos na intervenção. Isso ilustra a possibilidade de tornar o processo educativo em saúde mais interativo. Outro ponto importante revela que os sujeitos são considerados portadores de conhecimentos e de infinitas possibilidades para reconstrução de significados. O material criado fundamentou-se na percepção dos próprios adolescentes.

Outra estratégia inovadora na utilização em saúde foi a cultura brincante. Ela se pautou no uso de atividades lúdicas por meio de duas técnicas. Tal ferramenta foi aplicada para discussão de métodos contraceptivos e DST/aids junto a adolescentes. Os jovens puderam expor suas percepções por meio do lúdico.

Sabe-se que massa de modelar, pintura, colagens e desenho livre não são novidades no cenário escolar. No entanto, representam ferramentas inovadoras ao serem utilizadas para discutir, no contexto escolar, aspectos voltados para a saúde. Outra técnica que se destacou foi atividade lúdica do carteiro, pela qual o escolar recebia um envelope com perguntas a respeito do tema em foco. Assim, algumas vezes, a atividade lúdica foi considerada potente para mudança de comportamento. Torna-se oportuno destacar que a mudança de comportamento não pode ser o fim a ser alcançado na ação educativa em saúde. O que se deve buscar não é a mudança comportamental por ações normatizadas e reguladoras, mas a capacidade de o indivíduo fazer escolhas saudáveis e conscientes.

Os artigos ressaltaram que as ações devem se fundamentar em discussões, sendo interativas, dinâmicas e participativas. Observa-se uma tentativa de horizontalizar o processo educativo em saúde no contexto escolar e a utilização de técnicas criativas. No entanto, o modelo tradicional permanece, pois há um forte enfoque preventivo no processo saúde-doença. Isso revela a necessidade de se implementarem no cotidiano ações que promovam a reflexão e a sensibilização com vistas à capacitação da comunidade para fazer escolhas saudáveis.

Diante da proposta da promoção da saúde é inaceitável reproduzir modelos de educação em saúde que tentem guiar os passos dos indivíduos condicionando-os a posturas pré-julgadas corretas. Outra estratégia revelada como sendo utilizada no cenário escolar são as palestras. Tal ferramenta engessa a ação educativa, não favorecendo a interação e a troca.

Aponta-se como desafio a articulação entre saúde e escola, havendo necessidade de ações intersetoriais e interdisciplinares contínuas que poderiam contar com o trabalho do enfermeiro.

O ambiente escolar, por suas peculiaridades e responsabilidades sociais, é um campo fértil para aprendizagens significativas, e a educação em saúde pode ser usada para ampliar a construção da cidadania dos seus alunos, sobretudo no quesito saúde. São poucos estudos nessa área, e como lacunas pode-se citar: a falta de estudos que mostrem a condição do professor para conduzir AES, bem como a falta de intersetorialidade da escola e os serviços de saúde, falta de se discutir mais DST e gravidez na adolescência na escola, falta de estudos sobre o aluno como mediador/facilitador/disseminador de conhecimento de saúde à família, bem como falta de estudos no ambiente universitário sobre as AES.

A categoria 8 (Quadro 8) se intitula "Comunicação e informação e educação em saúde". Acredita-se que a comunicação e a informação na educação em saúde precisam representar efetivamente caminhos que possibilitem uma prática mais dialógica, interativa e justa, com vistas a uma assistência de qualidade e resolutiva. O meio no qual a comunicação e a informação ampliam o sucesso das AES também é esperado nessa dimensão, bem como técnicas de comunicação, a informação sobre meios de se disseminar o conhecimento ao usuário, entre outros.

Foram obtidos quatro artigos. No que se refere ao corte temporal, constata-se a publicação de um artigo em 2003, 2004, 2007 e 2008.

Quanto às características, três resultavam de pesquisa e um era relato de experiência. Dos resultantes de pesquisa, um era quantitativo, um qualitativo e outro quantiqualitativo.

Quanto às áreas temáticas das pesquisas, observa-se que os artigos abordam atividades desenvolvidas com foco em "cuidados com bebês prematuros" (dois); "atividades de comunicação/informação em saúde na assistência pré-natal por enfermeiros" (um) e "autocuidado da mulher mastectomizada" (um).

De acordo com os artigos, constatou-se uma proposta interessante de construção de cartilhas/materiais educativos em parceria com os usuários/pacientes dos serviços de saúde. Isso reflete que o processo ocorreu de forma interativa. Propostas que seguem essa linha pautam-se na proposta freireana, a qual propõe que sujeitos envolvidos no processo participem de maneira ativa, proativa e com voz nas decisões. As necessidades elencadas para serem abordadas no instrumento educativo pautam-se no olhar do profissional e no dos usuários.

Quadro 8. Categoria 8 – Comunicação e informação e educação em saúde (outubro de 2012)

Referência	Tipo de artigo	Proposta e metodologia	Síntese/sinopse dos resultados
Moura ERF, Rodrigues MSP. Comunicação e informação em saúde no pré-natal. Interface-Comunic Saúde Educ. 2003; 7(13):109-18	Pesquisa Qualitativa	▪ Dentre as propostas do estudo, destaca-se investigar as atividades de comunicação/informação em saúde, implementadas no decorrer da assistência pré-natal, por enfermeiros que atuam no Programa Saúde da Família ▪ Os dados foram coletados em oito municípios do estado do Ceará, com 30 enfermeiros e 30 gestantes ▪ Foram utilizadas as técnicas de observação participante, entrevista (roteiro preestabelecido) e questionário	▪ As atividades de comunicação/informação em saúde, no cenário do estudo, estão começando a ser realizadas, porém a frequência ainda é baixa ▪ No nível coletivo, destaca-se que não existe planejamento das atividades grupais ▪ Na dimensão individual, os enfermeiros estão realizando ações de comunicação/informação como rotina dos cuidados de enfermagem às gestantes ▪ Destaca-se a relevância de que tais atividades sejam implementadas de maneira a sobrepor as consultas, com vistas à instituição de um modelo de promoção da saúde
Fonseca LMM, Scochi CGS, Rocha SMM, Leite AM. Cartilha educativa para orientação materna sobre os cuidados com o bebê prematuro. Rev Latino-am Enferm. 2004; 12(1):65-75	Relato de experiência	▪ Dentre as propostas do estudo destaca-se descrever o desenvolvimento de material didático-instrucional, dirigido ao treinamento materno para preparar a alta hospitalar do bebê prematuro, utilizando metodologia participativa ▪ Modelo pedagógico utilizado: educação conscientizadora (Paulo Freire) ▪ Os dados foram coletados por meio de círculos de discussão, junto a duas enfermeiras, dois auxiliares de enfermagem e quatro mães de bebês prematuros internados na unidade de cuidados intermediários de um hospital universitário	▪ Levantamento dos problemas/necessidades vivenciados na orientação e no preparo das mães para a alta hospitalar do bebê prematuro, na visão da enfermagem e das mães ▪ A metodologia participativa possibilitou interação e participação das mães, enfermeiras e auxiliares de enfermagem de forma ativa no processo de desenvolvimento de uma cartilha educativa sobre os cuidados com o bebê prematuro. Retroalimentação: devolução do material confeccionado ao grupo para sua avaliação ▪ O processo pautou-se na troca de experiências e parceria, sendo realizado de maneira dinâmica e interativa ▪ Destaca-se que a experiência foi inovadora, pois houve participação das usuárias (mães) na validação do material educativo

(continua)

Quadro 8. Categoria 8 – Comunicação e informação e educação em saúde (outubro de 2012) *(continuação)*

Referência	Tipo de artigo	Proposta e metodologia	Síntese/sinopse dos resultados
Fonseca LMM, Leite AM, Vasconcelos MGL et al. Cartilha educativa on-line sobre os cuidados com o bebê pré-termo: aceitação dos usuários. Cienc Cuid Saude. 2007; 6(2):238-44	Pesquisa quanti-qualitativa	▪ Dentre as propostas do estudo, destacam-se descrever o processo de divulgação e repercussão da cartilha educativa nos meios de comunicação e identificar as opiniões dos usuários que a solicitaram por e-mail ▪ Os dados foram coletados via e-mail. Participaram do estudo 48 sujeitos (11 mães de pré-termo, seis pais, duas tias, cinco estudantes, quatro docentes e 20 profissionais de saúde de 10 estados) ▪ Análise de conteúdo da opinião dos usuários	▪ Excelente aceitação da cartilha ▪ A cartilha é uma ferramenta adequada para pais, família, estudantes e profissionais de saúde nas ações de educação em saúde e permanente no que se refere aos cuidados para a alta do pré-termo ▪ Tecnologias da informação são necessárias e colaboram para a difusão desse conhecimento ▪ Aspecto inovador: elaborou-se uma segunda edição "Cuidados com o bebê prematuro: orientações para a família", que incluiu as sugestões dos usuários ▪ Entende-se que a cartilha educativa precisa estar inserida em um projeto mais amplo de educação em saúde e educação permanente ▪ De acordo com a análise de conteúdo, emergiram seis temas: 1) excelente aceitação, pois atende às necessidades da clientela; 2) ajuda na autoconfiança; 3) supre uma lacuna da literatura; 4) está escrita em linguagem e formato adequados; 5) possibilita o retorno do conhecimento produzido para a sociedade; 6) aprimorando a cartilha

(continua)

Quadro 8. Categoria 8 – Comunicação e informação e educação em saúde (outubro de 2012) *(continuação)*

Referência	Tipo de artigo	Proposta e metodologia	Síntese/sinopse dos resultados
Oliveira MS, Fernandes AFC, Sawada NO. Manual educativo para o autocuidado da mulher mastectomizada: um estudo de validação. Texto Contexto Enferm. 2008; 17(1):115-23	Pesquisa quantitativa	▪ Dentre as propostas do estudo, destaca-se validar manual educativo para o autocuidado da mulher mastectomizada, utilizando a etapa teórica do modelo de Pasquali ▪ Pesquisa de desenvolvimento metodológico ▪ Feita validação de um manual educativo, englobando temas de interesse das mulheres com câncer de mama, podendo servir como tecnologia educativa e estratégia a ser usada na prática assistencial de enfermeiros ▪ Realizada análise de construto por 14 juízes (três médicos, cinco enfermeiros, três fisioterapeutas, um terapeuta ocupacional, um pedagogo e um comunicador social) e análise semântica por nove mulheres mastectomizadas	▪ Validação satisfatória pela análise dos avaliadores (maioria das respostas recebeu conceitos adequados) ▪ Manual validado: pode colaborar para a promoção da saúde, prevenção das complicações, desenvolvimento de habilidades de seus usuários e da autonomia. O manual pode representar um estímulo para que se criem novas tecnologias ▪ Quando se associa conhecimento científico aos procedimentos técnicos, o enfermeiro apropria-se de distintas tecnologias para promoção, manutenção e recuperação da saúde, exercendo o cuidado de maneira criativa e inovadora ▪ A análise realizada pelas mulheres mastectomizadas objetivou investigar se o conteúdo do material era compreensível para os membros da população à qual se destina

Tais experiências revelam que o processo participativo envolve os indivíduos e que, dessa forma, podem se corresponsabilizar no processo de cuidado, indicando suas reais demandas e agindo de maneira ativa. Isso é interessante ao se considerar que as práticas de saúde ainda têm em seu cotidiano o modelo biomédico instituído. Assim, apresentar um olhar ampliado sobre o objeto de trabalho, ao se considerar a educação em saúde, significa ir contra o sistema instituído, ou seja, representa um esforço na tentativa de reverter o modelo assistencial com vistas a uma assistência justa, equânime e integral. Nesse sentido, a comunicação e a informação, no que tange à educação em saúde, podem seguir uma linha de fuga ao que é hegemônico, com uma proposta ampliada que inclui o sujeito como detentor de conhecimento e capaz de fazer escolhas.

Um dos artigos trata das atividades de comunicação/informação em saúde, realizadas por enfermeiros no PSF na assistência pré-natal, indicando que não são planejadas atividades em grupo e que, no enfoque individual, os enfermeiros desenvolvem ações de comunicação/informação como rotina dos cuidados de enfermagem às gestantes. Há uma possível confusão semântica com os termos informação e comunicação com a própria AES, quando aponta tais ações como orientações aos usuários.

Na oportunidade, questiona-se quais informações compõem essa "rotina". De que maneira as informações são fornecidas: pautam-se nas demandas do usuário ou seguem um protocolo? Se seguem o protocolo, este tem flexibilidade para que sejam incorporadas outras demandas? Existe escuta terapêutica para que o processo de orientação flua de forma horizontal, ou seja, o usuário tem espaço para questionamentos e dúvidas?

A educação em saúde precisa se libertar de uma prática escravizadora, que determina o que é importante para o outro. O caminho a ser seguido precisa ser compartilhado pelas pessoas envolvidas, e o usuário carece de ser visto e compreendido em toda a sua dimensão humana, incluindo aspectos palpáveis e o que é subjetivo.

Chama a atenção o fato de existirem propostas de comunicação/informação que sejam inclusivas e ampliadas. No entanto, ainda permanecem os traços do repasse de informações por meio de palestras e "orientações". Ressalte-se que as relações entre profissionais de saúde podem ser estreitadas por meio de cumplicidade, troca, reciprocidade e confiança.

Podem ser destacados pontos positivos na análise dos artigos, dentre eles, a preocupação em elaborar materiais educativos que facilitem a comunicação e a informação no processo de cuidar, e tal elaboração inclui a participação do usuário. Isso é fundamental, pois o processo de comunicação em saúde precisa englobar ferramentas que viabilizem a participação e a atitude proativa, em vez de o sujeito se posicionar como mero receptor de informações.

Constatou-se preocupação em se desenvolver materiais educativos pautados nas necessidades levantadas pelo indivíduo que vivencia a situação. Dessa forma, as informações tornam-se coerentes e condizentes com a realidade vivida. Acresce-se aí um artigo que traz as tecnologias contemporâneas nas AES, como a opinião do usuário sobre uma cartilha através de *e-mail*.

Por sua vez, a produção encontrada indica que existem lacunas no que diz respeito ao número de publicações. Aponta também para a necessidade de estudos em outras áreas com idoso, HAS, puericultura, adolescentes, ciclo gravídico puerperal, pois tais campos podem ter modos de comunicação e informação diferentes para as AES.

Além disso, pesquisas sobre o modo de se comunicar específico para um tipo de grupo seriam importantes para saber como construir/reconstruir informação, o tempo necessário para que ela se transforme e se concretize em conhecimento com vistas à opção da mudança cidadã para um viver mais saudável de um ser humano completo e complexo, e não a simples mudança de comportamento robótica, não coerente com seres humanos.

A categoria 9 é apresentada no Quadro 9 e se intitula "Família e a educação em saúde", abordando as atividades de educação em saúde voltadas para grupos populacionais específicos e/ou familiares e as atividades realizadas em grupos terapêuticos. Alguns artigos destacam a importância de conhecer a família como cuidadora, bem como suas necessidades e demandas. Outro aspecto é a família como detentora de um saber popular que influencia fortemente as condutas em saúde.

Os grupos aparecem como possibilidade para se desenvolverem atividades educativas, e um dos artigos ressalta o aspecto "caixa de surpresas" que o grupo pode revelar, ou seja, os profissionais vivenciam expectativas que podem diferir com relação aos anseios e desejos dos indivíduos que compõem o grupo.

Foram obtidos quatro artigos, constatando-se que o ano de 2009 contou com três publicações, e o ano de 2007 com apenas um. Quanto às características, todos os artigos foram resultantes de pesquisa e utilizaram abordagem qualitativa.

Quanto às áreas temáticas das pesquisas, os artigos abordam a questão das ações educativas em saúde voltadas para a saúde familiar (um), família e saúde mental (um) e família e saúde da criança (dois). No que diz respeito ao local de desenvolvimento dos estudos, um foi realizado no CAPS, um em uma creche comunitária, um no domicílio e um estudo foi desenvolvido no hospital e no domicílio simultaneamente.

Os temas que guiaram as ações educativas e a família foram: saúde na dimensão social (um), necessidades assistenciais de saúde de acompanhantes de portadores de sofrimento psíquico usuários do CAPS (um), higiene infantil (um) e amamentação exclusiva (um).

Quadro 9. Categoria 9 – Família e educação em saúde (outubro de 2012)

Referência	Tipo de artigo	Proposta e metodologia	Síntese/sinopse dos resultados
Costa MS, Santos MCL, Martinho NJ et al. Família em situação de risco: modelo de cuidado focalizando educação em saúde. Revista Gaúcha de Enfermagem. 2007; 28(1):45-51	Pesquisa qualitativa	▪ Dentre as propostas do trabalho, destacam-se identificar a dinâmica familiar e propor cuidado de enfermagem com ênfase na educação em saúde no contexto familiar, modelo, nesse caso particular, de uma família em situação de risco ▪ Estudo de caso realizado com uma família em situação de risco ▪ Fases do estudo: exploratória (contatos com a família), coleta de dados (observação participante e entrevista; foram realizadas quatro visitas domiciliares), análise (coleta e análise dos dados: suporte teórico o modelo de King) e interpretação dos dados	▪ Aproximação com a família: identificação das suas necessidades ▪ Categorias I: interação humana, comunicação e estresse ▪ Categorias II: organização, autoridade/poder e tomada de decisão ▪ Fundamental: a educação em saúde ultrapassa as dimensões biomédicas, considerando a saúde em sua dimensão social, sendo permeada pelas relações interpessoais e sociais, autoestima preservada e capacidade de resolução dos problemas que surgem no cotidiano familiar ▪ Enfermeiro: tem seu papel legitimado quando consegue, por meio da aproximação com a família, desvelar as percepções e significados que compõem aquela realidade de vida, possibilitando um cuidado participativo e transformador. Deve considerar a questão da socialização, principalmente ao lidar com família em situação de risco
Ferreira VM, Tocantins FR, Nogueira ML. Enfermeiro e familiar de usuário de Centro de Atenção Psicossocial: necessidade de saúde expressa. Rev Gaúcha Enferm. 2009; 30(2):235-41	Pesquisa qualitativa	▪ Dentre as propostas do estudo, destacam-se identificar as necessidades assistenciais de saúde dos acompanhantes do usuário do Centro de Atenção Psicossocial (Caps) que emergem da convivência entre si e compreender as necessidades assistenciais de saúde dos acompanhantes do usuário do Caps que emergem da convivência entre si	▪ Emergiram categorias concretas de motivação vivida: as quais revelaram que o motivo pelo qual o familiar procura o Grupo de Apoio a Familiares é o sofrimento psíquico do usuário ▪ Categoria: aprendizado: o familiar procura o grupo de apoio buscando o aprendizado ▪ Categoria: troca de experiências: o aprendizado que o familiar procura é possibilitado por meio da troca de experiência no grupo de apoio

(continua)

Quadro 9. Categoria 9 – Família e educação em saúde (outubro de 2012) *(continuação)*

Referência	Tipo de artigo	Proposta e metodologia	Síntese/sinopse dos resultados
		▪ Estudo realizado por meio de entrevistas com acompanhantes de portadores de sofrimento psíquico usuários do Caps que participam de grupos de apoio a familiares ▪ Os entrevistados foram aqueles que espontaneamente abordaram o pesquisador	▪ O grupo representa espaço de relação social e terapêutica: as necessidades são atingidas por meio das experiências compartilhadas ▪ Destacam que o profissional de saúde que participa do grupo também contribui para a troca, por meio do seu saber científico ▪ Fundamental: os profissionais de saúde, em especial o enfermeiro, guiam suas ações pela realidade concreta de vida dos usuários e familiares. Isso proporciona uma aproximação na relação profissional-usuário ▪ Troca de experiência entre as pessoas que compartilham da mesma situação
Remor CB, Pedro VL, Ojeda BS, Gerhardt LM. Percepções e conhecimentos das mães em relação às práticas de higiene de seus filhos. Esc Anna Nery Rev Enferm. 2009; 13(4):786-92	Pesquisa qualitativa	▪ O estudo tem como proposta a identificação dos conhecimentos e percepções das mães em relação às práticas de higiene com seus filhos ▪ Estudo realizado por meio de entrevistas com 10 mães de crianças que frequentavam regularmente uma creche comunitária ▪ Análise de conteúdo	▪ Emergiram duas categorias: ▪ Percepções e conhecimentos das mães relacionados às práticas de higiene: revelaram conhecimentos relacionados à higiene de seus filhos. Cuidados com o corpo, dentes e cabelos de seus filhos, sendo que associam essas questões à aceitação social e proteção contra o adoecimento. Algumas mães entrevistadas revelaram que dificuldades financeiras dificultam a realização de práticas de higiene ▪ Práticas intergeracionais e de educação para a saúde: as entrevistadas relataram as práticas intergeracionais: transferência de conhecimentos e hábitos de geração para geração. Segundo os relatos, a mãe é quem mais influencia nas práticas de higiene. Algumas mães atribuíram o aprendizado dos primeiros cuidados de seus filhos à equipe de enfermagem, no hospital

(continua)

Quadro 9. Categoria 9 – Família e educação em saúde (outubro de 2012) *(continuação)*

Referência	Tipo de artigo	Proposta e metodologia	Síntese/sinopse dos resultados
Cabral IE, Groleau D. Breastfeeding practices after kangaroo mother method in Rio de Janeiro: the necessity for health education and nursing intervention at home. Esc Anna Nery Rev Enferm. 2009; 13(4):763-71	Pesquisa qualitativa	▪ O estudo teve como proposta analisar como o conhecimento sobre amamentação exclusiva foi incorporado no contexto dos domicílios ▪ Estudo realizado por meio de dinâmica de grupo ▪ A parte inicial do trabalho foi desenvolvida em dois hospitais ▪ O estudo foi feito no domicílio de 11 famílias (mães que participaram do método mãe canguru)	▪ Apesar de o estudo revelar que as mães detêm os conhecimentos adequados em relação à higiene de seus filhos, o que se observava, na creche, é que o estado das crianças não era condizente com tais conhecimentos a) Processo de ensino-aprendizagem no método mãe canguru: mães se preparam para o início da amamentação em dois hospitais diferentes. Período de internação: 15-55 dias; colaborou para execução do processo de ensino-aprendizagem b) A desincorporação do conhecimento médico sobre lactentes em sua vida familiar e contextos comunitários: quando as mães retornavam para casa tinham acesso aos saberes populares da família e comunidade. As vozes e ações dos membros da família a respeito da alimentação infantil tinham mais poder que o conhecimento técnico inicial adquirido pelas mães nos hospitais ▪ Foram constatados: desaparecimento gradual do processo ensino-aprendizagem; falta de educação em saúde comunitária; consultas de acompanhamento restritas a intervenções médicas em ambulatório; não aplicação do método (mãe canguru) em casa ▪ O saber local dos vizinhos e familiares se sobrepôs ao conhecimento ensinado à mãe no método mãe canguru e provocou mudanças na alimentação dos bebês ▪ A educação em saúde precisa representar efetivamente uma estratégia que transcenda os limites do hospital e alcance familiares e indivíduos significativos

Destaca-se que, muitas vezes, o profissional está preparado e com expectativa para responder a questões pertinentes à doença e fatores relacionados a ela. Entretanto, ao contar com a interação dos pacientes e familiares, o imprevisível é um fator que pode acontecer com frequência.

Assim, o profissional precisa contar com o indivíduo, a família e a comunidade de forma ativa no plano terapêutico, independentemente do tipo de ação a ser implementada. As expectativas, anseios e necessidades dos usuários devem ser traduzidos por eles, e com eles o plano terapêutico deve ser delineado. Dessa forma, a soma de distintos olhares enriquece o cuidado e possibilita um crescimento humano e cidadão, tanto de profissionais quanto da comunidade.

Verificou-se que o caminho para a educação em saúde, ancorada nos princípios da promoção da saúde, tem como desafio a superação da questão biológica como guia para as ações terapêuticas. As demandas e necessidades para um viver saudável vão além de um corpo físico em bom estado, pois o que se considera saúde? Se retrocederá ao modelo tradicional, negativo? Ou se poderá seguir adiante na busca de uma assistência ampliada e justa, tendo como parâmetro a saúde em seu conceito positivo?

Destaca-se que alguns estudos, ainda que em número muito reduzido, foram desenvolvidos na perspectiva familiar e considerando o ambiente hospitalar como partida. Isso reflete que está iniciando a desconstrução de que a educação em saúde é ferramenta a ser utilizada somente em serviços de atenção primária à saúde, creches, instituições de longa permanência para idosos (ILPI) e escolas. A percepção de que ela é instrumento rico e coerente com qualquer cenário começa a despontar e ganhar certa visibilidade.

O espaço domiciliar e familiar pode ser muito fértil para a disseminação das AES, pela qual a interação de escolhas e influências pode ser forte entre os membros. Assim, como lacunas se observam aqui as questões de confirmação dessa interação no autocuidado de famílias que tenham indivíduos com hipertensão arterial, diabete melito, cardiopatias, idosos dependentes e frágeis, pessoas com câncer, dentre outros exemplos. A presença de um agravo na família, especialmente crônico, pode demandar adaptações financeiras, na alimentação da família, na responsabilidade do cuidado. Entender essa realidade e como as AES se inserem e podem contribuir é uma importante lacuna a ser preenchida.

No Quadro 10 se apresenta a categoria 10, intitulada "Ensino de educação em saúde", que investiga na perspectiva de distintos atores a relação entre a prática da enfermagem e a educação; a participação de graduandos de enfermagem em grupos educativos e as repercussões no ensino, bem como a percepção dos docentes quanto ao ensino de educação em saúde na contemporaneidade.

Foram obtidos três artigos. No que se refere ao corte temporal, constata-se que houve uma publicação em 2009, uma em 2010 e uma em 2011. Quanto às características, dois artigos foram resultantes de pesquisa, com abordagem qualitativa, e um na modalidade de relato de experiência. Quanto às áreas temáticas das pesquisas, os artigos abordam a utilização do método de projeto (um), grupo de sala de espera e sua repercussão no ensino de enfermagem (um) e o ensino de educação em saúde em cursos de enfermagem na contemporaneidade (um). No que diz respeito ao local de desenvolvimento dos estudos, dois foram realizados em cursos de graduação em enfermagem e um no Caps. Com relação aos sujeitos envolvidos nessa categoria, dois artigos englobaram estudantes de graduação de enfermagem e um contemplou docentes de instituições de ensino superior (IES).

Constatou-se que foram feitas investigações para desvelar o ensino de educação sem saúde, e isto ocorreu por meio de investigação, na óptica dos acadêmicos de enfermagem, quanto à aplicação do método de projetos, como metodologia ativa de ensino. Outro estudo fez tal investigação por meio da análise do ensino de educação em saúde na contemporaneidade, na concepção de docentes, na análise do projeto político-pedagógico e das propostas pedagógicas. Foi relatada uma experiência, por acadêmicos de enfermagem, no que diz respeito à realização de grupo de sala de espera com familiares num Caps, e implicações no ensino.

Verificou-se aceitação, por parte dos acadêmicos de enfermagem, de metodologias de ensino mais participativas e dinâmicas. E a prática de grupos de sala de espera possibilita uma oportunidade para a articulação teórico-prática.

Por outro lado, os docentes que participaram de um dos estudos avaliam que o ensino ainda está pautado no modelo biomédico. Ressaltaram que os docentes apresentam formação política deficitária e isso implica o empobrecimento das concepções de educação crítica e pouca valorização do saber popular. Diante disso, destaca-se que o ensino conservador dificulta a atuação voltada para o empoderamento dos sujeitos para o autocuidado e o processo não está ancorado na prática transformadora. Tal realidade no ensino não contribui para um cuidado ampliado e integral.

A experiência relatada quanto à participação em grupos de sala de espera destaca que os temas elencados para discussão foram eleitos pela coordenadora, com a concordância do grupo. Sabe-se que a prática transformadora e horizontal pressupõe a construção coletiva do conhecimento e a identificação das necessidades por quem as vivencia. Entende-se que o limite de tempo das ações desenvolvidas por acadêmicos junto à comunidade, muitas vezes, representa um fator que dificulta a participação da comunidade no planejamento das ações. No entanto, seria importante destacar essa questão.

O levantamento realizado surpreende pelo reduzido número de publicações que investigam o ensino da educação em saúde. Embora as pesquisas

Quadro 10. Categoria 10 – Ensino de educação em saúde (outubro de 2012)

Referência	Tipo de artigo	Proposta e metodologia	Síntese/sinopse dos resultados
De Domenico EBL, Matheus MCC. Didática em saúde: representações de graduandos em enfermagem e utilização de metodologia inovadora de ensino. Rev Gaúcha Enferm. 2009; 30(3):413-9	Pesquisa qualitativa	▪ Dentre as propostas do estudo, destacam-se analisar as representações a respeito das relações entre a educação e a prática da enfermagem e a educação, revelar expectativas referentes à disciplina Fundamentos, Métodos e Técnicas de Ensino e avaliar o uso do método de projetos ▪ Pesquisa de avaliação realizada com 32 estudantes da primeira série de um curso de graduação em enfermagem, por meio de questionários, com perguntas semiestruturadas ▪ Os dados foram coletados em duas etapas: antes e depois do cumprimento do plano de disciplina ▪ Análise de conteúdo	▪ Os estudantes avaliaram que o método de projetos possibilitava dinamismo às aulas, interesse pelo conteúdo e capacidade de articular teoria e prática, com vistas à ampliação da percepção: educar/cuidar ▪ No 1º questionário: existência ou não de relação entre educação e enfermagem: todos os participantes responderam que sim. Educação promove saúde, melhora a qualidade de vida, previne doenças, dentre outras ▪ 2ª coleta de dados (22 respondentes): no último dia de aula da referida disciplina. Os participantes foram indagados quanto à vivência de construir um projeto educativo a partir do método de projetos. Também avaliaram a disciplina como um todo ▪ Todos os 22 respondentes afirmaram que o método de projetos, como estratégia de ensino adotada, foi positivo ▪ A metodologia de ensino ativa apresentou muitas vantagens (aprender a aprender; ação competente, ética e estética) ▪ A metodologia de ensino ativa: exercício de aprendizado para os docentes: manutenção de um planejamento de aula sintonizado. Para os estudantes: passaram do papel de ouvintes para responsáveis pela idealização e elaboração de projetos educativos

(continua)

Quadro 10. Categoria 10 – Ensino de educação em saúde (outubro de 2012) (continuação)

Referência	Tipo de artigo	Proposta e metodologia	Síntese/sinopse dos resultados
Assis AD, Silva PP, Claudino TX, Oliveira AGB. Grupo de familiares na prática de ensino de graduação em enfermagem. Rev Esc Enferm USP. 2010; 44(3):833-8	Relato de experiência	▪ O estudo teve como proposta descrever a experiência de realização de grupo de sala de espera com familiares num Caps, analisando suas repercussões como estratégia de ensino teórico-prático da disciplina de Enfermagem em Saúde Mental no curso de graduação em enfermagem da Universidade Federal de Mato Grosso (UFMT) e como prática assistencial inclusiva para familiares de usuários dos Caps ▪ Relato de experiência de alunos do curso de graduação em enfermagem da UFMT, na realização de grupo de sala de espera com familiares de usuários de um Caps de Cuiabá (MT) ▪ Atividades práticas: desenvolvidas com grupo composto de seis alunos em um Caps do tipo II de Cuiabá	▪ Os temas a serem discutidos foram elencados pela coordenadora do grupo, com a concordância dele ▪ Experiência pontual e restrita no tempo (quatro encontros) ▪ Coordenação de grupos: experiência inovadora: demandou estudo, reconhecimento e desenvolvimento de novas habilidades. Foi inovadora porque o ensino de enfermagem possibilita poucas experiências direcionadas ao desenvolvimento de competências para a abordagem grupal, pois a formação ainda prioriza o cuidado clínico individual

(continua)

Quadro 10. Categoria 10 – Ensino de educação em saúde (outubro de 2012) *(continuação)*

Referência	Tipo de artigo	Proposta e metodologia	Síntese/sinopse dos resultados
Almeida AH, Soares CB. Educação em saúde: análise do ensino na graduação em enfermagem. Rev. Latino-Am. Enfermagem. 2011; 19(3):[8 telas]	Pesquisa qualitativa	▪ O estudo teve como proposta analisar como se processa na contemporaneidade o ensino de educação em saúde em cursos de graduação em enfermagem no Estado de São Paulo ▪ Pesquisa realizada junto a 13 professores de quatro instituições de ensino superior (particulares e públicas) ▪ Proposição de três categorias de análise para interpretação dos dados empíricos: processo educativo, concepção crítica da educação, interdisciplinaridade ▪ Análise documental do projeto político-pedagógico, proposições curriculares e entrevistas semiestruturadas (com docentes) ▪ Análise de conteúdo	▪ O ensino permanece prioritariamente ancorado ao modelo biomédico preventivo ▪ Constata-se formação política deficitária dos docentes. Isso contribui para que as concepções de educação crítica e as práticas educativas "populares" sejam escassas ▪ Permanência de um ensino conservador, o qual não desencadeia a capacitação dos sujeitos para o autocuidado e o processo não está pautado na prática transformadora ▪ Dificuldade dos docentes em articularem os distintos saberes com vistas a uma percepção ampliada da realidade

contribuam com percepções atentas e investigativas, esperava-se contar com maior divulgação do que tem sido feito na prática, principalmente considerando-se os eventos, as conferências internacionais que discutiram a importância da promoção da saúde como política pública. O que tem sido feito no ensino de educação em saúde na perspectiva da promoção da saúde? Observou-se que, além da quantidade reduzida de artigos no ensino de educação em saúde, dois deles mais relatam experiências didáticas, e apenas um de fato aponta o ensino. Seria importante conhecer como a maioria dos currículos está tratando essa área no ensino de enfermagem. Outro aspecto diz respeito ao ensino de técnicas de educação em saúde, sobre o planejamento das AES, lacunas que necessitam da pesquisa de enfermagem na área, considerando a importância da inserção do enfermeiro nessa atividade.

Por sua vez, a categoria 11 (Quadro 11), intitulada "Educação em saúde na visita domiciliar", apresentou somente um artigo. Acredita-se que a visita domiciliar tem importante impacto nas ações de educação em saúde, pois se os profissionais se despirem dos conceitos preestabelecidos e incorporarem a visita como possibilidade de aproximação de uma realidade a ser desvelada, com vistas a um cuidado ampliado, ela contribuirá efetivamente para a assistência mais integral e coerente com a realidade.

O artigo encontrado é resultado de pesquisa, e é um estudo descritivo publicado em 2011. A área temática da pesquisa é o autocuidado de pacientes com diabete melito. A pesquisa foi realizada no próprio domicílio dos usuários.

O artigo aponta para a relevância da visita domiciliar como instrumento que possibilita o conhecimento da realidade do usuário, bem como suas demandas e necessidades. Indica que se deve pautar pelo saber popular e pelo saber científico. Considera que a identificação das questões subjetivas do indivíduo e o seu contexto de vida possibilitam um olhar ampliado a respeito da educação em saúde e das possíveis intervenções.

Uma das ferramentas para a assistência em saúde na atenção primária – Estratégia Saúde da Família – é a visita domiciliar. Inclusive a mudança do modelo de atenção, que transitou de centros de saúde (convencionais) para Equipes de Saúde da Família, justifica-se também pela tentativa de aproximação dos trabalhadores de saúde com usuários/famílias. A visita domiciliar foi proposta como uma possibilidade de melhor conhecimento da vida das pessoas da comunidade, com vistas à contribuição para intervenções mais coerentes e adequadas, e melhoria das condições de vida e de saúde.

Visitar um usuário/família implica despir-se de conceitos preestabelecidos e desvelar o novo, o desconhecido, que é todo o contexto de vida das pessoas. Implica chegar com jeito, com tato, buscando estabelecer um contato que contribua para o estabelecimento de vínculo e confiança.

Quadro 11. Categoria 11 – Educação em saúde na visita domiciliar (outubro de 2012)

Referência	Tipo de artigo	Proposta e metodologia	Síntese/sinopse dos resultados
Torres HC, Roque C, Nunes C. Visita domiciliar: estratégia educativa para o autocuidado de clientes diabéticos na atenção básica Rev. Enferm. Uerj. 2011; 19(1):89-93	Pesquisa quantitativa	▪ Dentre as propostas do estudo, destaca-se apresentar o desenvolvimento da visita domiciliar na educação para o autocuidado de clientes com diabete tipo 2 na atenção básica ▪ Estudo que utilizou um instrumento semiestruturado (autoaplicável) ▪ Participaram do estudo 63 clientes com diabete	▪ A busca ativa dos clientes faltosos indicava as visitas a serem realizadas para educação em saúde ▪ Os dados clínicos e demográficos dos clientes com diabete tipo 2, incluindo entre outras questões o manejo da doença, norteavam as estratégias das visitas ▪ A visita domiciliar fundamentava as ações de educação em saúde na realidade, nas demandas dos indivíduos e no saber popular ▪ Visita domiciliar: valorização das experiências dos indivíduos, controle terapêutico da doença ▪ A visita domiciliar permitiu o envolvimento com os usuários e, dessa forma, a aproximação com os seus problemas, alegrias e o contexto de vida desencadearam uma compreensão ampliada da educação em saúde e das possíveis intervenções

Em todo o levantamento apareceu somente um artigo na temática da visita domiciliar e a educação em saúde. Isso reflete pouca importância conferida ao assunto como tema investigativo? Ou a ele é atribuída importância, mas faltam incentivos para estudo e divulgação do que tem sido feito no cotidiano?

CONSIDERAÇÕES FINAIS

O SUS representa um novo paradigma, não só no que diz respeito às questões de saúde, mas tem um significado na política social do país. Vislumbra, dentre outras ações, a participação do indivíduo como ser político, buscando o pleno exercício da cidadania.

Nesse sentido, a APS deve representar um espaço não só de realização de ações de tratamento e cura, mas precisa protagonizar ações de promoção da saúde para impactar mudanças significativas na vida das pessoas e das comunidades. Diante disso, a educação em saúde aparece nesse cenário de práticas como potente disparador para transformação da realidade social a partir do momento em que seja utilizada na perspectiva emancipatória dos sujeitos.

A educação em saúde deve permear todas as ações nos serviços de saúde, considerando-se o sujeito e sua realidade, bem como as necessidades expressas por ele e as expectativas sonhadas também pelo sujeito que vivencia a situação em foco.

Em linhas gerais, na APS o enfermeiro tem sido um dos profissionais mais envolvidos com as ações de educação em saúde. Por sua vez, poucos desses profissionais têm ousado relatar sua experiência, sobretudo quando têm êxito. Dentre outras coisas, isso pode se justificar na medida em que o enfermeiro que atua na APS pode não estar sensível/motivado para descrever sua experiência, para dividi-la, compartilhar com outros e/ou as revistas de maior crivo científico na área não têm se interessado por tal publicação.

O que se sabe, no entanto, é que as ações de educação em saúde, quando engajadas em um fazer cidadão, com significado inserido ou o mais próximo possível da realidade do usuário, podem desencadear a reflexão nas formas de se levar a vida e daí a busca da transformação da realidade, para outra conscientemente mais adequada, saudável.

Constatou-se, por meio dos artigos publicados e utilizados nesta análise, que existem experiências inovadoras na prática da educação em saúde, por vezes "antigas" para outros contextos (como na própria área de educação), mas "recentes" na área da saúde. Mesclando-se a essa nova realidade, ainda permanecem modelos tradicionais, conservadores na temática.

Observou-se que o modelo de atenção, muitas vezes, guia a forma como são realizadas as ações de educação em saúde. E, na maioria das vezes, ela segue a lógica da unidirecionalidade, da verticalização das informações e da pouca participação do indivíduo como um ser dotado de história e percepções singulares.

Apesar de essa lógica ser forte no cotidiano, é inegável uma tentativa, ainda que tímida, de um fazer diferente na área. Um fazer criativo e dialógico com vistas à emancipação do indivíduo.

Dentre as lacunas do conhecimento, pode-se destacar que as ações de educação em saúde voltam-se para os indivíduos acometidos por algum problema, desconsiderando-se a necessidade de se trabalhar com os familiares ou mesmo com aqueles que sejam filhos de pessoas com agravos na qual a condição genética possa influenciar. Estes últimos ocupam um espaço à margem do processo educativo.

Isso denuncia a ideia de que a educação em saúde busca pessoas adoecidas para participarem das ações, excluindo os indivíduos sem acometimento por algum problema "físico". Essa prática é o reflexo de um modelo preparado para identificar a "doença" e não o indivíduo em sua totalidade.

Detectou-se que questões práticas, como os recursos utilizados, técnicas didático-pedagógicas, entre outras, não são descritas ou raramente aparecem nas experiências, o que retrata importantes lacunas.

Instrumentos como o som e a imagem, bem como aqueles ligados ao lúdico, pouco descritos nas produções científicas pesquisadas, merecem ser incorporados à prática cotidiana e divulgados em meios científicos para que outros atores em diferentes cenários possam compartilhar de tais tecnologias.

Em outra análise se aponta aqui a busca da criatividade e participação do usuário em técnicas próximas à sua realidade e que assim possam suscitar sua reflexão, despertar a mudança na sua vida, ao mesmo tempo em que o empoderando para isso, e com bases reais.

Outra lacuna encontrada é a ausência de estudos que comparem situações de sucesso ou desafios na AES na consulta de enfermagem, especialmente direcionada ao cuidado à criança, para adolescentes e aos idosos, bem como AES voltados ao ensino de procedimentos para o autocuidado (como autoaplicação de insulina, atividades físicas, entre outros).

Outra lacuna relaciona-se à falta de estudos que revelem as percepções das AES segundo o olhar dos usuários; poucas publicações a respeito do ensino de educação em saúde na perspectiva da promoção da saúde; baixa produção de conhecimento referente à educação em saúde no espaço da visita domiciliar.

Torna-se relevante destacar como desafio a articulação entre saúde e escola, havendo necessidade de ações intersetoriais e interdisciplinares contínuas que poderiam contar com o trabalho do enfermeiro.

O ambiente escolar, por suas peculiaridades e responsabilidades sociais, é um campo fértil para aprendizagens significativas, e a educação em saúde pode ser usada para ampliar a construção da cidadania dos seus alunos, sobretudo no quesito de saúde.

As ações de educação em saúde como prática cotidiana do enfermeiro no âmbito individual, familiar ou coletivo necessita disseminar suas experiências, bem como de investigações que melhorem sua prática e, principalmente, interfiram na reflexão, conscientização da realidade, com vistas a direcionar tais grupos a uma vida com mais qualidade, com mais felicidade. Os desafios estão colocados!

REFERÊNCIAS

1. Organização Mundial da Saúde (OMS). Carta da Organização Mundial da Saúde, 1946. Disponível em: <http://www.onuportugal.pt/oms.doc>.
2. Toledo MM, Rodrigues SC, Chiesa AM. Educação em saúde no enfrentamento da hipertensão arterial: uma nova ótica para um velho problema. Texto Contexto Enfermagem. 2007; 16(2):233-8.
3. Machado MFAS, Monteiro EMLM, Queiroz DT et al. Integralidade, formação de saúde, educação em saúde e as propostas do SUS – uma revisão conceitual. Ciência e Saúde Coletiva. 2007; 12(2):335-47.

Índice remissivo

A

Ação educativa 17
Ações de educação em saúde 44, 89, 110
　como organizar 115
　estratégias 114
　metodologia 114
　número de participantes 113
　objetivos 112
　planejamento didático 110
　tema 113
Amaury de Medeiros 29
Andragogia 70
Atenção Primária à Saúde (APS) 27, 74

C

Carlos Chagas 29
Carta de Ottawa 5, 44, 47, 217
Conhecimento científico 65
Consciência sanitária 219
Constituição de 1988 1

D

Desenvolvimento sustentável 228
Dinâmicas de grupo 106-108, 116
　técnicas com exercícios de desafios 156
　técnicas de aquecimento/entrosamento 116
　técnicas de avaliação 195
　técnicas de dramatização 191
　técnicas de reflexão e aprofundamento 171
　técnicas de sensibilização 137
Diretrizes Curriculares Nacionais 95

Doença 3
Doenças crônicas 99

E

Edith Fraenkel 34
Educação conscientizadora 102
Educação crítica 58
Educação em saúde 18, 19, 37, 46, 48, 75, 77, 80-82, 97, 99, 225, 234
Educação em saúde nos hospitais 83
Educação em saúde pública 43
Educação higiênica 219
Educação problematizadora 75
Educação sanitária 18, 27, 28, 30, 37, 40, 41, 42, 81, 220
Educação tradicional 97
Educadoras sanitárias 220
Encontros Nacionais em Medicina Comunitária 46
Enfermeiras visitadoras 27, 29, 34
Ensino-aprendizagem 105
Escola de Enfermagem Anna Nery 34, 42
Escola de Enfermagem da Universidade de São Paulo 30
Escola de Enfermeiras do Hospital São Paulo 30
Estratégia Saúde da Família 74, 101
Expectativa de vida 90

F

Fundação Rockfeller 30

G

Geraldo Horácio de Paula Souza 37

Gestão participativa 12
Grupo aberto 87
Grupo de sala de espera 87
Grupo fechado 87

H

Hospital 83

I

Identidade 68
Ideologia 224
Índice de Desenvolvimento Humano (IDH) 15, 222
Instituto de Higiene 30, 37

L

Leis Orgânicas da Saúde 73

M

Madre Marie Domineuc 35
Maria Antonieta de Castro 39
Mary Elizabeth Tennant 32, 33
Ministério da Saúde 33
Modelo biomédico 235
Modelos didáticos pedagógicos 10
Modelos pedagógicos 102
Monteiro Lobato 1
Movimento da Reforma Sanitária 73
Movimento Popular de Saúde 46, 48

N

Núcleo de Apoio à Saúde da Família 76

P

Paulo Freire 27, 61, 75, 81, 103
Pedagogia 70
Planejamento das atividades grupais 85
Planejamento didático 106
Política Nacional de Práticas Integrativas e Complementares 98
Práticas educativas em saúde 55, 56, 59, 81, 213, 218
Práxis 66, 67

Prevenção de agravos 4, 14, 213, 214, 234
Prevenção de doenças 84
Processo de orientação 10
Processo ensino-aprendizagem 70
Produção científica 235
Programa das Nações Unidas para o Desenvolvimento 222
Programa Saúde da Família 74
Programas de Saúde na Escola (PSE) 17
Projeto de intervenção 86
Promoção da saúde 4, 5, 14, 84, 213-217, 234

Q

Qualidade de vida 14, 100, 213, 221, 222, 225
    instrumento de mensuração da OMS 223

R

Reforma Paula Souza 39
Reforma sanitária 44, 219
Representação social 68

S

Saúde 2, 234
Saúde pública 27
Serviço Especial de Saúde Pública (Sesp) 60
Serviço Nacional de Educação Sanitária (SNES) 31
Sistema Único de Saúde (SUS) 4, 43, 49, 73, 98, 234
Sociedade da informação 96

T

Técnicas didáticas 105
Territorialização 79, 80

U

Unidades Básicas de Saúde 107
Unidades de Atenção Primária à Saúde 62

V

Vigilância em saúde 78-80